常见病奇效秘验方系列

消化系统疾病奇效秘验方

总　主　编◎吴少祯
执行总主编◎王翾恩　贾清华　蒲瑞生
主　　　编◎于晓飞　刘　谦

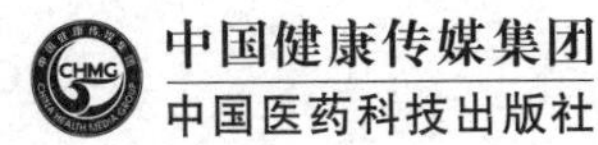

中国健康传媒集团
中国医药科技出版社

内 容 提 要

本书收录了14种常见消化系统疾病，介绍了每类疾病的病因，按内服方、外用方列举了相应的方剂，对每首方剂的功效、主治都加以说明。本书既可作为消化科临床医生的参考书，也可作为普及消化系统疾病相关知识的科普书，供广大患者及其家属阅读参考。

图书在版编目（CIP）数据

消化系统疾病奇效秘验方 / 于晓飞，刘谦主编 .— 北京：中国医药科技出版社，2023.3

（常见病奇效秘验方系列）

ISBN 978-7-5214-2311-2

Ⅰ.①消… Ⅱ.①于… ②刘… Ⅲ.①消化系统疾病－验方－汇编 Ⅳ.① R289.51

中国版本图书馆 CIP 数据核字（2021）第 132519 号

美术编辑 陈君杞
版式设计 南博文化

出版 **中国健康传媒集团** | 中国医药科技出版社
地址 北京市海淀区文慧园北路甲 22 号
邮编 100082
电话 发行：010-62227427 邮购：010-62236938
网址 www. cmstp. com
规格 880 × 1230mm $^{1}/_{32}$
印张 17
字数 472 千字
版次 2023 年 3 月第 1 版
印次 2023 年 3 月第 1 次印刷
印刷 三河市万龙印装有限公司
经销 全国各地新华书店
书号 ISBN 978-7-5214-2311-2
定价 49. 00 元

获取新书信息、投稿、为图书纠错，请扫码联系我们。

《常见病奇效秘验方系列》

编委会

编委会

出版说明

中医方剂，肇自汤液，广于伤寒。在中医的历史长河中，历代医家留下了数以万计的验方、效方。从西汉的《五十二病方》，到明代的《普济方》，再到今天的《中医方剂大辞典》，本质上都是众多医家效验方的集录。这些优秀的效方、验方凝聚了古今医家的智慧和心血，为我们提供了宝贵的经验。

为此，我们组织专家编写了《常见病奇效秘验方系列》丛书，本套丛书包括儿科疾病奇效秘验方、颈肩腰腿痛奇效秘验方、消化系统疾病奇效秘验方、肝胆病奇效秘验方、痛风奇效秘验方、皮肤病奇效秘验方、关节炎奇效秘验方、失眠抑郁奇效秘验方、妇科疾病奇效秘验方、糖尿病奇效秘验方、神经痛奇效秘验方、高血压奇效秘验方、肺病奇效秘验方、中医美容奇效秘验方、便秘奇效秘验方，共计15个分册。每首验方适应证明确，针对性强，疗效确切，是临床医师、中医药学子和广大中医爱好者的必备参考书；同时，患者可对症找到适合自己的效验方，是患者家庭用药的便捷指导手册。

需要说明的是，原方中有些药物，按现代药理研究是有毒性或不良反应的，如附子、川乌、草乌、马钱子、木通、山慈菇、细辛等，这些药物大剂量、长期使用易发生中毒反应，故在使用之前，务必请教一下专业人士。

本套丛书在编写过程中，参阅了诸多文献资料，谨此对原作者表示衷心感谢！另外，书中难免会有疏漏之处，敬请广大读者提出宝贵意见。

中国医药科技出版社

2023年2月

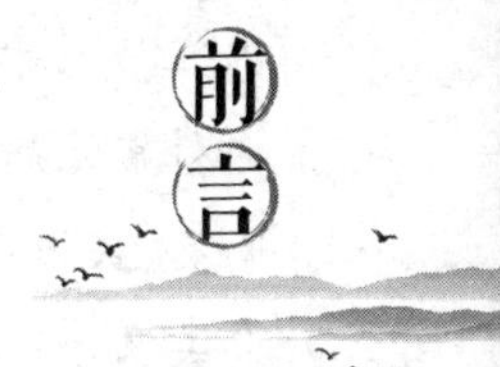

前言

消化系统疾病包括食管、胃、肠与肝、胆、胰等器官的器质性和功能性疾病，在临床上十分常见。病变既可局限于消化系统，也可累及全身或其他系统；其他系统疾病也可引起消化系统疾病或症状。消化系统常见病包括：慢性胃炎，胃食管反流病，功能性消化不良，消化性溃疡，胃下垂，溃疡性结肠炎，肠易激综合征，功能性腹胀，功能性腹泻，功能性便秘，上消化道出血，复发性口腔溃疡，肠梗阻，消化系统肿瘤等（肝、胆、胰病另设专书论述）。

近年来，由于各种原因导致的饮食结构改变、不良生活和饮食习惯、压力紧张等精神因素，消化系统疾病发病率逐年增高。本病不仅严重影响病患生存质量，很多病由于慢性迁延甚至可以导致肿瘤等严重后果。了解消化系统疾病的保健以及诊治知识，可以帮助患者建立良好的生活习惯，减轻病痛，改善生活质量，减少医疗支出，建立战胜疾病的信心。

在几千年的发展过程中，中医在治疗消化系统疾病方面积累了丰富的经验，临床治疗往往可以取得满意的效果，与西医学互为有益的补充。为了让广大患者更加深入了解该类疾病的中医治疗方法，我们特意编写此书，对既往中医治疗经验进行总结。其中概述部分介绍了该病的定义、典型表现以及所属中医学范畴。

内容来源于相关指南、行业标准、专家共识及著作等，如《中医内科常见病诊疗指南西医疾病部分》《消化系统常见病中医诊疗指南》《实用内科学》《功能性胃肠病辨证论治》《功能性胃肠病罗马分类及诊断标准》等。对于部分疾病的定义和诊断标准存在差异的情况，如功能性腹泻，在综合参考著作、指南、标准的基础上，由编者讨论而定。方剂部分列出了所选方的组成、加减、制法、用法、功效、主治、来源。方剂是在广泛收集公开发表的古今医书著作、期刊、学位论文和临床指南等基础上，加以精选而成。本书所收录治疗方法主要集中在药物治疗方面，包括传统经方、临床验方，同时也收集了部分中医外治法。为保证原方的准确性，一些保护性动物药如犀角、虎骨、玳瑁、穿山甲等保持原样，临床应用中应使用相应替代品；一些具有毒性的药品如附子、木通、乌头、细辛等，读者使用时，为保证用药安全，请遵循《中华人民共和国药典》中的安全用量、用法、炮制方法，或使用替代品。

希望我们的工作可以给临床治疗提供有意义的参考。此外，编写团队学识水平有限，请各位专业人士不吝斧正。

编者

2022年10月

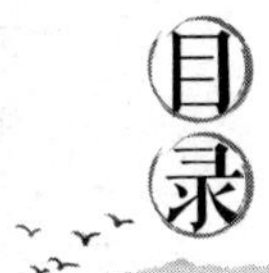

目录

第一章　慢性胃炎

概述　慢性胃炎是指不同病因所引起的胃黏膜的慢性炎症性病变。本病的病因和发病机制尚不完全清楚，可能是多种因素综合作用的结果。已知幽门螺杆菌感染与慢性胃炎关系密切，其他如酗酒、吸烟、十二指肠液反流、自身免疫、药物及饮食因素等也可引起慢性胃炎。慢性胃炎分类方法很多，我国目前一般分为浅表性胃炎（非萎缩性胃炎）和萎缩性胃炎两大类。伴有中重度肠上皮化生及不典型增生者称为癌前病变，与胃癌发生有明显的关系。

本病属于中医学的“胃脘痛”“痞满”等范畴。

慢性胃炎缺乏特异性的临床表现，多数表现为上胃肠道的消化不良症状，如上腹部饱胀、无规律的隐痛、嗳气、胃灼热感、食欲减退、进食后上腹部不适加重等，少数患者可伴有乏力及体重减轻等全身症状。伴有胃黏膜糜烂时，大便潜血可呈阳性，呕血和黑便较为少见。部分患者可无症状。

第一节　内服方

半夏泻心汤

【组成】半夏（洗）半升，黄芩三两，干姜三两，人参三两，甘草（炙）三两，黄连一两，大枣（擘）十二枚。

【制法】以水一斗，煮取六升，去滓，再煎。

【加减】呕吐严重，或舌苔厚腻，去人参、大枣，加枳实、生姜，增强理气止呕作用。

【用法】取三升，温服一升，日三服。

【功效】和中降逆消痞。

【主治】寒热错杂之痞证。

【来源】《伤寒论》

吴茱萸汤

【组成】人参一钱，吴茱萸三分，川连六分，茯苓二钱，半夏一钱半，宣州木瓜七分。

【制法】水姜煎。

【用法】空心温服，日二服。

【功效】温中止痛。

【主治】中焦虚寒证。

【来源】《金匮翼》

白螺壳丸

【组成】白螺壳（火煅）一两，南星一两，滑石一两，苍术一两，山栀子一两，炒红曲一两，香附一两，青皮半两，枳壳（麸炒）半两，木香半两，半夏半两，砂仁半两，桃仁（炒）三十粒。

【制法】上为末，用生姜汁浸蒸饼为丸，绿豆大。

【加减】春加川芎，夏加黄连，秋加吴茱萸。

【用法】每服五十丸。

【功效】化痰止痛。

【主治】痰阻胃脘证。

【来源】《金匮翼》

香砂六君子汤

【组成】人参一钱，白术二钱，茯苓二钱，甘草七分，陈皮八分，半夏一钱，砂仁八分，木香七分。

【制法】生姜二钱，水煎。

【用法】温服。

【功效】补气化痰。

【主治】脾胃气虚、痰阻气滞证。

【来源】《景岳全书》

四逆散

【组成】柴胡、枳实（破，水渍，炙干）、白芍、甘草（炙）各十分。

【制法】上四味，捣筛，白饮和服方寸匕，日三服。

【加减】若咳者，加五味子、干姜以温肺散寒止咳；悸者，加桂枝以温心阳；小便不利者，加茯苓以利小便；腹中痛者，加炮附子以散里寒；泄利下重者，加薤白以通阳散结；气郁甚者，加香附、郁金以理气解郁；有热者，加栀子以清内热。

【用法】每日一剂，分三次温服。

【功效】透解郁热，疏肝理脾。

【主治】肝脾气郁证。

【来源】《伤寒论》

胃病一号方

【组成】柴胡15克，枳实15克，炒薏仁15克，炒白术20克，黄连15克，半枝莲15克，白豆蔻15克，乌药15克，金钱草20克。

【加减】食少纳差，寐差，加夜交藤20克，合欢花15克，陈皮15克，鸡内金15克。

【制法】水煎。

【用法】日1剂，300毫升，早晚各分服150毫升。

【功效】调畅气机，健运脾胃，抑酸通腑，化瘀解毒。

【主治】肝胃郁热兼脾虚证。

【来源】中国中西医结合消化杂志，2020，28（01）

柴芍六君汤

【组成】茯苓15克，白术15克，党参15克，佩兰15克，柴胡10克，白芍10克，枳实10克，郁金10克，法半夏10克，甘草5克，陈皮5克。

【制法】水煎。

【用法】每日1剂，饭后1次，温服。

【功效】调理中焦。

【主治】胃脘部胀闷不适，餐后明显。

【来源】山西中医，2020，36（06）

门氏消痞汤加减

【组成】木香6克，砂仁6克，党参9克，炒白术9克，茯苓12克，陈皮6克，姜半夏6克，干姜4克，枳实6克，怀牛膝9克，炙甘草6克，大枣9克。

【制法】水冲服。

【用法】口服。每日1剂。

【功效】健脾益气，温中散寒。

【主治】胃炎脾胃虚寒证。

【来源】光明中医，2018，33（07）

治萎化异汤

【组成】生黄芪30克，党参15克，炒白术12克，茯苓15克，炙甘草6克，陈皮10克，姜半夏10克，当归15克，丹参15克，莪术12克，徐长卿15克，佛手10克，八月札15克，露蜂房10克，炒黄芩10克。

【加减】脾胃虚寒，加干姜、吴茱萸、桂枝温中和胃；脾虚有湿，加苍术、厚朴、陈皮、砂仁等燥湿健脾，若湿盛者，可加藿香、佩兰、草果增强化湿之力；中焦气滞，加木香、佛手、厚朴；脘痛明显，加延胡索、醋香附行气止痛；热象明显，加黄连、黄芩、制大黄等苦寒坚阴之品以清中焦燥火；伴有肠上皮化生，加莪术、香茶菜、三七片；黏膜糜烂加制没药、海螵蛸、白及敛疮生肌。

【制法】水煎。

【用法】日服1剂，早晚分服。

【功效】益气理气，清热活血。

【主治】慢性萎缩性胃炎。

【来源】浙江中西医结合杂志，2020，30（03）

健胃醒脾散

【组成】麸炒白术60克，陈皮20克，砂仁10克，鸡内金30克。

【制法】中药打为粉末。

【用法】餐前温水送服，每次6克，每天3次。

【功效】健脾和胃，理气降逆止痛。

【主治】胃脘疼痛，腹部胀满。

【来源】中医临床研究，2020，12（07）

健脾止痛饮

【组成】党参15克，黄芪10克，苍术6克，小茴香4克，大腹皮10克，九香虫6克，川楝子10克，延胡索10克，半夏6克，蒲公英20克，紫花地丁20克。

【加减】如有幽门螺杆菌感染，为避免发生恶性肿瘤，应加入专项药，如黄芩、苦参、黄连、厚朴、地榆、土茯苓、桂枝、败酱草、大黄、延胡索、茵陈、山楂、连翘、苍术、大蒜、蒲公英、紫花地丁等。

【制法】水煎。

【用法】每日1剂。

【功效】健脾缓解，止痛消胀。

【主治】胃痛（脾胃气虚证）。

【来源】中华中医药杂志，2020，35（01）

燃火驱寒汤

【组成】当归10克，细辛6克，干姜10克，炮附子10克，桂枝10克，蜀椒10克。

【制法】水煎。

【用法】每日1剂。

【功效】温胃散寒，健脾之痛。

【主治】胃痛（脾胃虚寒证）。

【来源】中华中医药杂志，2020，35（01）

葳蕤益胃汤

【组成】玉竹20克，百合10克，麦冬20克，西洋参10克，白芍10克，石斛10克。

【制法】水煎。

【用法】每日1剂。

【功效】滋阴益胃，和中止痛。

【主治】胃痛（胃阴不足证）。

【来源】中华中医药杂志，2020，35（01）

吴茱萸汤

【组成】吴茱萸一升，人参三两，生姜六两，大枣十二枚。

【制法】以水七升，煮取二升，去滓。

【用法】温服七合，日三服。

【功效】温中和胃，降逆止呕。

【主治】慢性胃炎（脾胃虚寒证）。

【来源】《伤寒论》

姜桂汤

【组成】干姜、良姜、官桂各七分，藿香、苍术（米泔制）、姜厚朴、陈皮、甘草（炙）、木香、茴香（酒炒）、枳壳（麸炒）、砂仁（炒）、香附（炒）各等份。

【加减】痛甚加乳香；手足厥冷，脉沉伏加附子，去良姜。

【制法】上剉一剂，姜三片，水煎。

【用法】磨木香服。

【功效】温中散寒。

【主治】寒滞胃脘证。

【来源】《万病回春》

清热解郁汤

【组成】栀子二钱，枳壳（麸炒）一钱，西芎一钱，黄连（炒）一钱，香附（炒）一钱，陈皮五分，干姜（炒黑）五分，苍术（米泔浸）七分，甘草三分。

【制法】上剉一剂，生姜三片，水煎。

【用法】热服，服后戒饮食半日，渣再煎服。

【功效】清热解郁。

【主治】胃脘疼痛，灼热不适，口干渴或口臭，舌红脉数。

【来源】《万病回春》

气滞胃痛颗粒（片）

【组成】**延胡索，枳壳，香附，白芍，炙甘草。**

【制法】中成药。

【用法】每次1袋，每天3次，开水冲服；片剂，每次6片，每天3次。

【功效】疏肝理气，和胃止痛。

【主治】肝郁气滞证。

【来源】《新编临床中成药学》

养胃汤

【组成】**香附七分，砂仁七分，木香七分，枳实（麸炒）七分，白术一钱，茯苓一钱，姜半夏一钱，陈皮一钱，白豆蔻七分，藿香七分，姜厚朴七分，甘草（炙）二分。**

【加减】瘦人心下痞闷，加黄连（炒），去半夏；血虚中满，加当归、白芍，去半夏；食积中满，加炒神曲、山楂、麦芽，去白术、半夏；肥人心下痞闷，加苍术；气虚中满，加人参，去半夏；痰膈中满，加瓜蒌仁、贝母、桔梗、竹沥、姜汁，去白术、半夏；脾泄中满，加炒苍术、炒白芍，去半夏。

【制法】上药剉一剂，加生姜三片，大枣一枚，水煎。

【用法】食后服。

【功效】理气消痞。

【主治】胸胃气滞证。

【来源】《万病回春》

消痞丸

【组成】黄连（去须，拣净，炒）六钱，黄芩（刮去黄色）六钱，姜黄一两，白术一两，人参四钱，炙甘草二钱，缩砂仁二钱，枳实（麸炒黄色）半两，橘皮四钱，干生姜二钱，半夏（汤洗七次）四钱，曲（炒黄色）二钱。

【制法】上为极细末，汤浸蒸饼为丸，如梧桐子大。

【用法】每服五七十丸至百丸，白汤送下，食后服。

【功效】清热健脾消痞。

【主治】脾胃湿热证。

【来源】《医学发明》

失笑丸（又名枳实消痞丸）

【组成】干生姜一钱，炙甘草二钱，麦蘖面二钱，白茯苓二钱，白术二钱，半夏曲三钱，人参三钱，炙厚朴四钱，枳实五钱，黄连五钱。

【制法】上为细末，汤浸饼为丸，梧桐子大。

【用法】每服五七十丸，温汤下，食远。

【功效】理气消痞。

【主治】脾虚气滞，寒热错杂证。

【来源】《兰室秘藏》

疏肝和胃汤

【组成】柴胡15克，枳实15克，白芍15克，炙甘草6克，陈皮6克，法半夏12克，茯苓15克，香附12克，延胡索10克，紫苏梗12克，海螵蛸15克。

【加减】胃脘胀气甚者，加木香、砂仁，加强理气和胃之效；嘈杂、泛酸甚者，加黄连、吴茱萸，辛开苦降：食滞纳呆、大便不畅者，加厚朴、槟榔，行气消滞；大便不通者，加大黄、芒硝，泻下通便；口干舌红者，加黄芩、蒲公英、山栀子，清泻郁热；腰膝酸困者，加杜仲、菟丝子，补益肝肾，强健筋骨；病理检查提示肠化生伴异型增生者，加三棱、莪术、白花蛇舌草，活血散结，解毒防变。

【制法】水煎。

【用法】每日1剂，早晚饭后1小时服。

【功效】疏肝理气，温中和胃。

【主治】慢性萎缩性胃炎（肝胃不和证）。

【来源】中医研究，2019，32（11）

木香顺气散

【组成】木香三分，炒草蔻仁三分，益智三分，苍术三分，厚朴四分，青皮二分，陈皮二分，半夏二分，吴茱萸二分，干姜二分，茯苓二分，泽泻二分，升麻一分，柴胡一分，当归五分。

【制法】水煎。

【用法】温服。

【功效】升清降浊，宣通上下。

【主治】胸膈痞闷，腹胁胀满，大便不利。

【来源】《医方集解》

和中汤

【组成】清半夏9克，黄芩12克，黄连9克，干姜12克，制吴茱萸15克，党参15克，浙贝母15克，醋莪术12克，薏苡仁30克，紫苏梗12克，炙甘草6克。

【加减】湿浊重者加苍术、砂仁健脾燥湿；脾胃虚寒者酌情减少黄芩、黄连用量；纳呆者加焦山楂、焦麦芽、焦神曲消食开胃；血瘀重者加丹参行血和血：气滞甚者加香附行气止痛。

【制法】水煎。

【用法】每日1剂，早晚饭后分服。

【功效】健脾燥湿，行瘀化浊。

【主治】慢性萎缩性胃炎（脾胃气虚、浊瘀内蕴证）。

【来源】湖南中医杂志，2017，33（11）

大补脾汤

【组成】人参三两，干姜三两，炙甘草三两，麦门冬一两，五味子一两，旋覆花一两。

【制法】以水一斗，煮取四升。

【用法】温分四服，日三夜一服。

【功效】补脾益气。

【主治】饮食不化，呕吐不利，其人枯瘦如柴，立不可动转。

【来源】《辅行诀脏腑用药法要》

加味抑肝散

【组成】柴胡10克，川芎10克，炒白术10克，当归10克，茯苓10克，钩藤10克。

【加减】出现反流性食管炎，加旋覆花、鹅管石，重镇降逆、制酸止痛；瘀血内阻，加丹参；如有幽门螺杆菌（HP）感染，加半枝莲、蒲公英、白花蛇舌草；病理提示癌前病变，加猫人参、猫爪草。

【制法】水煎。

【用法】日1剂，早晚温服。

【功效】疏肝理气，和胃止痛。

【主治】慢性萎缩性胃炎（肝气郁结证）。

【来源】世界最新医学信息文摘，2018，18（92）

清浊安中汤

【组成】藿香，佩兰，川朴，法夏，陈皮。

【加减】舌苔很厚甚至偏腻，用石菖蒲、白豆蔻代替藿香、佩兰，以增强芳香化湿之功。

【制法】水煎。

【用法】每日1剂。

【功效】行气化湿。

【主治】慢性萎缩性胃炎（湿热型）。

【来源】中国中医基础医学杂志，2018，24（05）

柴葛保和汤

【组成】柴胡10克，葛根15克，神曲15克，焦山楂15克，连翘15克，姜半夏15克，莱菔子15克，茯苓15克，陈皮15克，土茯苓36克，蒲公英30克，百部（炙）10克，细辛3克，乌药10克，蒲黄（包煎）15克，五灵脂（包煎）10克，黄连8克，吴茱萸5克，白芷10克，血竭（冲服）3克。

【制法】水煎。

【用法】每日1剂，忌食生冷辛辣刺激之品。

【功效】疏肝和胃，解毒祛浊。

【主治】慢性胃炎（肝胃不和、浊毒滞络证）。

【来源】四川中医，2017，35（04）

柴胡泻心汤

【组成】北柴胡12克，法半夏12克，黄芩6克，干姜9克，黄连6克，炙甘草6克，大枣12克，煅瓦楞子30克，绿萼梅15克，百合30克，乌药9克，三七粉（冲服）3克。

【制法】水煎。

【用法】每日1剂，分3次温服。

【功效】和解少阳，理中消痞。

【主治】胃痛（胃虚气痞证）。

【来源】中医杂志，2017，58（12）

柴胡郁金汤

【组成】柴胡12克，郁金12克，木香10克，莪术15克，半夏10克，竹茹10克，浙贝母15克，茯苓15克，炒白术20克，佛手10克。

【制法】水煎。

【用法】每日1剂。

【功效】疏肝理气和胃。

【主治】慢性萎缩性胃炎（肝胃不和证）。

【来源】河南中医，2017，37（07）

胃苏颗粒

【组成】紫苏梗，香附，陈皮，香橼，佛手，枳壳，槟榔，制鸡内金；辅料为糊精，甜菊苷，羧甲淀粉钠。

【制法】中成药。

【用法】每次1袋，每天3次，开水冲服，15天为1个疗程，可服1~3个疗程。

【功效】理气消胀，和胃止痛。

【主治】慢性胃炎（气滞证）。

【来源】浙江临床医学，2010，12（8）

藿朴夏苓汤

【组成】藿香二钱，川朴一钱，姜半夏一钱半，赤苓三钱，杏仁三钱，生苡仁四钱，白蔻仁一钱，猪苓三钱，淡豆豉三钱，泽泻一钱半，通草一钱。

【制法】水煎。

【用法】温服。

【功效】理气化湿，疏表和中。

【主治】慢性胃炎（湿温初起证）。

【来源】《医原》

活血化瘀汤

【组成】丹参15克，生蒲黄15克，延胡索（醋炒）10克，三七粉3克，枳壳10克，败酱草15克。

【制法】清水煎服。

【用法】每日1剂，分2~3次温服。

【功效】活血化瘀。

【主治】慢性胃炎（瘀血阻络证）。

【来源】《脾胃病》

健脾活瘀方

【组成】党参，白术，茯苓，黄芪，山药，丹参，檀香，砂仁，三棱，皂角刺，炙甘草。

【制法】水煎。

【用法】每日1剂。

【功效】健脾益气，活血通络，行气消痞。

【主治】慢性萎缩性胃炎（脾虚血瘀证）。

【来源】中医研究，2017，30（10）

小建中汤

【组成】桂枝三两，炙甘草二两，大枣十二枚，芍药六两，生姜三两，胶饴一升。

【加减】若中焦寒重者，可加干姜以增强温中散寒之力；兼有气滞者，可加木香行气止痛；便溏者，可加白术健脾燥湿止泻；面色萎黄、短气神疲者，可加人参、黄芪当归以补养气血。

【制法】以水七升，煮取三升，内胶饴。

【用法】温服一升，日三服。

【功效】温中补虚，和里缓急。

【主治】虚劳里急腹痛。

【来源】《伤寒论》

芩参方

【组成】黄芩15克，铁树叶15克，蒲公英10克，苦参10克，绿萼梅10克，佛手10克。

【加减】肝胃不和加柴胡、郁金；胃阴亏虚加麦冬、玉竹、生地等。

【制法】水煎。

【用法】日1剂，温服。

【功效】清热化湿，疏肝行气，化瘀行滞。

【主治】慢性胃炎（脾胃湿热证）。

【来源】环球中医药，2015，8（S1）

萎胃灵方

【组成】生黄芪30克，太子参30克，薏苡仁30克，苍术15克，鸡内金15克，焦山楂30克，青皮15克，陈皮15克，枳壳15克，木香10克，皂刺10克，莪术15克，丹参30克。

【制法】水煎400毫升。

【加减】胃痛明显加炒白术、炙甘草、延胡索；胃镜提示有糜烂甚则溃疡者，加白及、海螵蛸等。

【用法】分2次服，早晚饭后半小时服。

【功效】益气健脾，活血化瘀。

【主治】慢性萎缩性胃炎伴胃黏膜固有腺体萎缩和肠上皮化生和（或）不典型增生。

【来源】哈尔滨医药，2015，35（S1）

柴夏姜苓汤

【组成】茯苓20克，厚朴15克，柴胡12克，枳壳12克，白芍12克，当归12克，半夏12克，延胡索12克，香附10克，川芎10克，黄芩10克，甘草6克，生姜3片。

【加减】反酸甚者加左金丸；便干难解者枳壳改为枳实等。

【制法】水煎2次。

【用法】每日1剂，早中晚3次，饭前30分钟温服。

【功效】疏肝解郁，清热化湿，祛瘀行血。

【主治】慢性浅表性胃炎（肝胃气滞兼脾胃湿热证）。

【来源】四川中医，2016，34（09）

黄芪建中汤

【组成】桂枝三两，炙甘草三两，大枣十二枚，芍药六两，生姜三两，胶饴一升，黄芪一两半。

【加减】气短胸满者，加生姜；腹满者，去枣等。

【制法】以水七升，煮取三升，内胶饴。

【用法】温服一升，日三服。

【功效】缓急补虚。

【主治】慢性胃炎（中焦虚寒、肝脾不和证）。

【来源】《金匮要略》

养胃汤

【组成】党参15克，白术12克，茯苓15克，甘草5克，黄连10克，公英20克，干姜5克，白芍15克，枳壳12克，丹参20克，瓜蒌20克。

【加减】反酸明显，加乌贼骨15克，煅瓦楞子20克；胆汁反流性胃炎，加柴胡10克，郁金10克。

【制法】水煎。

【用法】每日1剂，日服3次。

【功效】益气健脾，和调寒热。

【主治】慢性胃炎（脾胃气虚、痰湿中阻证）。

【来源】中医药研究，2016（2）

第二节　外用方

中药敷脐方

【组成】附子、肉桂、炮姜、小茴香、丁香、木香、香附、吴茱萸各2克。

【制法】共研为细末，用生姜汁调和成厚膏状，先取麝香0.1克左右填入脐孔中，再把药膏放在麝香上面，外以胶布固定。

【用法】每天换药1次，10天为1个疗程。治疗期间注意饮食卫生，忌食油腻、生冷、辛辣及较硬食物，避免精神刺激。

【功效】温中行气散寒。

【主治】慢性胃炎（脾胃虚寒证）。

【来源】家庭中医药，2018，12

斛香养胃脐贴

【组成】石斛、香橼皮、木香、沉香、鬼子红、猴头菇、猪苦胆、神曲、炒鸡内金、乌药、石菖蒲、沙参、麦冬等。

【制法】中草药打磨120目，放在换药碗内，药末经生理盐水加姜汁2：1比例调制成糊状。调制的药物须干湿适中，厚薄均匀，一般以0.2~0.3厘米为宜，大小2厘米，平摊于无纺布敷贴。

【用法】贴于神阙穴，每次敷贴24小时，隔日1次，治疗30次。

【功效】益气健脾，理气化痰，温中和胃。

【主治】慢性萎缩性胃炎（气滞痰阻证）。

【来源】中国医学创新，2014，11（26）

温中理气外治方

【组成】以天灸粉为基础，生白芥子1份，细辛1份，甘遂半份，延胡索半份，香附1份，木香1份，枳实1份。

【制法】诸药磨成粉，老姜汁调糊。

【用法】按照夏贴三伏和冬贴三九的标准贴敷天灸穴位，庚日开始贴敷，按6~8个庚日为1个疗程，大约1个疗程60~80天，1个疗程贴药约为6~8次。治疗期间禁食冰冷、酸、辣、酒等对胃有刺激性食物。

【功效】温中理气。

【主治】慢性胃炎（瘀滞证）。

【来源】中西医结合心血管病电子杂志，2020，8（12）

中药外敷方1

【组成】干姜、细辛、甘松、乳香、没药、花椒适量。

【制法】研成细粉，生姜汁或醋调。

【用法】蒸热后贴敷神阙穴。

【功效】温中祛瘀。

【主治】慢性萎缩性胃炎（寒凝瘀血阻络证）。

【来源】浙江中医杂志，2010，45（8）

中药外敷方2

【组成】大黄，玄明粉，栀子，香附，郁金，滑石，甘草，黄芩（原文无剂量）。

【制法】研成细末，醋调敷于神阙穴。

【用法】蒸热后贴敷神阙穴。

【功效】疏肝和胃泻热。

【主治】慢性萎缩性胃炎（肝胃郁热证）。

【来源】浙江中医杂志，2010，45（8）

第二章　胃食管反流病

概述　胃食管反流病是指胃或十二指肠内容物反流导致的一系列慢性症状和食管黏膜损伤，包括非糜烂性反流性食管炎、反流性食管炎；以及其并发症，如食管狭窄、出血、穿孔和Barrett食管。本病是食管抗反流机制下降和反流物对食管黏膜攻击作用的结果，一般预后良好。

本病属于中医学的“嘈杂”“吐酸”“胸痛”“噎膈”等范畴。

典型临床表现有烧心、反酸和胸骨后疼痛等。其他可有吞咽困难、咽部异物感、慢性咳嗽、声音喉炎、哮喘、肺纤维化、牙病、小儿发育迟缓等不典型表现。一般无明显体征，有的患者仅在压胸骨后感到隐痛或剑突下轻度压痛。

内服方

胃咳方

【组成】半夏三钱，小枳实一钱，陈皮一钱，杏仁二钱，苏梗二钱，生苡仁三钱，生姜二钱，茯苓三钱。

【加减】苦葶苈子钱半，半夏二钱，苏子二钱，去苏梗再服二帖。

【制法】水煎服。

【用法】一贴分二次，早晚各一次。

【功效】行气和胃，祛痰止咳。

【主治】胃咳，痰涎壅塞，喘满气短。

【来源】《吴鞠通医案》

胃病方

【组成】小枳实三钱，淡吴萸三钱，半夏一两，真云连（炒）二钱，生苡仁五钱，广皮二钱，浓朴三钱，生姜六大片。

【制法】甘澜水八碗，煎成三碗。

【用法】分三次服，渣再煎一碗服。

【功效】行气消痞，温阳散寒。

【主治】吞酸嗳气，不寐不食，不饥不便。

【来源】《吴鞠通医案》

反胃方

【组成】熟半夏（姜水炒）二两，茯苓二两，生益智仁一两，丁香皮五钱，新会皮一两，淡干姜一两。

【制法】用香淡豆豉一两，洗净煎汁法丸。

【用法】淡姜汤服三钱。

【功效】和胃祛湿，降逆化痰。

【主治】脾胃虚寒型反胃。

【来源】《临证指南医案》

四逆散加味

【组成】柴胡10克，瓜蒌10克，法半夏10克，枳实10克，陈皮10克，白芍15克，川贝母10克，甘草5克，枇杷叶15克，五味子10克，砂仁6克。

【加减】食后饱胀加麦芽、神曲；嗳气加郁金、香附；胸骨后灼痛、泛酸加海螵蛸、生地，重用白芍；咳黄脓痰加黄芩、鱼腥草；咽干口燥加麦冬、沙参。

【制法】水煎服。

【用法】每天1剂，分2次服，早晚各服1次，7天为1个疗程，连服4个疗程。

【功效】疏肝理气，泄热和胃。

【主治】胃食管反流性咳嗽。

【来源】中医药导报，2011，17（10）

半夏厚朴汤加味

【组成】半夏13克，川朴10克，苏梗10克，茯苓25克，枳实10克，竹茹6克，陈皮15克，木香13克，砂仁13克，党参10克，炒白术15克，炒白芍20克，炙甘草10克，鲜姜15克，大枣5枚。

【加减】嗳气不已加沉香、旋覆花；嘈杂口苦加川连、黄芩；脘腹疼痛加香附、延胡索；纳少不饥加焦三仙、鸡内金；胸中胁肋串痛加延胡索、川楝子、川芎、赤芍、乌药；吞酸加乌贼骨、瓦楞子、便溏加炒山药、补骨脂；吞咽如梗加郁金、苏子；泛吐清水加干姜、肉桂；噎膈加丁香、草蔻；并发胆汁反流性胃炎合温胆汤；合并慢性胃炎、萎缩性胃炎、胃黏膜脱垂，属脾胃虚寒加香砂养胃汤或理中汤；并发十二指肠溃疡加用黄芪建中汤；胃出血加白及、参三七粉等。

【制法】用清凉水2000毫升，煎2次，煎汁500毫升。

【用法】分早晚空腹服，每日服1剂。

【功效】疏肝理气，降逆和胃。

【主治】胃食管反流病（肝郁气逆、胃失和降证）。

【来源】内蒙古中医药，2013，32（07）

降逆顺气汤

【组成】川朴10克，半夏12克，茯苓25克，佛手10克，苏梗10克，党参15克，炒白术10克，炙甘草10克，鲜姜10克，大枣5枚。

【加减】嗳气不已，加降香、沉香、覆花；嘈杂口苦，加川连、公英；脘腹疼痛，加木香、延胡索、炒白芍；纳少不知饥，加焦山楂、神曲、鸡内金；胸中胁肋串痛，加延胡索、川楝子、川芎、赤芍、乌药；吞酸，加乌贼骨、瓦楞子；便溏，加炒山药、米壳；吞咽如梗加郁金、苏子；泛吐清水加干姜、桂枝；噎膈，加丁香、草蔻；口苦、加黄芩、薏仁；并发胆汁反流性胃炎合温胆汤；并发慢性胃炎、萎缩性胃炎、胃黏膜脱垂，属脾胃虚寒，加香砂养胃汤或理中汤；并发胃及十二指肠溃疡，加用黄芪建中汤；胃出血，加白及、参三七粉等。

【制法】用清水1500毫升，煎汁500毫升。

【用法】口服。

【功效】行气降逆，健脾益气。

【主治】胃食管反流病（肝郁气逆、胃失和降证）。

【来源】内蒙古中医药，2002（06）

建中左金汤

【组成】半夏12克，黄连6克，吴萸1克，桂枝10克，白芍18克，瓦楞子10克，乌贼骨10克，炙草6克，生姜10克。

【加减】呕吐者加代赭石10克、旋覆花10克；便秘者加槟榔10克、莱菔子18克；肝气郁结者加柴胡10克、川楝10克；舌苔黄厚腻者黄连加至10克；胃阴不足者加麦冬10克、百合10克。

【制法】水煎服。

【用法】每天1剂，2周为1个疗程。隔3天进行第2个疗程。根据患者情况，服用1~2个疗程。

【功效】清肝和胃，降逆制酸。

【主治】胃食管反流病（寒热错杂、肝火犯胃证）。

【来源】现代中医药，2008（05）

逍遥散加减

【组成】柴胡15克，当归10克，白芍10克，白术20克，茯苓20克，沙参20克，麦冬20克，黄连10克，栀子10克，半夏10克，厚朴8克。

【制法】水煎300毫升，分2袋，餐后口服。

【用法】每日1剂，每次1袋，每日分早晚2次。

【功效】疏肝和胃泄热。

【主治】胃食管反流病（肝胃郁热证）。

【来源】黑龙江中医药大学（硕士学位论文），2014

旋覆代赭汤加味

【组成】旋覆花（包）9克，党参10克，代赭石（先）15克，炙甘草6克，姜半夏9克，生姜2片，大枣8枚，麻黄9克。

【加减】寒哮症见咳痰清稀色白，呈泡沫状，形寒肢冷，苔薄白或白滑者，酌加细辛、紫菀、款冬；热哮症见咳嗽痰黄黏稠，排痰不利，舌红，苔黄腻者，酌加黄芩、桑白皮。

【制法】水煎取300毫升。

【用法】每日1剂，分2次，早晚口服。

【功效】除痰下气，消痞除噫气。

【主治】胃食管反流相关性哮喘。

【来源】中外医疗，2008，27（36）

降逆和胃止咳汤

【组成】法半夏12克，枳壳12克，厚朴12克，槟榔12克，百部12克，陈皮9克，黄连6克，吴茱萸6克，莱菔子15克，煅瓦楞子45克，白及60克，矮地茶24克。

【加减】胃脘部畏冷者去黄连加高良姜；气虚者去黄连加黄芪、白术；血瘀加丹参、延胡索；烦热重用黄连，去吴茱萸，加延胡索、川楝子。

【制法】上药先用冷水浸泡2小时，再煎煮。煎开后用文火煮20分钟，煎煮3次，取汁750毫升。

【用法】分3次于进食前半小时服用。

【功效】降逆和胃，行气导滞。

【主治】胃食管反流性咳嗽。

【来源】湖北中医杂志，2001，23（9）

血府逐瘀汤加减

【组成】生地10克，白芍15克，赤芍15克，当归10克，柴胡10克，川芎10克，枳壳10克，红花10克，牛膝10克，鹅管石10克，急性子10克。

【制法】水煎。

【用法】温服1升，每日3服。

【功效】和胃降逆，活血化瘀。

【主治】胃食管反流病（气滞血瘀证）。

【来源】湖南中医杂志，2013，19（27）

越鞠丸

【组成】香附、川芎、苍术、神曲、栀子各等份。

【加减】气郁偏重，加木香、枳壳；血郁偏重，加桃仁、红花；火郁偏重，加黄芩、黄连；湿郁偏重，加泽泻、茯苓；食郁偏重，加麦芽、山楂；痰郁偏重，加陈皮、半夏、瓜蒌、胆星；夹寒邪，加干姜、吴茱萸；经痛，加郁金、延胡索、佛手柑；吞酸呕吐，加半夏、茯苓。

【制法】原方为末。

【用法】水丸如绿豆大，每服二至三钱，温开水送下。

【功效】行气解郁。

【主治】郁证。

【来源】《丹溪心法》

加味左金丸

【组成】黄连（姜炙），吴茱萸（甘草炙），黄芩，柴胡，木香，香附（醋炙），郁金，白芍，青皮（醋炙），枳壳（去瓤麸炒），陈皮，延胡索（醋炙），当归，甘草。

【制法】中成药。

【用法】口服，一次6克，一日2次。

【功效】平肝降逆，疏郁止痛。

【主治】胃食管反流病（肝胃郁热证）。

【来源】南京中医药大学学位论文，2017

栀子甘草豉汤加味

【组成】栀子15克，甘草10克，淡豆豉10克，柴胡10克，枳实10克。

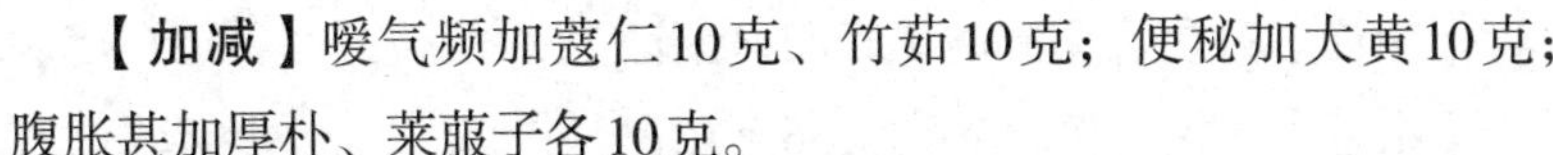

【加减】嗳气频加蔻仁10克、竹茹10克；便秘加大黄10克；腹胀甚加厚朴、莱菔子各10克。

【制法】水煎至300毫升。

【用法】每日1剂，分2次口服。

【功效】疏肝和胃，清热除烦。

【主治】反流性食管炎（肝胃郁热证）。

【来源】湖北中医药大学学报，2014，16（2）

沉香顺气丸（颗粒）

【组成】陈佛手300克，炒枳实30克，白蔻仁30克，青皮90克，广陈皮90克，西砂仁30克，沉香6克，广木香30克，粉甘草30克。

【制法】上为细末，冷开水为丸，以蔻仁、砂仁、沉香、广木香四味为衣。

【用法】每次15克，每天2次，3天为1个疗程。妊娠妇女与体虚及肺炎患者禁用。

【功效】理气化痰，和胃降逆。

【主治】胃食管反流病（气郁痰阻证）。

【来源】人民军医，2013，56（10）

延胡索止痛颗粒

【组成】延胡索（醋制），白芷，辅料为淀粉、滑石粉、硬脂酸镁、明胶、蔗糖、食用色素（柠檬黄），白醋。

【制法】中成药。

【用法】开水冲服，一次1袋，一日3次。忌食生冷食物。

【功效】理气活血，和胃降逆。

【主治】胃食管反流病（气滞血瘀证）。

【来源】人民军医，2013，56（10）

阴虚胃痛颗粒

【组成】北沙参，麦冬，石斛，川楝子，玉竹，白芍，炙甘草。

【制法】中成药。

【用法】开水冲服，一次10克，一日3次。

【功效】养阴益胃，和中降逆。

【主治】胃食管反流病（胃阴亏虚证）。

【来源】人民军医，2013，56（10）

荆花胃康胶丸

【组成】土荆芥，水团花。

【制法】中成药。

【用法】饭前服，一次2粒，一日3次；4周为1个疗程，或遵医嘱。过敏体质、对本品过敏者及妊娠妇女禁用。

【功效】辛开苦降，和胃降逆。

【主治】胃食管反流病（寒热错杂证）。

【来源】人民军医，2013，56（10）

乌梅丸和栀子豉汤

【组成】乌梅30克，细辛3克，桂枝4.5克，黄连6克，黄芩15克，当归15克，太子参30克，川椒3克，干姜3克，制附子6克，栀子9克，豆豉15克，蒲公英30克、猪苓30克，茯苓30克，杏仁15克，佛手9克，百合15克，白螺丝壳60克。

【制法】水煎。

【用法】温服1升，日3服。

【功效】辛开苦降，平调寒热。

【主治】反流性食管炎（寒热错杂证）。

【来源】上海中医药杂志，2004，38（2）

乌贝散

【组成】海螵蛸（去壳），浙贝母，陈皮油。

【制法】中成药，每瓶装45克。

【用法】饭前口服。一次3克，一日3次。

【功效】制酸止痛，收敛止血。

【主治】胃食管反流病（肝胃不和证）。

【来源】《中华人民共和国药典》

半夏厚朴汤加味

【组成】清半夏15克，川厚朴、苏叶各10克，白芍、茯苓各12克，甘草9克，蒲公英30克，黄连5克。

【加减】腹胀胁痛者，加枳壳、槟榔、大腹皮各15克，川楝子、延胡索各10克，疏肝理气止痛；泛酸烧心较重者，加乌贼骨、煅瓦楞子各30克，凤凰衣25克，抑酸和胃；恶心呕吐者，加柿蒂10克，竹茹15克，代赭石25克，降逆止呕；兼口苦便秘者，加大黄、枳实各10克，行气通便。

【制法】每日1剂，加水800毫升，先泡30分钟，加生姜3片，水煎取汁300毫升；二煎加水300毫升，水煎取汁100毫升。

【用法】二煎混合后每次200毫升，饭前30分钟，早晚2次服用。

【功效】行气散结，降逆和胃。

【主治】胃食管反流病（气郁痰凝证）。

【来源】山西中医，2013，29（1）

小半夏加茯苓汤合香砂六君子汤

【组成】半夏12克，生姜10克，茯苓15克，木香6克，砂仁6克，陈皮10克，党参30克，白术15克，旋覆花12克，代赭石10克，海螵蛸10克，山药15克，鸡内金30克，甘草6克。

【加减】食欲不振加焦山楂10克、焦神曲10克、莱菔子10克；胃脘胀满不适加枳壳12克、厚朴6克；病程长加丹参15克、莪术10克。

【制法】水煎2次，取汁150毫升。

【用法】日1剂，分早晚2次温服。

【功效】健脾和胃，降逆止呕，祛痰通络制酸。

【主治】反流性食管炎（脾胃虚弱、气滞痰瘀证）。

【来源】河北中医，2011，33（4）

大半夏汤

【组成】半夏（洗）二升，人参三两，白蜜一升。

【制法】用水一斗二升，和蜜扬之二百十四遍，煮药取半升。

【用法】温服一升，余分再服。

【功效】和胃降逆，补虚润燥。

【主治】胃反呕吐，朝食暮吐，或暮食朝吐，宿谷不化。

【来源】《金匮要略》

半夏泻心汤

【组成】半夏半升，黄芩三两，干姜三两，人参三两，炙甘草三两，黄连一两，大枣十二枚。

【加减】心胁痞闷：加枳实、桔梗；泻利腹痛：加木香、白芍；呕吐呃逆：加陈皮、茯苓。

【制法】以水一斗，煮取六升，去滓，再煮取三升。

【用法】温服一升，日三服。

【功效】散结除痞，和胃降逆。

【主治】胃食管反流病（中气不足、寒热错杂证）。

【来源】《金匮要略》

柴胡疏肝散

【组成】陈皮（醋炒）二钱，柴胡二钱，川芎一钱半，香附一钱半，枳壳（麸炒）一钱半，白芍一钱半，甘草（炙）五分。

【加减】若胁肋痛甚者，酌加郁金、青皮、当归、乌药等以增强其行气活血之力；肝郁化火者，可酌加山栀、黄芩、川楝子以清热泻火。

【制法】水一盅半，煎八分。

【用法】食前服。

【功效】疏肝解郁，行气止痛。

【主治】反流性食管炎（肝郁气滞血瘀证）。

【来源】《景岳全书》

乌梅丸

【组成】乌梅10克，细辛6克，干姜6克，黄连10克，黄柏6克，当归10克，附子（先煎）6克，蜀椒4克，桂枝10克，人参10克。

【制法】水煎服。煎2次，共得300毫升。

【用法】每日1剂，早、晚两次服用。

【功效】温脏补虚，泻热安蛔。

【主治】非糜烂性胃食管反流病（上热下寒、寒热错杂证）。

【来源】中药材，2016，39（05）

橘皮竹茹汤加减

【组成】橘皮15克，竹茹15克，旋覆花（包煎）10克，代赭石（先煎）20克，党参15克，砂仁6克，干姜10克，甘草6克，大枣15克。

【制法】水煎取汁300毫升。

【用法】每日1剂，分3次温服，饭后服。

【功效】和胃降逆，清热化痰。

【主治】反流性食管炎（胃气虚弱、痰气互结证）。

【来源】云南中医中药杂志，2011，32（7）

麦门冬汤合左金丸加减

【组成】麦门冬15克，法半夏15克，太子参15克，粳米15克，大枣15克，炙甘草6克，川连3克，吴茱萸2克。

【加减】反酸甚加乌贼骨10克，瓦楞子10克，浙贝母10克；嘈杂甚川连改6克；胃阴亏虚甚，麦门冬改30克，加石斛15克，玉竹10克；兼呕吐加旋覆花10克，陈皮6克；兼腹胀加厚朴10克，大腹皮10克；兼肝郁加合欢花15克，百合10克。

【制法】水煎。

【用法】每天1剂，分2次服。4周为1个疗程。

【功效】养阴和胃，清热解郁。

【主治】反流性食管炎、食管癌术后（胃阴亏虚证）。

【来源】当代医学，2016，22（34）

左金丸合麦门冬汤

【组成】黄连12克，吴茱萸2克，麦门冬20克，人参10克，半夏10克，大枣15克，甘草6克，粳米（包煎）30克。

【加减】反酸较重加乌贼骨10克，煅瓦楞子30克；嗳气加旋覆花（包煎）10克，代赭石（包煎）30克；胸骨后或剑突下疼痛加白芍12克，枳实10克，延胡索10克，木香10克；咽部异物堵塞感或吞咽困难加桔梗15克，僵蚕（炒）15克。

【制法】水煎服。

【用法】每日1剂，分3次温服。

【功效】清热养阴，降逆和胃。

【主治】胃食管反流病（肝郁化火、横逆犯胃证）。

【来源】江西中医药，2009，318（40）

增液润肠消痞方

【组成】厚朴10克，火麻仁10克，苦杏仁10克，当归12克，川贝6克，苁蓉10克，太子参12克，麦冬12克，玄参10克，生地24克，黄芪30克，炒莱菔子10克，白及10克，炒山桃仁12克，柏子仁10克，郁李仁10克，炒枳壳10克，大黄6克。

【制法】水煎煮制为1剂2汁。

【用法】分早晚餐后服用。

【功效】养胃，和胃，止痛。

【主治】胃食管反流病（胃气上逆证）。

【来源】临床医药文献杂志，2018，5（58）

加减吴茱萸汤

【组成】吴茱萸6克，高良姜6克，香附12克，代赭石20克，陈皮12克，人参9克，大枣5枚。

【制法】水煎服。

【用法】日1剂，每剂400毫升，每次200毫升，早、晚餐前30分钟左右口服。

【功效】温胃疏肝降逆。

【主治】反流性食管炎（肝气犯胃兼胃气虚寒证）。

【来源】承德医学院（硕士学位论文），2018

旋覆代赭汤

【组成】旋覆花三两，生姜五两，人参二两，代赭石一两，炙甘草三两，半夏（洗）半升，大枣（擘）十二枚。

【加减】胃寒甚，加干姜、丁香；痰多，加陈皮、茯苓；胃阴虚，加麦冬、石斛；食滞，加山楂、内金；有热象苔微黄，加黄连、黄芩；心下痞满，加枳实、桔梗。

【制法】用水一升，煮取六升，去滓，再煎取三升。

【用法】温服一升，日三服。

【功效】降逆化痰，益气和胃。

【主治】胃食管反流病（胃气虚弱、痰浊内阻证）。

【来源】《伤寒论》

柴芍六君子汤加减

【组成】熟党参15克，茯苓15克，白术15克，柴胡10克，白芍10克，法半夏10克，陈皮5克，甘草6克。

【加减】气滞者加郁金10克，瘀血者加丹参15克，佩兰20克，湿甚加泽泻15克。

【制法】水煎服。

【用法】水煎200~300毫升，早晚各1次，温服。

【功效】疏肝健脾，化湿理气。

【主治】胃食管反流病（中虚气逆证）。

【来源】贵州医药，2020，44（01）

柴胡陷胸汤加减

【组成】柴胡10克，黄芩10克，法半夏10克，枳实10克，桔梗10克，旋覆花（包煎）10克，瓜蒌15克，代赭石（先煎）15克，黄连6克，生姜3片。

【加减】胃脘胀满较重加陈皮、木香、大腹皮；疼痛较重加白芍、延胡索、川楝子；嘈杂吞酸加吴茱萸；呃逆不止旋覆花、代赭石加量，或加柿蒂；大便干结加制大黄。

【制法】水煎服。

【用法】每日1剂，水煎，分2次温服。

【功效】辛开苦降，寒热平调。

【主治】胃食管反流病（痰热郁阻证）。

【来源】山西中医，2016，32（3）

桂枝汤加桂汤

【组成】桂枝10克，竹茹（后下）10克，生姜10克，炒白芍15克，代赭石15克，甘草6克。

【加减】胃脘胀满明显加广木香、厚朴各10克，枳实15克，以行气除痞；胃脘疼痛明显加延胡索10克，以活血行气止痛；反酸严重加白及15克，以抑酸、生肌敛疮。

【制法】水煎400毫升。

【用法】每天1剂，早晚分2次，饭前口服。

【功效】温阳通络，降逆止呃。

【主治】胃食管反流病（心阳不足证）。

【来源】山西中医，2015，31（2）

四君子汤加减

【组成】人参15克，茯苓12克，炒白术15克，甘草6克。

【加减】脾胃不和、胃冷呕逆，加藿香、丁香、倍白术；心神不宁、烦渴惊悸，加大枣、茯神；脾弱腹胀、不思饮食，加冬瓜仁、扁豆、神曲；寒热往来、虚汗盗汗，加柴胡、犀角、麦门冬；泄泻加陈皮、厚朴、生姜、赤白芍。

【制法】水煎。

【用法】每日1剂，分早晚温服100毫升，共服用2周，后停药4周。

【功效】益气健脾。

【主治】非糜烂性胃食管反流病（脾胃虚弱证）。

【来源】世界中医药，2018，13（12）

翻胃通治方

【组成】五灵脂（去沙石）一两，青皮（不去白）一两，陈皮（不去白）一两，陈秫米（拣净，一作上各剉）一合。

【制法】先炒五灵脂香透，次下青皮，炒候色变，又下陈皮，亦炒变色，却下秫米巴豆，炒黄色取出，以纸摊在地上，出火毒，拣去巴豆不用，留三五粒亦可，碾为细末，用好米醋浸化，蒸饼和丸，如绿豆大。

【用法】每服十五丸，加至二十九丸，用葱汤或茶汤送下，妇人醋汤或艾汤送下。

【功效】理气活血，化瘀止痛。

【主治】结肠翻胃。

【来源】《奇效良方》

《广济》豆蔻子汤

【组成】人参一两，白豆蔻七粒，甘草炒一两，生姜五两。

【制法】水煎。

【用法】以水四升，煮取一升五合，去滓，分温三服，相去如人行五六里。

【功效】行气温中止呕。

【主治】反胃呕吐，不下食，腹中气逆。

【来源】《金匮翼》

枳桔六君子汤

【组成】炒麦芽30克，党参15克，浙贝母15克，乌贼骨15克，枳壳10克，桔梗10克，陈皮10克，白术10克，茯苓10克，半夏9克，生甘草6克。

【加减】咽干者加天花粉、草石斛；呕吐者加芦根、姜汁、炙杷叶。

【制法】水煎。

【用法】每日1剂，早晚分服。儿童建议咨询儿科用量。7天为1个疗程。治疗期间建议合理膳食结构，多吃蔬菜，主食以谷物类为主，少吃面食。

【功效】健脾理气，兼顾宣肺。

【主治】胃食管反流性咳嗽。

【来源】山西中医，2009，30（12）

保和丸合三子养亲汤

【组成】山楂（焦）30克，六神曲（炒）10克，半夏（制）10克，茯苓10克，陈皮5克，连翘5克，麦芽（炒）5克，紫苏子12克，白芥子10克，莱菔子9克。

【加减】嗳气、呃逆较甚，加旋覆花、代赭石；肺阴虚者加用沙参、天花粉；肺脾气虚者加用黄芪、茯苓、白术；气虚痰瘀者加用桃仁、乌梢蛇；脾肾阳虚证加用山萸肉、淫羊藿。

【制法】以水500毫升煎药，取汁300毫升。

【用法】每日1剂，分3次服。

【功效】和胃降逆，肃降止咳。

【主治】胃食管反流性咳嗽。

【来源】贵阳中医学院学报，2010，32（4）

升降汤

【组成】黄芩15克，姜半夏12克，柴胡10克，党参12克，代赭石15克，甘草8克，郁金15克，黄连6克，吴茱萸3克。

【加减】脾虚者加黄芪、白术；胃阴亏虚可加麦冬、石斛、天花粉养阴生津；气滞血瘀明显者可加丹参、檀香；纳差、食欲不振者加鸡内金、焦山楂、炒莱菔子。

【用法】分早晚服2次温服，日1剂，连服6周。

【功效】调和脾胃，舒达三焦。

【主治】反流性食管炎（肝胃郁热证）。

【来源】陕西中医，2008，29（9）

消滞汤

【组成】苏梗10克，郁金10克，半夏10克，苍术10克，党参

12克，怀山药12克，白及15克，黄连4.5克，鸡内金12克，煅瓦楞30克，乌贼骨（煅）15克，佛手10克，甘草5克。

【制法】上药煎取300毫升。

【用法】分2次餐后服，每日1剂。

【功效】和胃降逆，疏肝理气，清热化湿。

【主治】胃食管反流病。

【来源】上海中医药杂志，2003，37（9）

抑反汤

【组成】沙参30克，砂仁6克，荷叶蒂3个，川贝15克，丹参30克，茯苓20克，郁金10克，麦冬10克，旋覆花15克，代赭石15克。

【加减】伴纳呆、脘痞者加佛手10克，建曲10克，通草10克，鸡内金15克；伴夜寐不安、多梦者加夜交藤30克，百合20克，浮小麦15克；返酸明显者加白及30克，煅瓦楞20克，海螵蛸15克。

【制法】上方加水600毫升，文火水煎取汁450毫升。

【用法】每次150毫升，每日3次口服，日1剂。

【功效】化痰润燥，开郁理气。

【主治】胃食管反流病（痰气交阻、正气不足证）。

【来源】按摩与康复医学，2010，9（中）

三梗降气汤

【组成】荷梗6克，白及6克，生甘草6克，黄连6克，吴茱萸6克，白术12克，旋覆梗12克，紫苏梗12克，茯苓15克，八月札15克，枳壳15克，炙黄芪15克，乌贼骨30克，煅瓦楞30克。

【加减】体质偏湿热，加佩兰、姜竹茹各9克；伴有精神焦虑，加玫瑰花6克、远志12克；积食加麦芽、谷芽各15克；瘀血，加莪术、刺猬皮各9克。

【制法】水煎，煮沸后取300毫升。

【用法】每日1剂，分两次服用。

【功效】健脾益气，理气降逆。

【主治】胃食管反流病（脾虚气逆证）。

【来源】湖北中医杂志，2017，39（3）

五磨饮子合温胆汤加减

【组成】清半夏10克，沉香3克，乌药10克，焦槟榔10克，木香10克，竹茹15克，枳实10克，陈皮10克，茯苓10克，全瓜蒌15克，黄连8克，吴茱萸3克，生甘草5克。

【制法】每日1剂，每剂两煎，充分混匀后服用。

【用法】分2次服用，早晚各1次，连用6周。

【功效】顺气降逆，清热化痰。

【主治】非糜烂性胃食管反流病（气郁痰热证）。

【来源】实用中西医结合临床，2010，10（6）

柴胡疏肝散加减

【组成】柴胡12克，香附12克，陈皮10克，炒枳壳15克，白芍10克，炙甘草5克，乌贼骨15克，白及10克，绿萼梅10克，清半夏10克，代赭石30克，旋覆花（包煎）10克，黄连8克，吴茱萸3克。

【制法】每日1剂，每剂两煎，充分混匀后服用。

【用法】分2次服用，早晚各1次，连用6周。

【功效】疏肝理气，和胃降逆。

【主治】非糜烂性胃食管反流病（肝胃不和证）。

【来源】实用中西医结合临床，2010，10（6）

第三章　功能性消化不良

概述　功能性消化不良是指存在一种或多种起源于胃十二指肠区域的消化不良症状，并且缺乏可解释这些症状的器质性、系统性或代谢性疾病。其发病机制复杂，与其他功能性胃肠病存在症状重叠现象，研究多以胃肠动力异常、内脏敏感性增高等为立足点，迄今尚未完全阐明。近年来研究发现其与幽门螺杆菌感染、遗传、精神心理因素等有相关性。

本病属于中医学的“痞满”“胃脘痛”等范畴。

患者主要表现为上腹痛、上腹烧灼感、餐后饱胀和早饱。罗马Ⅱ标准是以症状为基础，将该病分为以非疼痛的中上腹部不适为主要症状、可同时伴有上腹饱胀、早饱、胀气或恶心，症状多于进餐后加重的动力障碍型；以中上腹疼痛为主要症状、症状可于进餐后缓解的溃疡样型；以及既不符合动力障碍型，又不符合溃疡样型的非特异样型。

第一节　内服方

沉香圣饼子

【组成】沉香一钱，檀香一钱，丁香二钱，木香三钱，桂花半两，缩砂仁半两，槟榔半两，吴白芷一两半，甘松（水洗净）七钱半，京三棱（炮）一两，蓬莪术（炮）一两，拣甘草（用糖缠，焙干）四两。

【制法】上为细末，酥油饼为丸，如梧桐子大，捻作饼子。

【用法】每服五七饼至十饼，细嚼白汤送下，不拘时候。

【功效】温中健脾，理气和胃。

【主治】心腹胁肋胀满刺痛，胸膈噎闷，痰逆恶心，噫气吞酸，不思饮食，呕吐不止。

【来源】《御药院方》

胃寒散

【组成】附子6克，肉桂4克，干姜10克，苍术10克，厚朴6克，白芍15克，红花10克，延胡索12克，枳壳10克，米壳4克，吴茱萸10克，黄芪12克。

【制法】上述生药研细，过10目筛成粉，装包，每包4克。

【用法】每次服1包，每天服2次，或煎服。

【功效】温中健脾，温胃散寒。

【主治】胃痛（脾胃阳虚证）。

【来源】《偏方治大病》

威灵仙蛋汤

【组成】威灵仙30克，生鸡蛋2个，红糖5克。

【制法】威灵仙加水200毫升，煎半小时，去渣取汁，加生鸡蛋2个，去壳，兑入药汁，加红糖5克，共煮成蛋汤。

【用法】每日服1剂，约30分钟见效，若无效可连服2剂。

【功效】温胃散寒止痛。

【主治】寒滞胃脘证。

【来源】《偏方治大病》

鸡蛋黄酒

【组成】新鲜鸡蛋3个，冰糖200克，黄酒150克。

【制法】新鲜鸡蛋3个，打碎搅匀加冰糖200克，黄酒150克，共熬成焦黄色。

【用法】每日饭前煎服15毫升。

【功效】和胃止痛。

【主治】胃痉挛疼痛。

【来源】《偏方治大病》

麦芽糕

【组成】麦芽120克，橘皮30克，炒白术30克，神曲60克，米粉150克，白糖适量。

【制法】先把麦芽淘洗后晒干；再取新鲜橘皮，晒干后取30克；然后将麦芽、橘皮、炒白术、神曲一起放入碾槽内研为粉末，与白糖、米粉和匀，加入清水调和，如常法做成10~15块小糕饼，放入碗内，用蒸锅蒸熟即可。

【用法】每日随意食麦芽糕2~3块，连服5~7天。

【功效】消食和中，健脾开胃。

【主治】小儿不思饮食或消化不良、脘腹胀满。

【来源】《本草纲目》

蒲砂茶

【组成】蒲公英5克，橘皮3克，砂仁3克，红茶3克。

【制法】将7粒黑豆和7个鸡内金烘干后压碎成细末，分成3份，每次1份。

【用法】用200毫升开水冲泡5~10分钟即可，冲饮至味淡。

【功效】清热，和中，养胃。

【主治】脾胃虚弱证。

【来源】《茶饮保健》

胃脘痛验方

【组成】瓦楞子（炒）10克，乌贼骨10克，九香虫7克，炙刺猬皮10克，荆芥炭5克。

【制法】水煎。

【用法】每天1剂，早晚各1次。

【功效】活血化瘀，通络止痛。

【主治】胃脘疼痛，刺痛拒按，痛处固定不移，反复发作，吞酸欲呕，嗳气频作，心下痞闷，嘈杂不适。

【来源】湖南中医杂志，1986（4）

百消丸

【组成】黑丑（头末）二两，香附（米炒）一两，五灵脂一两。

【制法】上为细末，醋糊为丸，如绿豆大。

【用法】每服20~30丸，或50~60丸，食后生姜汤送下。

【功效】消积除满。

【主治】消化不良所致各种积滞证。

【来源】《寿世保元》

调中五参丸

【组成】人参一两，丹参一两，沙参一两，苦参一两，玄参一两，防风一两，蜀椒（去目，闭口者，汗）一两，附子（炮，去皮）半两，干姜半两，葶苈熬一合，大黄四两，巴豆（去心，皮，熬）五十枚，䗪虫（熬）五十枚。

【制法】上一十三味，捣筛为末，炼蜜和丸，如小豆大。

【用法】空腹饮服二丸，日三服，蒸大黄于五升米下，及热切之，日曝干。

【功效】温中健脾消食。

【主治】食积脾胃虚弱证。

【来源】《千金翼方》

宿食内伤通治方

【组成】木香（研）一两，雄黄（研）一两，青皮（去白，炒）半两，陈皮（去白）半两，干姜（炮）半两，楝实（炒）半两，槟榔半两，巴豆（去皮心膜，研出油）一分，莪术（醋浸）一分，半夏（汤泡）一分，大黄（煨）一分。

【制法】上为细末，醋煮面糊和丸，如绿豆大。

【用法】每服五丸，加至七丸，食后生姜汤送下。

【功效】理气消积，健脾和胃。

【主治】宿食不消，胸膈痞闷，恶心，不思饮食，醋心噎塞。

【来源】《奇效良方》

三部茯苓丸

【组成】茯苓七分，大黄一两半，白术一两半，芎五分，桔梗五分，前胡二两半，干地黄二两半，神曲二两半，干姜一两，桂心一两，人参三分，芍药三分，黄芩三分，菖蒲三分。

【制法】上一十四味，捣筛为末，炼蜜和丸，如梧子。

【用法】食后饮服十丸，日再。

【功效】温中健脾，和胃消食。

【主治】消化不良（脾胃虚弱证）。

【来源】《千金翼方》

大桂枝丸

【组成】桂心二两半，附子（炮，去皮）二两半，芍药七分，当归（汗）一两半，蜀椒（去目，闭口者，汗）一两半，人参一两，干姜二分，前胡二分，特生石（炼）一分。

【制法】上九味，捣筛为末，炼蜜和丸，如梧子大。

【用法】空腹饮服十丸，日二服。

【功效】温中止痛，和胃消食。

【主治】功能性消化不良（食积证）。

【来源】《千金翼方》

小桂枝丸

【组成】桂心二两半，干姜九分，蜀椒（去目，闭口者，汗）二两，乌头（去皮，炮）七分，吴茱萸一两半。

【制法】上一十味，捣筛为末，炼蜜和丸，如梧子。

【用法】酒饮，任性服三丸，日三。

【功效】温中和胃消食。

【主治】脾阳虚证。

【来源】《千金翼方》

木香分气丸

【组成】香附子（水浸一宿，捣去黑皮，令净饭上蒸过一次，焙干秤）二两，南木香（面裹，煨）一钱，缩砂（去壳）一分，甘草（炙）半两，京三棱（湿纸裹，煨，乘熟切，焙）半两，姜黄（米泔水浸一宿，切，焙）半两。

【制法】上为末，用白面糊为丸，如黍米大。

【用法】每服二十丸，饭饮吞下，温熟水亦得，食后服。

【功效】醒脾理气消食。

【主治】小儿脾虚食停证。

【来源】《洪氏集验方》

曲末索饼子方

【组成】食曲末（捣为面）二两，白面五两，生姜汁三两，白羊肉（作头）二两。

【制法】上以姜汁搜曲末和面作之。加羊肉头及下酱椒五味，煮熟。

【用法】空心食之，日一服。常服尤益。

【功效】温中补虚，和胃健脾。

【主治】老人脾虚食停证。

【来源】《养老奉亲书》

通降胃灵汤Ⅰ号

【组成】苏梗15克，神曲15克，山楂15克，金不换15克，陈皮15克，赤芍15克，香附12克，腹皮12克，枳壳10克，丹参30克，三七6克。

【制法】汤煎取汁250毫升。

【用法】分3次内服。

【功效】行气止痛，通降和胃。

【主治】功能性消化不良（肝胃不和证）。

【来源】中国中西医结合脾胃杂志，1996，4（4）

通降胃灵汤Ⅱ号

【组成】黄芪15克，陈皮15克，枳壳15克，神曲15克，山楂15克，赤白芍15克，金不换15克，干姜10克，桂枝10克，细辛5克，香附12克，三七5克，丹参30克。

【制法】汤煎取汁250毫升。

【用法】分3次内服。

【功效】温中健脾，和胃止痛。

【主治】功能性消化不良（脾胃虚寒证）。

【来源】中国中西医结合脾胃杂志，1996，4（4）

通降胃灵汤Ⅲ号

【组成】法半夏12克，香附12克，黄芩15克，陈皮15克，枳壳15克，神曲15克，山楂15克，赤芍15克，金不换15克，黄连6克，三七6克，丹参30克。

【制法】汤煎取汁250毫升。

【用法】分3次内服。

【功效】清热利湿，和胃止痛。

【主治】功能性消化不良（湿热中阻证）。

【来源】中国中西医结合脾胃杂志，1996，4（4）

健胃丹

【组成】豆蔻二钱，陈皮三钱，砂仁二钱，香附二钱，厚朴二钱，公丁香一钱，白术三钱，白芍三钱，龙胆草三钱，黄芩二钱，茯苓三钱，三仙一两，当归三钱。

【制法】上为极细末，炼蜜为丸，每丸2钱重。

【用法】每服1丸，食后1时许开水送下。禁忌鱼肉、生冷物品。

【功效】健胃消食，调气止痛。

【主治】消化不良（胃脘气滞证）。

【来源】《全国中药成药处方集》

八宝瑞生丹

【组成】当归78克，茯苓67.5克，草果67.5克，延胡索108克，干姜45克，草豆蔻75克，良姜67.5克，郁金45克，肉桂45克，山楂108克，香附90克，神曲75克，紫蔻30克，炙甘草30克。

【制法】共碾细面，炼蜜为丸，每丸6克。

【用法】每服1丸，白开水或姜汤送下。服药期间，忌食生冷食物。

【功效】开郁健胃。

【主治】消化不良（胃脘气滞证）。

【来源】《全国中药成药处方集》

启脾丸

【组成】人参100克，白术（炒）100克，茯苓100克，甘草50克，陈皮50克，山药100克，莲子（炒）100克，山楂（炒）50克，六神曲（炒）80克，麦芽（炒）50克，泽泻50克。

【制法】以上十一味，粉碎成细粉，过筛，混匀。每100克粉末加炼蜜120~140克制成大蜜丸，每丸重3克。

【用法】口服，一次1丸，一日2~3次；3岁以内小儿酌减。

【功效】健脾和胃。

【主治】脾胃虚弱证。

【来源】《中华人民共和国药典》

消食饼

【组成】炒山楂120克，炒白术120克，神曲60克，米粉250克。

【制法】把山楂、白术和神曲一并研为细末，与米粉和匀，然后加入清水适量，如同和面，搓揉成团，分成蛋黄大小的团块，压成饼状，把饼放入蒸笼内蒸熟即可。

【用法】每日2~3次，每次嚼服或用开水泡服2~3块，至症状消失。

【功效】健脾消食。

【主治】脾虚停食证。

【来源】《经验广集》。

烂积片

【组成】牵牛子（炒）20千克，枳实（麸炒）20千克，三棱（醋制）20千克，大黄20千克，红曲6.25千克。

【制法】制成片剂。

【用法】成人每次口服4片，每日2次，小儿减半，温开水送下。

【功效】消积化滞。

【主治】消化不良（食积胃脘证）。

【来源】《天津市中成药规范·附本》

砂仁粥

【组成】砂仁2~3克，大米50~75克。

【制法】先把砂仁捣碎为细末；再将大米淘洗后，放入小锅内，加水适量，如常法煮粥，待粥将熟时，调入砂仁末，稍煮即可。砂仁放入粥内后，不可久煮，以免有效成分挥发掉。

【用法】每日可供早晚餐，温热服食。

【功效】健脾消食。

【主治】小儿脾虚停食证。

【来源】《养生随笔》

胃肠安丸

【组成】木香，沉香，枳壳（麸炒），檀香，大黄，厚朴（姜制），朱砂，麝香，巴豆霜，大枣（去核），川芎。

【制法】上十一味，巴豆霜、麝香分别粉碎成细粉；朱砂水飞成极细粉；其余沉香等八味粉碎成细粉，与巴豆霜、麝香粉末配研，混匀，过筛，用水泛丸，低温干燥，用朱砂包衣，打光，阴干，即得。小丸每20丸重0.08克，大丸每4丸重0.08克。

【用法】口服，小丸一次20丸，一日3次；小儿1岁内一次4~6丸，一日2~3次；1~3岁一次6~12丸，一日3次；3岁以上酌加。大丸一次4丸，一日3次；小儿酌减。

【功效】理气止痛，健胃导滞。

【主治】小儿食积胃脘证。

【来源】《中华人民共和国药典》

茱萸六一散

【组成】滑石六两，甘草一两，吴茱萸（汤泡）一两。

【制法】水煎。

【用法】每日1剂，2~3次。

【功效】清热利湿。

【主治】湿热吞酸证。

【来源】《医方考》

清肠消运汤

【组成】白头翁6克，香附4克，砂仁1克，茯苓5克，苍术炭5克，山楂6克，焦神曲8克，炙甘草1克。

【制法】浓煎200毫升。

【用法】每日可分多次服。

【功效】清肠助运，消导化滞。

【主治】脾虚暑湿挟滞阻于胃肠证。

【来源】江苏中医药，1980（4）

黄芪建中汤加减

【组成】黄芪20克，桂枝12克，白芍12克，大枣12克，生姜10克，炙甘草6克，饴糖30克。

【加减】脾胃气虚证为主夹杂其他证型者，随证加减。脾虚气滞加党参20克、白术15克、茯苓10克、陈皮10克、木香10克、砂仁6克；脾虚痰阻加茯苓10克、白术10克、半夏10克、厚朴10克、陈皮10克、蒲黄10克、莪术10克；脾虚食滞减大枣，加山楂15克、麦芽20克、神曲10克、鸡内金10克。

【制法】水煎。

【用法】每日1剂，分2次温服。

【功效】温中补虚，缓急止痛。

【主治】功能性消化不良（脾胃气虚证）。

【来源】世界中医药，2016，11（10）

健脾消痞方加减

【组成】党参10克，白术10克，山药10克，木香10克，青皮

10克，厚朴10克，枳实10克，甘草5克，砂仁3克。

【加减】泛酸者加海螵蛸12克；伴有恶心呕吐，加藿香6克、竹茹6克；纳差者加炒麦芽15克、炒山楂15克；情志不畅者加柴胡6克；伴有睡眠障碍加远志5克。

【制法】每剂中药加水煎取350毫升。

【用法】分早晚2次服用，1个月为1个疗程。

【功效】健脾益气，理气消痞。

【主治】功能性消化不良（脾虚气滞证）。

【来源】山西医药杂志，2020，49（13）

沙参麦冬汤加减

【组成】北沙参22克，麦冬20克，玉竹18克，天花粉16克，生地18克，知母12克，生甘草6克。

【加减】合并纳呆食减，加入乌梅12克，去玉竹；便结难解，加火麻仁12克，柏子仁12克；气短乏力，去生地，加人参15克，黄芪12克。

【制法】每天用药1剂，将药物加入1000毫升水中，煎至300毫升。

【用法】顿服，连续用药10天作为1个疗程。

【功效】清养肺胃，生津润燥。

【主治】功能性消化不良（胃阴不足型）。

【来源】中国现代药物应用，2020，14（2）

挨积丸

【组成】京三棱（炮）三两，丁香皮（不见火）三两，丁香（不见火）一两，青皮（去白）一两，干姜（炮）二钱半，巴豆（去皮膜油）二钱半。

【制法】上为细末，入巴豆研匀，面醋糊为丸，如粟米大。

【用法】每服五十九至六十丸，二岁儿可服七至十丸，生姜汤吞下，熟水亦得，不拘时候。

【功效】消积滞，进乳食，退黄长肌。

【主治】小儿脾胃不和，宿滞不化。

【来源】《太平惠民和剂局方》

白术汤

【组成】白术（炒）三分，附子（炮裂，去皮脐）三分，陈橘皮（汤浸，去白，焙，炒）三分，人参一两，桂（去粗皮）半两，芍药半两，枇杷叶（去毛，炙）半两，白茅根半两，芦根半两，枳壳（去瓤，麸炒）半两。

【制法】上剉如麻豆大。

【用法】每服三钱匕，水一盏，煎至七分，去滓温服，不拘时候。

【功效】补气健脾，理气消食。

【主治】脾胃气弱，留饮停积，饮食不化，呕吐不止。

【来源】《圣济总录》

鲫鱼熟方

【组成】鲫鱼肉半斤。

【制法】鲫鱼细切，上投豉汁中煮，令熟。下胡椒、莳萝并姜、橘皮等末及五味。

【用法】空腹食，常服尤佳。

【功效】补益脾胃。

【主治】老人脾胃气弱，食饮不下。

【来源】《养老奉亲书》

白龙丸

【组成】白石脂1分（只白礓好者亦得），白龙骨1分。

【制法】上为细末，滴水为丸，如芥子大。

【用法】每服三四十丸至五十丸，紫苏、木瓜汤下，日进三服，量儿大小加减服之。

【功效】涩肠止泻。

【主治】小儿泻清水不止，婴孩乳食不消，泻不止。

【来源】《是斋百一选方》

不复受食方

【组成】大麻子仁一升，大豆黄卷二升。

【制法】并熬令黄香，捣筛。

【用法】饮服一二方寸匕，日四五。

【功效】健脾消食。

【主治】食积脾胃气虚证。

【来源】《医心方》

进食丸

【组成】牵牛一两，巴豆（去油心膜）三粒。

【制法】上为末，水为丸。

【用法】每服二三十丸，食后随所伤物送下。

【功效】健脾和胃食。

【主治】食积证。

【来源】《儒门事亲》

麦散方

【组成】麦（微炒）一两，前胡（去芦头）一两，甘草（炙微赤剉）半两，白术一两，槟榔一两，人参（去芦头）一两，浓朴（去粗皮涂生姜汁炙令香熟）一两。

【制法】上药捣筛为散，以水一大盏，入生姜半分，煎至五分，去滓。

【用法】每服五钱，食前温服之。

【功效】健脾消食。

【主治】食积脾胃气滞证。

【来源】《太平圣惠方》

麝香安中丸

【组成】甘松叶（去土）二两，益智三两，丁香皮三两，香附子三两，莪术一两，南木香半两，麝香一钱。

【制法】上七味除麝别研外，余药同为细末，白面糊为丸。更用生蜜、熟油少许一处和。剂量大小丸如黍米大。

【用法】每服二十丸至三十丸，姜汤下，不计时候。

【功效】宽中止吐。

【主治】小儿食积证。

【来源】《张氏家传》

青木香丸

【组成】补骨脂（炒香）四十两，荜澄茄四十两，槟榔酸（粟米饭裹，湿纸包，火中煨令纸焦，去饭）四十两。

【制法】上为细末，入牵牛末令匀，渐入清水和令得所，丸如绿豆大。

【用法】每服二十丸，茶、汤、熟水任下，食后服。每酒食后可服五丸至七丸。小儿一岁服一丸。怀孕妇人不得服之。

【功效】宽中利膈，行气消食。

【主治】胸膈噎塞，腹胁胀痛，心下坚痞，肠中水声，不思饮食。

【来源】《太平惠民和剂局方》

牛黄鳖甲丸

【组成】牛黄半两，浓朴半两，茯苓半两，桂心半两，白芍半两，干姜半两，麦曲一两，柴胡一两，大黄一两，鳖甲一两，枳实一两，川芎一两。

【制法】上十二味为末，蜜丸如小豆大。

【用法】日三服，以意量之。

【功效】清热散结，健脾消食。

【主治】小儿食积（化热证）。

【来源】《备急千金要方》

快豉丸

【组成】黄芩五两，大黄五两，栀子仁十六枚，黄连（去毛）五两，豉（熬）一升，甘遂（太山者）三两，麻黄（去节）五两，芒硝二两，巴豆（去皮及心熬研）一百枚。

【制法】上九味捣筛，白蜜和丸如梧子。

【用法】服三丸，以吐下为度，若不吐利加二丸，一本有杏仁七十枚。忌猪肉冷水芦笋肉。

【功效】散寒化饮，清热消食。

【主治】食积（不饮内停证）。

【来源】《外台秘要》

加减平胃散

【组成】苍术（去皮、米泔浸二日）五两，浓朴（去皮姜制炒香）三两，陈皮（去白）三两，甘草三两。

【加减】若泻脾湿，加茯苓、丁香、白术；若饮冷伤食，加高良姜；若气不舒快，中脘痞塞，加缩砂、香附子、姜，煎服；若欲进食，加神曲、麦、吴茱萸、蜀椒、干姜。

【制法】上药为末。水一盏，姜三片，枣一枚，煎或盐汤点服。

【用法】每服三钱，常服暖胃消痰。

【功效】健脾和胃，行气化湿。

【主治】食积（脾胃不和证）。

【来源】《卫生易简方》

金液丸

【组成】京三棱（煨，剉）二两半，蓬莪术（煨，剉）二两半，丁香皮（剉）二两，青橘皮二两，陈橘皮（汤浸去白，焙）二两，白术二两，桂（去粗皮）一两，槟榔（锉）半两，丁香半两，甘草（炙）半两，硇砂（别研，水飞）三钱，牵牛子（炒熟，捣末）三两，巴豆（去皮心膜，研，出油存性）四钱。

【制法】上为末，醋煮面糊为丸，如绿豆大。

【用法】每服七丸至十丸，食后米饮、茶、酒、熟水任下。

【功效】温补中阳，消食止痛。

【主治】食积（脾胃虚寒证）。

【来源】《圣济总录》

曲术丸

【组成】神曲（炒）三两，苍术（泔浸三宿，洗净，晒干炒）一两半，陈皮一两。

【制法】上为末，生姜汁别煮，神曲末糊为丸，如梧子大。

【用法】每服三五十丸，姜汤下，不以时服。

【功效】健脾消食。

【主治】宿食留饮，酸蜇心痛，口吐清水，嗳宿腐气。

【来源】《三因极一病证方论》

消食丸

【组成】香附（炒）一两，甘草（炙）半两，陈皮半两，缩砂仁一两，神曲（炒）一两，麦蘖（炒）一两。

【制法】上为末，泡雪糕为丸，如黍米大。

【用法】七岁以上为丸如绿豆大。每服三十丸。食后姜汤送下。

【功效】温中止呕，消食。

【主治】小儿伤食不化，呕吐，脉沉。

【来源】《婴童百问》

健胃止呕散

【组成】枳壳二钱，厚朴一钱，山楂炭五钱，竹茹一钱，半夏一钱，大黄一钱，广皮二钱，鸡内金二钱，焦槟榔一钱半，蔻仁一钱，砂仁八分，黄连一钱，龙胆草一钱，犀角一钱半。

【制法】上为极细末。

【用法】满两岁小孩，每服二分，余者酌量增减；成人每服一钱，开水送下。忌食有刺激性及硬性食物。

【功效】健胃清热，止呕。

【主治】消化不良，肚腹胀满，不思饮食，呕吐恶心，嘈杂吞酸。

【来源】《全国中药成药处方集》

姜红华经验方

【组成】纯白公鸡1只，花椒适量。

【制法】纯白公鸡1只，去毛及内脏杂物，洗净，将适量的花椒粒放入鸡肚内，用线缝合好鸡肚。水煮，鸡肉烂熟后过滤去渣。

【用法】食肉饮汤，1~2天内吃完。

【功效】温中益气，散寒暖胃。

【主治】胃阳虚证。

【来源】中国民间疗法，2019，27（04）

陈品需经验方（胃痛散）

【组成】广郁金15克，延胡索15克，浙贝母10克，蒲公英20克，八月札15克，香山柰10克，全当归15克，酒白芍15克，制香附6克，乌贼骨10克，佛手片10克等。

【制法】水煎。

【用法】每天1剂，早晚各1次，7天为1个疗程，一般治疗不超过4个疗程。用药期间禁止喝酒，勿食用生冷食物、辛辣之品及不易消化食品。

【功效】活血行气化滞。

【主治】胃胀痛，嗳气，吐酸，烧心。

【来源】中医药临床杂志，2004，16（1）

蒋耀曦胃脘痛验方

【组成】柴胡、香附、党参各12克，砂仁10克，柿蒂、粟壳、干姜各9克，木香6克，草果、神曲各15克。

【制法】水煎服。

【用法】轻者服5~10剂，每日1剂或2日1剂，水煎分次温服，药后痛止。重者服15~25剂。也可将药共研为末，瓶贮备用。

【功效】理气疏肝，消食止痛。

【主治】胃痛，进食饮水即吐。

【来源】山西中医，1985（3）

第二节　外用方

杨汉南治胃脘痛验方

【组成】巴豆3粒，胡椒粉、丁香各3克，大枣（去核）10枚，姜汁适量。

【制法】将前三味药研细末，加入大枣捣烂如泥，再以生姜汁调成膏状。

【用法】取适量敷于脐中，用纱布、胶布固定，每日换药1次，20次为1个疗程。

【功效】温胃止痛。

【主治】胃阳虚证。

【来源】科学大观园，2003（03）

第四章　消化性溃疡

概述　本病是胃肠道黏膜被胃酸和胃蛋白酶消化而发生的溃疡，好发于胃和十二指肠，也可发生在食管下段、小肠、胃肠吻合口以及异位的胃黏膜，如位于肠道的Meckel憩室。胃溃疡和十二指肠溃疡是最常见的消化性溃疡。主要表现为长期性、周期性、节律性的中上腹部疼痛，伴反酸、嗳气、呕吐等症状。

中医学认为，本病的发生主要与外邪犯胃、饮食伤胃、情志不畅等因素相关，属中医学“胃脘痛”“吞酸”“嘈杂”“呕吐”“呕血”“便血”“胃痛”“血证”等范畴。

第一节　内服方

疏肝安胃饮

【**组成**】煅瓦楞子15克，白芍20克，柴胡12克，炒枳壳10克，白蒺藜12克，台乌药10克，郁金12克，佛手12克，延胡索12克，薏苡仁15克。

【**制法**】用水350毫升浸泡半小时，煎取100毫升；药渣再加水300毫升，煎取100毫升。将2次煎取药液混合。

【**用法**】分2次空腹服。

【**功效**】疏肝和胃。

【**主治**】胃、十二指肠溃疡（肝郁气滞、肝气犯胃证）。

【来源】《中国当代名医验方大全》

和胃冲剂

【组成】苏梗6克，香附9克，青皮6克，川朴花3克，佛手花3克，制大黄9克，龙葵15克，黄芩12克，党参9克，生白芍12克，甘草9克，大枣12克。

【制法】以上方为料，制成冲剂，每包重25克。

【用法】每次服1包，日服3次。

【功效】疏肝和胃。

【主治】胃、十二指肠溃疡（肝郁气滞、肝气犯胃证）。

【来源】《江浙沪名医秘方精粹》

调中定痛汤

【组成】苏梗9克，白芍药15克，川楝子9克，制香附6克，当归9克，川贝母6克，炙甘草9克，旋覆花9克，煅瓦楞子15克，半夏9克。

【制法】水煎。

【用法】口服，每日1剂。

【功效】疏肝敛肝，和中止痛。

【主治】胃、十二指肠溃疡（肝气犯胃证）。

【来源】《江浙沪名医秘方精粹》

锦鸡愈胃汤

【组成】锦鸡儿（又名土黄芪、金雀花）30克，甘松6克，白及12克，甘草6克，徐长卿9克，蒲公英9克。

【制法】以上药物用清水浸泡30分钟，然后水煎20分钟，每剂煎2次，将2次煎液混合。

【用法】分2次温服，每日1剂。

【功效】活血行气，清热制酸。

【主治】胃、十二指肠溃疡（肝胃不和、气血郁滞证）。

【来源】《验方治百病》

加味丹参饮

【组成】紫丹参10克，米麦门冬6克，佛手片6克，缩砂仁（后下）3克，香附10克，乌药10克，延胡索10克，川楝子10克。

【制法】以上药物用清水浸泡30分钟，然后水煎20分钟，每剂煎2次，将2次煎液混合。

【用法】分2次温服，每日1剂。

【功效】疏肝行气，和胃止痛。

【主治】胃、十二指肠溃疡（肝气犯胃证）。

【来源】《验方治百病》

疏肝和胃汤

【组成】当归12克，炒白芍12克，乌贼骨15克，生薏苡仁24克，五灵脂12克，佛手15克，白檀香（后下）9克，川楝子12克，炙甘草9克。

【制法】以上药物用清水浸泡30分钟，然后水煎20分钟，每剂煎2次，将2次煎液混合。

【用法】分2次温服，每日1剂。

【功效】疏肝和胃，理气止痛。

【主治】胃、十二指肠溃疡（肝胃不和证）。

【来源】《中国当代名医验方大全》

复方左金丸

【组成】川黄连3克，吴茱萸1.5克，半夏10克，赤芍药10克，白芍药10克，制大黄6克，木香10克，煅瓦楞子30克，失笑散12克。

【制法】以上药物用清水浸泡30分钟，然后水煎20分钟，每剂煎2次，将2次煎液混合。

【用法】分2次温服，每日1剂，另将失笑散兑入汤汁中服。

【功效】辛开苦降，化瘀止痛。

【主治】胃、十二指肠溃疡（肝胃不和、血瘀阻络证）。

【来源】《千家妙方》

健胃散

【组成】乌贼骨（或鸡子壳）80克，浙贝母20克，佛手片20克，枳实10克，甘草20克。

【制法】乌贼骨刷洗干净，砸成小块，用文火微炒。如用鸡子壳，将其洗净，烤干。枳实放热麸上炒至微黄色，同他药共研成细粉，放入瓶中贮存。

【用法】每日3次，饭后1小时开水调服4克。

【功效】理气解郁，疏肝健胃。

【主治】胃、十二指肠溃疡（肝胃不和证）。

【来源】《千家妙方》

海浮散

【组成】乳香4.5克，没药4.5克。

【制法】上药研成细粉，装入胶囊备用。

【用法】每次服5粒（约1.5克），每日2~3次。

【功效】活血化瘀，佐以理气。

【主治】胃、十二指肠溃疡（血瘀气滞证）。

【来源】《江浙沪名医秘方精粹》

溃疡汤

【组成】生地黄24克，北沙参、当归、麦门冬、川楝子各9克，枸杞子12克，玫瑰花3克，绿萼梅4.5克。

【制法】水煎。

【用法】口服，每日1剂。

【功效】益阴养肝，理气和胃。

【主治】胃、十二指肠溃疡（气阴不足、肝气犯胃证）。

【来源】《江浙沪名医秘方精粹》

血竭立应散

【组成】延胡索30克，血竭10克。

【制法】将以上2味药共研成细末，备用。

【用法】每日2次，每次10克，白开水或黄酒送服。

【功效】活血祛瘀，行气止痛。

【主治】胃、十二指肠溃疡（瘀血停滞证）。

【来源】《验方治百病》

活络效灵加减方

【组成】制乳香、制没药各6克，五灵脂12克，生蒲黄12克，丹参24克，当归9克，炒白芍药15克，炙甘草6克。

【制法】水煎。

【用法】口服，每日1剂。

【功效】活血化瘀，佐以理气。

【主治】十二指肠球部溃疡合并出血，血止后以血瘀为主者。

【来源】《脾胃学说临证心得》

胃痛散

【组成】甘草90克，陈皮90克，冰片15克，乳香50克，没药50克，延胡索50克，乌贼骨30克，鸡内金30克。

【制法】共为细末。

【用法】每服0.5~3克，每日3次，温开水吞服。

【功效】温中益气，活血行瘀。

【主治】胃、十二指肠溃疡（中阳不足、气血瘀滞证）。

【来源】《万友生医案选》

消疡散

【组成】乌贼骨60克，贝母30克，白及60克，生甘草30克，延胡索30克，蛋黄粉100克。

【制法】共为细末。

【用法】服时以等量白糖加入服下。开始每次服3克，每日3次；随症状减轻，改为每日2次或1次，每次仍3克，饭前空腹服。

【功效】活血化瘀，制酸止痛。

【主治】胃、十二指肠溃疡（气滞血瘀证）。

【来源】《千家妙方》

胃痛立笑散

【组成】制乳香20克，制没药20克，炒乌药20克，海螵蛸25克，广木香12克，缩砂仁12克，川楝子20克，醋延胡20克，香附20克，吴茱萸6克，川黄连6克。

【制法】共为细末，过120目筛备用。

【用法】每日服3次，温开水送服。

【功效】活血祛瘀，行气止痛。

【主治】胃、十二指肠溃疡（瘀血内阻证）。

【来源】《验方治百病》

芍甘百佛汤

【组成】白芍药10克，甘草10克，百合30克，佛手15克。

【制法】水煎。

【用法】口服，每日1剂。

【功效】养阴清热，行气止痛。

【主治】胃、十二指肠溃疡（阴虚内热证）。

【来源】《万友生医案选》

胃溃疡方

【组成】凤凰衣30克，玉蝴蝶30克，轻马勃20克，象贝母20克，血余炭15克，琥珀粉15克。

【制法】上药共研细末。

【用法】每服2克，每日3次，饭前服用。

【功效】清热养阴，活血止血。

【主治】胃、十二指肠溃疡并发出血。

【来源】《江浙沪名医秘方精粹》

制酸止痛方

【组成】黄柏炭9克，五灵脂9克，杏仁泥30克，云茯苓9克，煅瓦楞子30克，当归12克，柿饼霜（包）12克，延胡索9克。

【制法】水煎。

【用法】口服，每日1剂。

【功效】活血制酸止痛。

【主治】胃、十二指肠溃疡胃酸过多者。

【来源】《江浙沪名医秘方精粹》

海龙护胃散

【组成】海螵蛸100克，龙骨100克，白及100克，鸡内金100克，生甘草120克，乳香、没药30克，延胡索100克，生大黄60克。

【制法】上药共研细末。

【用法】每服3克，每日4次，三餐前1小时及临睡前各服1次，以少量温开水调成稀糊状吞服。3个月为1个疗程。

【功效】活血行瘀，和胃止痛。

【主治】胃、十二指肠溃疡（瘀热滞胃证）。

【来源】《江浙沪名医秘方精粹》

清胃热方

【组成】淡竹茹15克，枳实10克，陈皮6克，麦门冬10克，杭白芍药15克，枇杷叶15克，生甘草5克，郁金6克，生大黄（泡水服）6克。

【制法】水煎。

【用法】口服，每日1剂。

【功效】清热和胃降逆。

【主治】胃、十二指肠球部溃疡（胃有积热、升降失调证）。

【来源】《脾胃学说临证心得》

珍珠溃疡粉

【组成】青黛、冰片各2克，朱砂3克，硼砂6克，海螵蛸15克，珍珠、黄连各1克，氢氧化铝凝胶20毫升。

【制法】先将海螵蛸用清水反复浸漂至无臭味，晒干后磨粉，再加入硼砂、朱砂、冰片、黄连研成细粉，然后与青黛、珍珠粉混匀，过100目筛即可。

【用法】每晚将珍珠粉拌入氢氧化铝凝胶20毫升内吞服，禁食至次日早餐前，4星期为1个疗程。

【功效】清热和胃，制酸止痛。

【主治】胃、十二指肠溃疡（胃中郁热证）。

【来源】《验方治病10分钟》

连香散

【组成】黄连（炒炭）6克，黄柏（炒炭）3克，大黄（炒炭）5克，乳香10克，干姜2.5克。

【制法】上药共研细末。

【用法】胃痛不出血者每次服0.5~1克；胃痛出血者每次服1.5~3克；大量出血者每次服3~6克。白开水送服，每日3次，或每隔3小时服1次。

【功效】清热泻火，止血止痛。

【主治】胃、十二指肠溃疡（胃火亢盛证）。

【来源】《民间偏方秘方精选》

坚中汤

【组成】半夏16克，茯苓16克，桂枝12克，芍药10克，大枣10克，干姜3克，甘草3克。

【制法】水煎。

【用法】口服，每日1剂。

【功效】温补中阳。

【主治】胃、十二指肠溃疡（中焦亏虚证）。

【来源】《千金要方》

温中健脾汤

【组成】炒党参10克，炒白术10克，炒白芍药10克，广木香10克，炙甘草3克，广陈皮6克，仙鹤草15克，槐花15克，地榆15克，伏龙肝（煎汤代水）30克。

【制法】水煎。

【用法】口服，每日1剂。

【功效】温中和胃，健脾止血。

【主治】十二指肠球部溃疡并发出血（脾虚不能统血证）。

【来源】《医案选编》

安胃饮

【组成】党参10克，炒白术10克，生白芍药4.5克，茯苓15克，橘皮10克，生甘草6克，蒲公英15克，制黄精15克。

【制法】水煎。

【用法】口服，每日1剂。

【功效】益气健脾和胃。

【主治】胃、十二指肠溃疡（脾胃虚弱证）。

【来源】《江浙沪名医秘方精粹》

溃疡通用方

【组成】党参9克，白术9克，白芍药12克，炙甘草9克，木香6克，香附6克，丹参9克，煅瓦楞子30克。

【制法】水煎。

【用法】口服，每日1剂，或水泛为丸吞服。

【功效】健脾益胃，行气导滞。

【主治】胃溃疡（脾虚气滞证）。

【来源】《江浙沪名医秘方精粹》

加味三香汤

【组成】香附25克，木香10克，藿香15克，陈皮15克，佛手15克，焦三仙各45克，莱菔子40~50克，槟榔片10克，甘草10克。

【制法】上药用清水浸泡30分钟，然后水煎30分钟，每剂煎2次，将2次煎液混合

【用法】分2次温服。

【功效】疏肝理气，和胃消食。

【主治】胃、十二指肠溃疡（肝气犯胃证）。

【来源】《千家妙方》

益气养阴方

【组成】移山参片（吞）6克，干地黄15克，何首乌15克，知母12克，生白芍药10克，海螵蛸12克，茜草根10克，仙鹤草24克，炒谷芽、炒麦芽各12克，焦楂炭12克，生牡蛎30克。

【制法】水煎。

【用法】口服，每日1剂。

【功效】健脾益气，滋阴清热，兼以止血。

【主治】胃、十二指肠溃疡（脾胃不足、气阴两虚证）。

【来源】《医案选编》

蜡矾鸡蛋煎

【组成】黄蜡30克，白矾3克，鸡蛋4个，香油60克。

【制法】先将白矾研成细面，鸡蛋打开与之和合，另将黄蜡和香油置铁锅内熔化，再把白矾鸡蛋汁加入炒熟即成。

【用法】每日1次，症状消失后即可停用。

【功效】缓急止痛，收敛止血。

【主治】胃、十二指肠溃疡（胃中郁热证）。

【来源】《中国当代名医验方大全》

地丁散

【组成】公丁香2.4克，鲜生地黄30克，白术4.5克，陈皮6克，姜川黄连2.4克，厚朴花4.5克，党参1.8克，麦门冬4.5克，五味子2.4克，乌梅3克，甘草节4.5克。

【制法】水煎。

【用法】口服，每日1剂。

【功效】疏肝健脾，清热养阴。

【主治】胃、十二指肠球部溃疡所致的顽固性胃脘疼痛，尤其适用于肝郁化火、久伤津液、胃阴受损的久年未愈之胃脘痛。

【来源】《江浙沪名医秘方精粹》

溃疡膏

【组成】生甘草30克，川贝母、杏仁、老木香、田三七各100克，吴茱萸、黑地榆各50克，黄连90克，郁金80克，白及150克，蜂蜜2500克。

【制法】先将蜂蜜置入铜锅或铝锅内煎为淡黄色起大花，余药共为细末，纳入蜜内搅拌均匀，成稠糊膏状贮瓶备用。

【用法】每日早晚饭前各取2食匙，开水冲服。1个月为1个疗程，一般2~3个疗程可获明显效果或痊愈。

【功效】补中缓急，制酸止血。

【主治】胃、十二指肠溃疡（胃虚郁热证）。

【来源】《中国当代名医验方大全》

五消饮加味方

【组成】山楂15克，六曲10克，谷芽、麦芽各15克，鸡内金10克，莱菔子10克，陈皮15克，枳壳10克，刺猬皮15克。

【制法】水煎。

【用法】口服，每日1剂。

【功效】消食理气。

【主治】胃、十二指肠溃疡（食积气滞证）。

【来源】《万友生医案选》

乌赤散

【组成】乌贼骨30克，赤石脂30克，生甘草30克，鸡内金30克，白及15克，香橼15克。

【制法】上药共研为细末，过筛备用。

【用法】每次3克，每日3次，饭前温开水送服。

【功效】消食和胃，制酸敛疡。

【主治】胃、十二指肠溃疡（饮食停滞证）。

【来源】《验方治百病》

三白紫黄合剂

【组成】白茅根30克，紫珠草30克，白及粉12克，云南白药1

克，大黄粉2克。

【用法】将白及粉、云南白药粉、大黄粉混合，分作2份，分别以白茅根、紫珠草煎汤，早晚送服。

【功效】止血化瘀。

【主治】胃、十二指肠溃疡（血热妄行证）。

【来源】《千家妙方》

荷叶血竭散

【组成】荷叶60克（经霜败荷叶尤佳），血竭15克。

【制法】先将荷叶煅炒存性，再与血竭共研细末，备用。

【用法】视出血多少，每日服6克，每日3~6次。

【功效】活血止血。

【主治】胃、十二指肠溃疡（瘀血阻络、血不循经证）。

【来源】《验方治百病》

益气统摄止血汤

【组成】炙黄芪30~60克，西党参20克，乌贼骨15克，白及15克，炒当归15克，云茯苓12克，焦白术10克，花蕊石10克，炙甘草6克。

【制法】上药用清水浸泡30分钟，然后水煎20分钟，每剂煎2次，将2次煎液混合。

【用法】分2次温服，每日1剂。

【功效】益气健脾，收敛止血。

【主治】胃、十二指肠溃疡（脾胃气虚、气不摄血证）。

【来源】《实用专病专方临床大全》

乌茜远血汤

【组成】乌贼骨粉10克，三七粉3克，茜草15克。

【制法】将乌贼骨粉、三七粉和匀。茜草另煎汤。以茜草所煎之汤送服粉剂。

【用法】每日3次，连服3日，然后据便血情况减量。

【功效】止血止痛。

【主治】胃、十二指肠溃疡（气不摄血证）。

【来源】《中国当代名医验方大全》

溃疡止血方

【组成】黄芪15克，太子参2克，白术6克，炙甘草5克，当归6克，白芍药10克，阿胶珠10克，地榆炭10克，侧柏炭10克，乌贼骨12克，煅龙骨、煅牡蛎各15克。

【制法】上药用清水浸泡30分钟，然后水煎20分钟，每剂煎2次，将2次煎液混合。

【用法】每日分2次温服。

【功效】益气健脾，养血止血。

【主治】胃、十二指肠溃疡（脾气不足、脾不统血证）。

【来源】《中国当代名医验方大全》

溃疡止血粉

【组成】乌贼骨、白及、参三七。

【制法】乌贼骨、白及、参三七，按3：2：1的比例，共研极细末。

【用法】每服5~10克，每日服2~3次，温开水送下。

【功效】收敛止血，制酸止痛。

【主治】胃、十二指肠溃疡（脾不统血证）。

【来源】《中国当代名医验方大全》

建理汤

【组成】生黄芪9克，当归9克，桂枝3克，炒白芍药6克，炙甘草6克，干姜3克，红枣8枚，炮附子3克，西党参9克，饴糖30克（冲），甘松9克，天仙藤9克。

【制法】上药用清水浸泡30分钟，再放火上煎煮30分钟，每剂煎2次，将2次煎液混合。

【用法】每日1剂，早晚各服1次。

【功效】温中止血，理气止痛。

【主治】胃、十二指肠溃疡（中焦虚寒证）。

【来源】《中国当代名医验方大全》

神仙奇命丹

【组成】乌梅13个，硇砂9克，雄黄6克，乳香3克，百草霜15克，绿豆、黑豆各45粒。

【制法】将乌梅捣烂，上药并豆为末，和丸如弹子大，以乳香少许，朱砂为衣，阴干。

【用法】每服1丸，空腹含化。

【功效】清胃降逆。

【主治】胃、十二指肠溃疡（胃热气逆证）。

【来源】《仁术便览》

肖景东经验方

【组成】黄芪15克，白及、蒲公英、浙贝母各10克，黄连、苦参、甘草各6克，三七粉3克。

【制法】水煎。

【用法】口服，每日1剂。

【功效】清热消痈，化瘀止痛，祛腐生肌。

【主治】胃溃疡毒热蕴结成痈，瘀血内结，脾胃虚损证。

【来源】山西中医，2018，34（8）

顾庆华经验方1（半夏厚朴汤加减）

【组成】苏梗10克，厚朴6克，姜半夏10克，茯苓15克，陈皮5克，砂蔻仁（后下）各3克，佛手6克。

【加减】咽部不适者，加用木蝴蝶、射干、杏仁等宣肺利咽；合并反流者，常用旋覆花、代赭石行气降逆。

【制法】水煎。

【用法】口服，每日1剂。

【功效】理气化湿和中。

【主治】胃溃疡（气滞湿阻证）。

【来源】中医药通报，2013，12（4）

顾庆华经验方2（连苏饮加减）

【组成】苏叶10克，白蔻（后下）5克，法半夏10克，茯苓15克，陈皮5克，黄连3克，吴茱萸3克，厚朴6克。

【加减】反酸明显者，佐以煅瓦楞子、浙贝母、炙乌贼骨等制酸护膜之品。若湿浊明显，苔黄厚腻明显者，常配伍芳香化浊之品，如藿香、佩兰、薏苡仁、冬瓜仁等。若见舌质红、苔黄腻而少津，为热重于湿，当加强清热力度，常配以蒲公英、白花蛇舌草等清热解毒而不伤阴之品；而湿热郁久易伤阴，故兼见胃脘痞满胀痛明显、夜寐欠安者，常用百合、乌药。然若见舌质红、有裂纹、苔黄而干燥生刺，为热邪太过，灼伤阴津，此时应清热与养阴并重，当佐以石斛、沙参、麦冬、玉竹等药固护胃阴，而不滋腻碍胃。

【制法】水煎。

【用法】口服，每日1剂。

【功效】湿热阻中型。

【主治】胃溃疡（气滞湿阻证）。

【来源】中医药通报，2013，12（4）

顾庆华经验方3（大柴胡汤加减）

【组成】炒柴胡10克，炒枳壳10克，白芍10克，法半夏10克，淡子芩10克，郁金10克，茯苓15克，陈皮5克，厚朴6克。

【加减】若见便秘，辨证属肝脾不调证者，加用生白术、制香附、制大黄、桃杏仁等舒和肝脾，润肠行气通便；若合并胆囊结石者，可加用金钱草、海金沙等通淋排石；兼嘈杂、烧心明显者，加用左金丸辛开苦降，泻肝和胃；伴胆汁反流者，可配以疏肝利胆、降逆通腑之品，如佛手、制军、代赭石等。

【制法】水煎。

【用法】口服，每日1剂。

【功效】利胆和胃。

【主治】胃溃疡（胆胃不和证）。

【来源】中医药通报，2013，12（4）

章次公经验方1

【组成】凤凰衣、玉蝴蝶各30克，轻马勃、象贝母各20克，血余炭、琥珀粉各15克。

【制法】研细末，水煎服。

【用法】每日1剂，每餐前服2克，1天3次。

【功效】护膜医疡。

【主治】胃溃疡（胃气上逆、瘀热出血证）。

【来源】中医药临床杂志，2008，20（1）

章次公经验方2

【组成】象牙屑、琥珀屑各6克，柿饼霜、杏仁霜各12克，煅瓦楞子、灶心土各24克，血余炭9克。

【制法】共研细末。

【用法】每日1剂，每餐前服2克，每天3次。

【功效】降气和胃，消瘀止血。

【主治】胃溃疡出血。

【来源】中医药临床杂志，2008，20（1）

牛阳经验方1（柴胡疏肝散合乌贝及甘散加减）

【组成】陈皮15克，厚朴12克，醋柴胡15克，当归15克，枳壳10克，生白芍15克，苍术12克，炒白术15克，黄芩10克，茯苓20克，藿香15克，佩兰12克，乌贼骨20克，白及12克，浙贝母15克，生甘草6克。

【制法】水煎。

【用法】口服，每日1剂。

【功效】疏肝解郁化湿。

【主治】胃溃疡（肝郁气滞、脾虚湿盛证）。

【来源】中国民族民间医药，2019，28（19）

牛阳经验方2（平胃散合乌贝及甘散加减）

【组成】苍术12克，炒白术15克，陈皮15克，厚朴12克，莱菔子12克，木香12克，杏仁12克，茯苓20克，黄芪6克，连翘10克，香附12克，郁金12克，乌贼骨15克，浙贝母15克，白及15

克，生甘草6克。

【制法】水煎。

【用法】口服，每日1剂。

【功效】健脾化湿。

【主治】胃溃疡（脾虚湿阻证）。

【来源】中国民族民间医药，2019，28（19）

牛阳经验方3（参苓白术散合乌贝及甘散加减）

【组成】党参12克，茯苓20克，炒白术15克，炒扁豆12克，肉桂10克，炒山药20克，陈皮12克，厚朴10克，细辛3克，当归15克，干姜10克，乌贼骨15克，白及12克，浙贝母15克，生甘草6克。

【制法】水煎。

【用法】口服，每日1剂。

【功效】温胃散寒。

【主治】胃溃疡（脾胃虚寒证）。

【来源】中国民族民间医药，2019，28（19）

李应存经验方（大补脾汤加减）

【组成】党参、白术各20克，海螵蛸30克，麦门冬15克，五味子6克，干姜6克，旋覆花25克，木香20克，防风15克，白及6克，香附20克，高良姜6克，蒲公英20克，鸡内金20克，紫苏梗25克，甘草12克。

【制法】水煎。

【用法】每天1剂，每天3次，饭后温服。

【功效】缓急止痛，补益脾气。

【主治】消化性溃疡（脾胃虚弱、中气不足证）。

【来源】实用中医内科杂志，2019，33（10）

张志明经验方（陷胸和胃汤）

【组成】法半夏15克，全瓜蒌30克，黄连6克，枳壳12克，柴胡12克，木香6克，酒大黄6克，槟榔10克，甘草片6克。

【加减】如痞满较甚，脘胁胀痛者，加百合、乌药疏肝和胃，行气止痛；胃脘部胀满，腹胀明显者，木香可酌情加量，可以更好消除胀满；脾虚者，加麸炒白术、苍术以助脾运；胃热上冲，恶心欲吐，嗳气呃逆者，加橘皮、竹茹以清胃止呕；肝火犯胃，反酸烧心者，加乌贼骨、吴茱萸等药清热化痰，制酸止痛；肝胃湿热，胃脘疼痛连及胁背者，加金钱草、郁金、川楝子清利湿热，病久入经络者，痛彻胸背者，加丹参、檀香、砂仁行气活血；大便秘结，胀满明显时，可加大枳壳的用量，可加到20克。

【制法】水煎。

【用法】口服，每日1剂，分2次服。

【功效】燥湿和胃。

【主治】胃溃疡（脾胃湿热证）。

【来源】中医研究，2019，32（02）

白光经验方1（化肝煎合左金丸加减）

【组成】青皮、陈皮各10克，栀子12克，丹皮9克，泽泻15，芍药30克，土贝母9克，黄连10克，吴茱萸5克。

【加减】肝胃阴伤则口干，化火上炎则口苦，故可加沙参、麦冬、玉竹润肝养胃。肝性暴也，肝火旺则迫血妄行，复加酒食伤胃致呕血，加白茅根、地榆等；伴胸骨后灼痛，多为胆汁反流，加威灵仙、射干开胸利膈，通关化滞；加海螵蛸、瓦楞子制酸和胃。

【制法】水煎。

【用法】口服，每日1剂。

【功效】疏肝泄热，理气消痈。

【主治】胃溃疡（肝郁化火证）。

【来源】实用中医内科杂志，2015，29（07）

白光经验方2（保和丸加减）

【组成】焦山楂10克，茯苓20克，半夏12克，炒六神曲10克，炒莱菔子12克，陈皮10克，连翘15克。

【加减】胃胀甚者，可加砂仁、白豆蔻；胃腑以通降为顺，可加二丑、大黄、大腹皮通下去积；大便闭结臭秽，舌红苔黄燥，可用大柴胡汤荡涤肠胃，推陈致新。

【制法】水煎。

【用法】口服，每天1剂。

【功效】消食和胃，导滞除痈。

【主治】胃溃疡（食滞化火证）。

【来源】实用中医内科杂志，2015，29（07）

白光经验方3（黄连温胆汤加减）

【组成】黄连10克，竹茹20克，枳实9克，茯苓15克，半夏12克，橘红10克，甘草5克，生姜10克。

【加减】热象偏重加苦参、黄芩清热燥湿；湿象偏重加藿香、佩兰、苍术等芳香化浊；头困体倦加荷叶、石菖蒲除湿升阳；口干加芦根祛湿生津；小便黄浊加土茯苓、萆薢、绵茵陈通利湿浊。

【制法】水煎。

【用法】口服，每日1剂。

【功效】清热消痈，化湿燥痰。

【主治】胃溃疡（痰湿热壅证）。

【来源】实用中医内科杂志，2015，29（07）

白光经验方4（失笑散合血府逐瘀汤加减）

【组成】桃仁15克，红花10克，当归9克，川芎5克，赤芍12克，生地10克，柴胡5克，枳壳10克，牛膝10克，桔梗12克，甘草5克，蒲黄12克，五灵脂10克。

【加减】气为血帅，气行血行，可加延胡索、郁金等活血行气药；瘀久则入络，虫类药有独特的搜剔瘀血、敛疮生肌功效，可加海螵蛸、刺猬皮、九香虫；亦有因气虚推动无力而成瘀，神疲气短，头晕目眩，面色萎黄，可用补阳还五汤。

【制法】水煎。

【用法】口服，每日1剂。

【功效】活血化瘀，理气消痈。

【主治】胃溃疡（血瘀积热证）。

【来源】实用中医内科杂志，2015，29（07）

白光经验方5（半夏泻心汤合柴胡桂枝干姜汤加减）

【组成】半夏12克，黄芩10克，黄连5克，干姜、党参各10克，大枣4枚，柴胡12克，桂枝10克，牡蛎30克，炙甘草10克，天花粉12克。

【加减】寒盛加白芷助姜夏之辛开，又能排脓托毒；热盛加苦参、连翘清热消痈；面生痤疮加白花蛇舌草、连翘既消胃痈又清面疮；泄泻清稀者，加炮姜、炒白术。

【制法】水煎。

【用法】口服，每日1剂。

【功效】清上温下，平调寒热。

【主治】胃溃疡（寒热错杂证）。

【来源】实用中医内科杂志，2015，29（07）

丁象宸经验方（旋覆代赭汤加减）

【组成】旋覆花（包煎）15克，代赭石（先煎）30克，党参15克，半夏10克，陈皮10克，茯苓15克，黄连3克，吴茱萸1克，延胡索10克，煅瓦楞子（先煎）15克，海螵蛸15克，白及10克，炙甘草3克。

【制法】水煎。

【用法】口服，每日1剂。

【功效】疏肝和胃降逆。

【主治】胃溃疡（肝胃不和、胃气上逆证）。

【来源】内蒙古中医药，2015，34（02）

曹志群经验方1（黄芪桂枝五物汤，丹参饮和百合乌药汤加减）

【组成】黄芪45克，桂枝15克，白芍24克，丹参15克，砂仁（后下）9克，檀香6克，百合45克，乌药20克，白及15克，蒲公英30克，延胡索24克，莲子肉30克，甘草6克，生姜3片，大枣5枚。

【制法】水煎。

【用法】口服，每日1剂。

【功效】益气健脾，疏肝理气，活血生肌。

【主治】胃溃疡（脾胃虚弱、肝气乘脾证）。

【来源】河南中医，2014，34（01）

曹志群经验方2（清胃散加减）

【组成】当归15克，生地25克，白芍18克，川芎、黄芩各15克，黄连10克，黄柏、栀子、升麻各15克，肉桂4克，建曲25克。

【加减】情志不畅，心烦易怒，胸胁闷痛，影响饮食，可酌加四逆散与四君子汤合用；若见大便秘结、牙龈肿痛、口臭等胃热炽盛者，加生石膏、知母、酒大黄清泻胃火；若见口干舌燥、五心烦热、口疮夜间痛甚、舌红无苔、脉细数等阴虚内热症状明显者，加玄参、麦冬、知母、熟地黄滋阴生津，清降虚火；若见大便溏垢、舌红、苔厚腻等湿重者，加藿香、佩兰、紫苏梗、滑石化湿；若见神疲倦怠、失眠多梦、食少腹胀之心脾两虚者，加茯神、酸枣仁、白术、枳实以健脾安神。

【用法】口服，每日1剂。

【功效】益气健脾，疏肝理气，活血生肌。

【主治】胃溃疡（脾胃虚弱、肝气乘脾证）。

【来源】河南中医，2014，34（01）

王长洪经验方（旋覆代赭汤加减）

【组成】旋覆花10克，代赭石20克，党参20克，姜半夏15克，干姜10克，蒲公英20克，紫花地丁20克，吴茱萸10克，黄连10克，郁金15克，白术10克，厚朴10克，莪术10克，甘草6克。

【制法】水煎300毫升。

【用法】每日1剂，每次100毫升，每日3次温服。

【功效】温中健脾，化瘀清热，和降胃气。

【主治】胃溃疡（脾胃虚弱、瘀浊内阻、湿热蕴结、胃气上逆证）。

【来源】中国中医急症，2012，2（2）

孔昭遐经验方（香砂六君子汤加减）

【组成】潞党参10克，炒白术12克，制川厚朴10克，广陈皮10克，姜半夏10克，广木香8克，炒延胡索15克，制香附15克，白及片12克，春砂仁（后下）8克，乌贼骨12克，杭白芍15克，炙甘草6克。

【加减】脾胃湿热者，加用白术、黄芩以清热，使湿去则脾健，脾健湿自化。脾胃虚寒者，加用党参、高良姜、桂枝、茯苓以健脾益气，温中和胃。肝胃不和者，加用柴胡、白芍药、制香附以疏肝行气解郁。胃阴不足者，加用麦冬、石斛以滋阴润燥。瘀血阻络者，加用丹参、三七以活血化瘀。

【用法】每日1剂，水煎，早晚分服。另予溃灵散［乌贼骨（去硬壳），白及，黄芪，全当归，浙贝母，延胡索，炙乳香，炙没药，川黄连，生甘草］，每服3克，饭前30~60分钟空腹开水送服，每日3次。

【功效】健脾和胃，理气畅中。

【主治】消化性溃疡（脾失健运、胃失和降、气滞中宫证）。

【来源】上海中医药杂志，2012，46（2）

路广晁经验方1（左金丸加减）

【组成】太子参30克，半夏9克，黄连9克，吴茱萸3克，公英30克，乌贼骨30克，浙贝12克，白及20克，三七（冲）3克，儿茶9克，延胡索12克，煅瓦楞30克。

【制法】水煎。

【用法】口服，每日1剂，早晚分服。

【功效】疏肝泄热佐以辛开苦降。

【主治】消化性溃疡（肝气犯胃、肝郁化火证）。

【来源】实用中医内科杂志，2012，26（7）

路广晁经验方2（丹参饮合半夏泻心汤加减）

【组成】丹参15克，檀香10克，砂仁10克，半夏9克，黄连9克，黄芩12克，干姜5克，吴茱萸3克，白及20克，三七粉（冲）3克，公英30克，乌贼骨30克，佛手12克。

【制法】水煎。

【用法】口服，每日1剂，早晚分服。

【功效】活血行气，消痞散结。

【主治】消化性溃疡（气滞血瘀、肝气犯胃证）。

【来源】实用中医内科杂志，2012，26（7）

李家邦经验方（四逆散加减）

【组成】柴胡12克，白芍12克，延胡索12克，银花15克，地锦10克，茯苓10克，枳壳10克，厚朴10克，瓦楞子15克，珍珠母12克，蛇舌草10克，甘草3克。

【制法】水煎。

【用法】口服，每日1剂，早晚分服。

【功效】理肝和胃，解毒愈疡。

【主治】消化性溃疡（肝胃不和、湿毒伤胃证）。

【来源】湖南中医杂志，2005，21（4）

梁乃津经验方1

【组成】生地、地捻根、紫珠草各30克，玄参、麦冬、茜根、海螵蛸各15克，大黄6克，田七末（冲服）3克。

【制法】水煎。

【用法】口服，每日1剂，早晚分服。

【功效】养阴畅血，凉血止血。

【主治】老年胃溃疡（胃阴不足挟瘀、瘀热损伤胃络证）。

【来源】新中医，1996，（3）

梁乃津经验方2

【组成】黄芪，党参各30克，白术，茯苓，枳壳，郁金，五灵脂，苏梗各15克，蒲黄，柴胡，川芎各10克，砂仁6克。

【制法】水煎。

【用法】口服，每日1剂，早晚分服。

【功效】健脾益气，行气活血。

【主治】老年胃溃疡（脾胃气虚、气滞血瘀证）。

【来源】新中医，1996，（3）

黄承栖经验方

【组成】毛将军15~30克，生黄芪15~30克，田七粉3~5克，阳春砂10~15克。

【制法】水煎。

【用法】口服，每日1剂，早晚分服。

【功效】虚瘀兼顾，气血同治。

【主治】胃溃疡（脾胃气虚、气滞血瘀证）。

【来源】福建中医药，1993，24（6）

蔡淦经验方（补中益气汤为主加减）

【组成】生黄芪30克，当归10克，炒白术10克，茯苓15克，炒白芍10克，生甘草6克，半夏9克，陈皮6克，黄芩9克，连翘9克，木馒头30克，藤梨根30克，蛇舌草30克，太子参15克。

【制法】水煎。

【用法】口服，每日1剂，早晚分服。

【功效】健脾益气，清热化瘀。

【主治】消化性溃疡（脾气亏虚、瘀热互结证）。

【来源】时珍国医国药，2019，30（06）

刘绍能经验方（补中益气汤为主加减）

【组成】生黄芪20克，白术（麸炒）15克，蒲公英15克，黄连6克，吴茱萸（制）1克，香附（醋）10克，甘草10克，白芍15克，柴胡10克，乌贼骨15克，浙贝母10克，生蒲黄（包）10克，五灵脂10克，三七粉（冲服）6克。

【制法】水煎。

【用法】口服，每日1剂，早晚分服。

【功效】健脾益气，活血化瘀，疏肝清胃，托疮生肌。

【主治】消化性溃疡（气虚血瘀、肝胃郁热证）。

【来源】江苏中医药，2018，50（09）

王邦才经验方（黄芪愈疡饮）

【组成】生黄芪20克，桂枝10克，炒白芍20克，党参20克，炙甘草6克，白及10克，浙贝母10克，海螵蛸20克，甘松10克，炒麦芽30克。

【加减】泛酸较多加煅瓦楞子；冷痛较重加高良姜、制附子；泛吐清水，加茯苓、半夏；腹胀、嗳气加陈皮、香橼皮；便溏加炒白术、木香；大便出血多加地榆炭、三七粉等。

【制法】水煎。

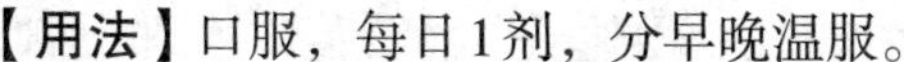

【用法】口服，每日1剂，分早晚温服。

【功效】温中散寒，健脾和胃，缓急止痛，制酸敛溃，护膜生肌。

【主治】消化性溃疡（脾胃虚寒证）。

【来源】陕西中医药大学学报，2016，39（03）

王伟明经验方（胃疼方）

【组成】清半夏9克，厚朴12克，茯苓15克，紫苏叶12克，白及12克，炒白术15克，海螵蛸15克，浙贝片12克，生麦芽15克，合欢花12克，炙甘草6克。

【加减】胃脘部灼痛者，加白芍、延胡索柔肝缓急止痛；反酸、嗳气者，加吴茱萸、黄连、干姜清肝和胃；胃阴亏虚者，加百合、麦冬、石斛益胃生津；纳差食积者，加焦三仙、鸡内金健脾消食；大便秘结者加酒苁蓉、炒枣仁润肠通便；大便溏泄不爽者加焦白术、炒山药、防风健脾止泻；失眠不寐者，加炒枣仁养心安神。

【制法】水煎。

【用法】口服，每日1剂，分早晚温服。

【功效】疏肝和胃，行气止痛。

【主治】消化性溃疡（肝胃不和证）。

【来源】湖南中医杂志，2014，30（11）

李力强经验方（逍遥散加减）

【组成】升麻、佛手、乌贼骨各12克，党参、厚朴、茯苓、神曲、麦芽各15克，柴胡、枳壳、郁金、白术、陈皮、鸡内金各10克，苍术9克，蒲黄、五灵脂各6克。

【加减】如伴胃脘寒冷，口泛清涎者，加吴茱萸、干姜；伴胃灼痛、舌红苔黄者，加牡丹皮、山栀子、蒲公英、黄芩；伴口苦、舌红、嘈杂吐酸者，加乌贼骨、浙贝母；伴食积症状者，加神曲、麦芽、谷芽、檀香；伴脘腹胀满者，加枳实、厚朴、焦槟榔；伴嗳气者，加苏梗、代赭石；伴呕吐恶心者，加法半夏、生姜；瘀血阻络刺痛者，加丹参、三七、五灵脂；胆热犯胃，合黄连温胆汤。

【制法】水煎。

【用法】口服，每日1剂，早晚分服。

【功效】疏肝健脾，升阳调气，佐以化湿活血制酸。

【主治】消化性溃疡（肝郁脾虚、气滞湿阻证）。

【来源】新中医，2017，49（05）

谢晶日经验方

【组成】黄芩、黄连、黄柏、苍术、厚朴、白术、茯苓、枳壳各15克，陈皮、鸡内金、制半夏、蒲公英、白花蛇舌草各10克，薏苡仁、海螵蛸、煅瓦楞子各20克，吴茱萸5克。

【加减】对于久治不效之溃疡，在疏肝的基础上酌加丹参、赤芍活血之品；对于瘀象更明显的患者，用失笑散加三棱、莪术祛瘀生新，消肿止痛。

【制法】水煎300毫升。

【用法】口服，每日1剂，分早晚饭后温服。

【功效】清热燥湿，理气化痰。

【主治】消化性溃疡（湿热蕴结证）。

【来源】新中医，2017，49（03）

黄雅慧经验方（香砂六君子汤加减）

【组成】黄芪20克，茯苓、炒白术、延胡索、莱菔子、丹参各

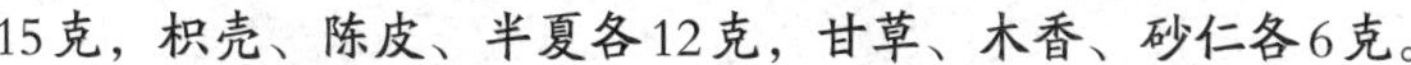

15克，枳壳、陈皮、半夏各12克，甘草、木香、砂仁各6克。

【加减】对于与HP（幽门螺杆菌）感染有密切相关，适当加入可以抑杀HP的中药，如黄连、乌梅、三七、延胡索、半枝莲、蒲公英、白花蛇舌草等，从而达到扶正祛邪的目的，促进溃疡的愈合。

【制法】水煎400毫升。

【用法】口服，每日1剂，分早晚2次温服。

【功效】清热燥湿，理气化痰。

【主治】消化性溃疡（脾胃虚弱兼气滞证）。

【来源】山西中医，2016，32（11）

张柏林经验方

【组成】黄芪、蒲公英、丹参、姜黄各30克，黄连、栀子各12克，吴茱萸8克，柴胡、半夏各10克，厚朴、枳壳、陈皮、白芍、当归、金钱草各15克。

【制法】水煎。

【用法】口服，每日1剂。

【功效】益气活血，调肝清胃。

【主治】消化性溃疡（气虚血瘀、肝胃郁热证）。

【来源】新中医，2015，47（01）

汤建光经验方（香砂六君子汤加减）

【组成】党参15克，白术20克，茯苓15克，陈皮10克，半夏10克，木香10克，砂仁6克，枳壳10克，川芎10克，丹参30克，檀香6克，海螵蛸20克，浙贝10克，甘草6克。

【制法】文火煎约40分钟，取药液400毫升。

【用法】每日1剂，分2次口服。

【功效】健脾益气，和胃止痛。

【主治】消化性溃疡（脾胃气虚兼血瘀证）。

【来源】中医临床研究，2014，6（22）

陈镜合经验方（阳和汤加减）

【组成】熟地黄30克，海螵蛸、浙贝母、鹿角胶、白芥子各10克，炒麦芽20克，党参15克，肉桂（焗服）6克，麻黄、甘草各5克。

【制法】水煎。

【用法】口服，每日1剂。

【功效】温肾健脾，散寒通络。

【主治】十二指肠溃疡（脾肾阳虚、痰瘀阻络证）。

【来源】新中医，2019，51（03）

刘冬梅经验方1

【组成】党参15克，炒白术15克，浙贝18克，海螵蛸30克，佛手15克，制吴茱萸9克，黄连9克，蒲公英18克，白及15克，紫苏梗12克，炒枳壳18克，豆蔻12克，厚朴12克，干姜12克，炙甘草6克。

【加减】瘀血明显者，加用延胡索、莪术、赤芍等化瘀止痛药；热象明显者，可酌用黄芩、蒲公英等清热药，但需控制清热之品，过用苦寒势必损伤脾胃，弊大于利；失眠者，加用郁金、合欢皮等宁心安神药。

【制法】水煎。

【用法】口服，每日1剂。

【功效】脾胃虚弱，胃失和降。

【主治】十二指肠溃疡（脾胃湿热证）。

【来源】湖南中医杂志，2016，32（04）

刘冬梅经验方2

【组成】党参15克，炒白术15克，浙贝18克，海螵蛸30克，佛手15克，制吴茱萸9克，黄连9克，蒲公英18克，白及15克，紫苏梗12克，炒枳壳18克，豆蔻12克，厚朴12克，干姜12克，炙甘草6克。

【制法】水煎。

【用法】口服，每日1剂，早晚分服。

【功效】益气健脾，理气和胃。

【主治】十二指肠溃疡（脾胃虚弱、胃失和降证）。

【来源】湖南中医杂志，2016，32（04）

张炳秀经验方（一贯煎加减）

【组成】当归10克，生地20克，沙参10克，麦冬10克，枸杞子10克，川楝子6克，白芍15克，甘草6克，佛手10克，香橼10克，谷麦芽各20克，白及10克，石斛10克。

【制法】水煎。

【用法】口服，每日1剂，早晚分服。

【功效】滋阴清热。

【主治】消化性溃疡（胃阴亏虚证）。

【来源】中医药临床杂志，2010，22（1）

段迎喜经验方（九味消疡汤加减）

【组成】甘草3克，竹茹10克，生姜6克，黄芩10克，陈皮6

克，枳实6克，法半夏10克，蒲公英15克，茯苓10克。

【制法】水煎。

【用法】口服，每日1剂，早晚分服。

【功效】健脾化湿。

【主治】十二指肠溃疡（脾胃湿热证）。

【来源】世界最新医学信息文摘，2018，18（29）

温启宗经验方（黄芪建中汤加减）

【组成】黄芪15克，桂枝10克，白芍15克，炙甘草10克，生姜10克，大枣10克，吴茱萸5克，黄连10克，干姜10克，白及10克，三七10克，丹参30克，百合30克，蒲黄10克，五灵脂10克，旋覆花10克，代赭石10克，砂仁10克，焦三仙10克。

【制法】水煎。

【用法】口服，每日1剂，早晚分服。

【功效】温中健脾，活血止痛。

【主治】十二指肠溃疡（脾胃虚寒兼有瘀血证）。

【来源】世界最新医学信息文摘，2018，18（57）

葛惠男经验方（黄芪建中汤合失笑散加减）

【组成】炙黄芪、铁树叶各30克，炒白芍20克，川桂枝、生蒲黄、五灵脂各10克，制乳香3克，炙甘草6克。

【加减】中焦虚寒较重，脘腹冷痛，喜揉按者，加干姜、公丁香、高良姜、吴茱萸、肉桂、九香虫、益智仁以温中散寒；气滞湿阻、呕恶、胸闷、纳呆、头身困重、舌苔白腻者，加藿香、佩兰、半夏、苍术、砂仁、豆蔻以化湿行气；瘀血内停、脘腹痛甚者，加延胡索、三棱、莪术以活血化瘀止痛；血虚不荣、面色无华，唇、舌、指甲色淡者，加当归、熟地以养阴补血；肝气郁滞、痛引两胁者，加青皮、川楝子、延胡索、木蝴蝶以疏肝止痛；郁热内生、易饥、口舌生疮者，加蒲公英、黄芩、生地、蜈蚣以清热通络；饮食积滞、嗳腐吞酸者，加山楂、谷芽、麦芽、鸡内金、莱菔子以消食除积；泛酸吐酸者，加浙贝母、乌贼骨、瓦楞子以制酸护胃；胃气上逆、恶心呕吐较重者，加竹茹、沉香曲、旋覆花、半夏以和胃降逆。

【制法】水煎。

【用法】口服，每日1剂，早晚分服。

【功效】益气活血。

【主治】十二指肠溃疡（中虚血瘀证）。

【来源】陕西中医，2014，35（02）

朱莹经验方（香砂六君子汤加减）

【组成】太子参15克，黄芪20克，木香6克，半夏10克，陈皮6克，茯苓15克，甘草3克，白术10克，枳实10克，白及10克，蒲公英10克，瓦楞子15克，海螵蛸10克，酸枣仁10克，合欢花20克。

【制法】水煎。

【用法】口服，每日1剂，早晚分服。

【功效】健脾祛湿，制酸止痛。

【主治】十二指肠溃疡（脾胃气虚、湿邪困脾证）。

【来源】湖南中医杂志，2014，30（02）

魏品康经验方

【组成】桂枝15克，白芍18克，细辛3克，黄连6克，白花蛇舌草30克，蒲公英30克，佛手15克，香橼皮15克，乌贼骨30克，浙贝母6克，炒鸡内金15克，炒谷、麦芽各30克，炙甘草6克。

【制法】水煎。

【用法】口服，每日1剂，早晚分服。

【功效】健脾祛湿，清热解毒。

【主治】十二指肠溃疡（脾胃不健、痰湿中阻证）。

【来源】中国中医药信息杂志，2009，16（5）

王道坤经验方

【组成】生黄芪15克，杭白芍12克，苏梗12克，桂枝10克，浙贝母15克，海螵蛸15克，甘松10克，煅瓦楞30克，半夏15克，陈皮12克，茯苓15克，和胃散（包）30克，藿香15克，佩兰15克，草果12克，苍术12克。

【制法】水煎。

【用法】口服，每日1剂，每日2次，早晚饭后1小时服。

【功效】温中和胃，制酸止痛佐以祛湿化浊。

【主治】十二指肠巨大溃疡（脾胃虚弱、气血失和、湿毒壅滞于中证）。

【来源】光明中医，2008，23（7）

沈济苍经验方（黄芪建中汤加减）

【组成】生黄芪、煅乌贼骨各15克，炒白芍12克，桂枝、清炙甘草各5克，煅瓦楞子30克，延胡索、婆罗子各9克，生姜、玫瑰花各3克，粽子糖（烊冲）5粒。

【制法】水煎。

【用法】口服，每日1剂，每日2次。

【功效】温养中气，兼以制酸。

【主治】十二指肠溃疡（脾胃虚弱、中气不足证）。

【来源】新中医，1994，(2)

唐喜玉经验方1（和胃安神方）

【组成】党参15克，焦白术9克，陈皮6克，川朴10克，郁金10克，枳壳15克，苏梗6克，夜交藤9克，首乌15克，神曲9克，炒谷芽15克，浮小麦9克。

【加减】便溏者，去首乌、郁金，加藿香、黄连；形寒肢冷，加桂枝、干姜；眠差多梦，加茯苓、茯神；嘈杂反酸、胁痛者，加丹皮、炒白芍；若女性值更年期，心悸、汗多者，以煅龙牡、浮小麦、淮小麦、炙甘草等增减。

【制法】水煎。

【用法】口服，每日1剂，早晚分服。

【功效】和胃安神。

【主治】消化性溃疡（心胃不和证）。

【来源】陕西中医药大学学报，2017，40（01）

唐喜玉经验方2（健胃方）

【组成】党参12克，白术10克，茯苓10克，制半夏6克，陈皮6克，海螵蛸15克，桂枝6克，干姜6克，炒白芍15克，苏梗6克，炙甘草6克，炒二芽各15克，黄连5克，川朴6克，藿香9克。

【加减】脘腹胀满明显者，加枳壳、川朴；大便稀溏者，加藿香、黄连；消化道出血者，加白及、三七粉、大黄。

【制法】水煎。

【用法】口服，每日1剂，早晚分服。

【功效】健脾温中止痛。

【主治】消化性溃疡（脾胃虚寒证）。

【来源】陕西中医药大学学报，2017，40（01）

唐喜玉经验方3（自拟和胃化浊方）

【组成】陈皮6克，姜半夏6克，茯苓15克，郁金9克，炒白芍15克，炒白术9克，苏梗6克，夜交藤9克，黄连5克，厚朴6克，淡干姜5克，党参15克，黄芪15克。

【加减】便溏者，加藿香、薏米；脾虚明显者，加党参、黄芪；日久伤及胃阴，多食易饥、嘈杂不适者，加石斛、玉竹。

【制法】水煎。

【用法】口服，每日1剂，早晚分服。

【功效】和胃化浊，佐以健脾温中。

【主治】消化性溃疡（湿浊中阻证）。

【来源】陕西中医药大学学报，2017，40（01）

唐喜玉经验方4（健脾养血汤）

【组成】党参15克，炙黄芪15克，焦白术9克，茯神15克，酸枣仁9克，当归9克，木香6克，干姜5克，夜交藤9克，首乌15克，炙甘草6克。

【制法】水煎。

【用法】口服，每日1剂，早晚分服。

【功效】健脾养血，和中止痛。

【主治】消化性溃疡（脾虚血亏证）。

【来源】陕西中医药大学学报，2017，40（01）

郭淑云经验方（黄芪建中汤加味）

【组成】黄芪15克，桂枝5克，炒白术20克，枳实15克，茯苓15克，丹参30克，檀香5克，砂仁5克，白及10克，海螵蛸15克，瓦楞子15克，炒麦芽30克，神曲10克，鸡内金10克，炒决明子15克，炒莱菔子30克，生姜3片，大枣5枚。

【加减】若患者伴有嗳气，常加用柿蒂、刀豆降逆下气；伴有口苦者，常加用金钱草、鸡骨草清肝利胆；伴大便干者，常加用炒决明子润肠通便、炒莱菔子降气以促进大便排出；若胃痛日久，又兼见食积者可加用三棱、莪术既可活血化瘀又可消积；对于胃热盛者加用连翘、蒲公英以清热解毒；素体偏寒、空腹痛甚、胃怕凉者，加用黄芪建中汤，如黄芪、桂枝、白芍、炙甘草、生姜、大枣等温中补气、和里缓急。

【制法】水煎。

【用法】口服，每日1剂，分2次饭后2小时服用。

【功效】温中健脾，行气活瘀，制酸和胃，消食止痛。

【主治】脾胃虚寒，失于温养，胃气郁滞证。

【来源】中医临床研究，2014，6（04）

王季儒经验方1（一贯煎加减）

【组成】北沙参、麦冬、枸杞子、生地各12克，石斛15克，川楝子、延胡索各9克。

【加减】吞酸加海螵蛸12克、吴茱萸1克、黄连6克。有灼热感加黄连5克、栀子9克。暖气加旋覆花、赭石、清半夏各9克。大便燥而体壮者加大黄、玄明粉；体虚者加火麻仁12克或郁李仁9克。大便潜血加地榆炭12克、阿胶10克，或加五倍子、降香、乌药各9克，三七（冲）、白及（冲）各3克。痛不止加杭白芍12克、甘草5克。兼气滞作痛者，如痛窜肋胁加柴胡、青皮各5克，如兼胸痞闷或痛窜后背加乌药10克、砂仁5克、百合6克。兼血瘀者则痛如针刺，加五灵脂、生蒲黄各10克。

【制法】水煎。

【用法】口服，每日1剂。

【功效】滋养胃阴，补肾柔肝。

【主治】消化性溃疡（肝火犯胃证）。

【来源】天津中医，1987,（6）

王季儒经验方2（理中汤加减）

【组成】党参12克，白术、乌药各9克，干姜3~9克，砂仁5克，甘草3克。

【加减】泛酸加吴茱萸3克，海螵蛸或瓦楞子12克。阳气衰微，四肢逆冷加附子3~9克或加桂枝3~9克。气虚加黄芪15克，血虚加当归9克，阿胶9克。大便潜血，干姜改炮姜炭，加五倍子，降香各9克，藕节炭30克，三七（冲）3克。中满者去甘草。

【制法】水煎。

【用法】口服，每日1剂。

【功效】温运脾阳，和中健胃。

【主治】消化性溃疡（脾阳不振证）。

【来源】天津中医，1987,（6）

党中勤经验方1（和胃止痛方）

【组成】木香、五灵脂（醋）各12克，延胡索（醋）18克，蒲黄、枳壳（麸炒）各15克，徐长卿20克。

【制法】水煎。

【用法】口服，每日1剂。

【功效】行气活血，祛湿止痛。

【主治】消化性溃疡（湿邪中阻证）。

【来源】新中医，2020，52（3）

党中勤经验方2（理中和胃方）

【组成】陈皮、浙贝母各15克，姜半夏12克，海螵蛸、煅蛤壳各25克，煅瓦楞子30克。

【制法】水煎。

【用法】口服，每日1剂。

【功效】祛湿化痰，制酸止痛。

【主治】消化性溃疡（痰饮中阻证）。

【来源】新中医，2020，52（3）

党中勤经验方3（消痞和胃方）

【组成】陈皮、麸炒枳实各15克，半夏12克，大腹皮25克，厚朴、炒槟榔各10克。

【制法】水煎。

【用法】口服，每日1剂。

【功效】行气消痞，化痰除湿。

【主治】消化性溃疡（脾虚气滞证）。

【来源】新中医，2020，52（3）

吴耀南经验方

【组成】炙黄芪30克，白芍20克，桂枝20克，生白术30克，厚朴10克，木香10克，鸡矢藤15克，补骨脂15克，肉苁蓉片20克，炙甘草10克，大枣6枚，生姜5片。

【加减】如见活动期或愈合期溃疡，常予三七粉冲服，化瘀止血，敛疮生肌，或用白及，疗效亦佳；若胃镜下见充血，水肿时，以其有炎症，故予蒲公英、薏苡仁、败酱草以清热解毒；若伴见失眠、反酸者，则用珍珠母，取其安神、抑酸之功。

【制法】水煎。

【用法】口服，每日1剂，早晚饭后徐徐温服。

【功效】建中求和，阳生阴长。

【主治】消化性溃疡（脾胃虚寒、寒瘀互结证）。

【来源】亚太传统医药，2019，15（11）

陈卫川经验方1

【组成】海螵蛸30克，干姜10克，吴茱萸8克，砂仁8克，乌药12克，延胡索12克，肉桂6克，蒲公英8克，甘草15克。

【制法】水煎。

【用法】口服，每日1剂。

【功效】温里散寒。

【主治】消化性溃疡（虚寒证）。

【来源】国医论坛，2016，31（6）

陈卫川经验方2

【组成】海螵蛸30克，川楝子15克，香附10克，陈皮10克，焦栀子9克，瓦楞子15克，黄连6克，吴茱萸4克，甘草15克。

【制法】水煎。

【用法】口服，每日1剂。

【功效】清热利湿。

【主治】消化性溃疡（湿热证）。

【来源】国医论坛，2016，31（6）

陈卫川经验方3

【组成】海螵蛸15克，川楝子15克，延胡索10克，桃仁12克，蒲黄10克，赤芍15克，白及12克，花蕊石15克，地榆炭12克，煅牡蛎15克，煅龙骨15克，甘草15克。

【制法】水煎。

【用法】口服，每日1剂。

【功效】活血化瘀。

【主治】消化性溃疡（血瘀证）。

【来源】国医论坛，2016，31（6）

陈卫川经验方4

【组成】柴胡12克，沉香20克，白芍30克，枳壳20克，海螵蛸30克，白及30克，延胡索15克，甘草20克。

【制法】水煎。

【用法】口服，每日1剂。

【功效】理气止痛。

【主治】消化性溃疡（气滞证）。

【来源】国医论坛，2016，31（6）

陈卫川经验方5

【组成】海螵蛸15克，怀山药15克，北沙参12克，石斛12克，麦冬12克，陈皮6克，茯苓12克，香附12克，木香8克，大枣3枚。

【制法】水煎。

【用法】口服，每日1剂。

【功效】养阴益胃。

【主治】消化性溃疡（阴虚证）。

【来源】国医论坛，2016，31（6）

王国斌经验方（木白散）

【组成】白术10克，荜茇10克，木香10克，槟榔10克，草蔻仁10克，甘松10克，砂仁10克，半夏10克，白蔻仁10克，白芍10克，瓦楞子30克，甘草6克。

【加减】阳虚甚者，可加干姜；胃痛甚者，加九香虫、刺猬皮；胃胀甚者，可加炒枳壳、炒枳实疏通三焦；胃酸过多者，可加乌贼骨、大贝；气滞重者，可加佛手、郁金、香橼；纳差食少者，可加麦芽、鸡内金、神曲；出血多者，可加蒲黄、三七粉、白及粉等。

【制法】水煎。

【用法】口服，每日1剂，早晚分服。

【功效】温中补虚，行气化浊，理气止痛，消积除胀。

【主治】消化性溃疡（中焦虚寒证）。

【来源】中医学报，2015，30（11）

周信有经验方

【组成】党参20克，炒白术9克，黄芪20克，当归9克，炒白芍20克，丹参20克，延胡索20克，鸡内金15克，香附9克，海螵蛸30克，白及15克，制附片（先煎）9克，砂仁6克，干姜9克，甘草9克，三七粉（分冲）4克。

【制法】水煎。

【用法】口服，每日1剂，早晚分服。

【功效】益气健脾，理气和胃，制酸止痛。

【主治】消化性溃疡（脾胃虚寒、气滞血瘀证）。

【来源】光明中医，2014，29（1）

许鑫梅经验方（四君子汤加减）

【组成】党参10克，白术15克，茯苓15克，甘草6克，法半夏10克，紫苏梗15克，浙贝母15克，瓦楞子30克，蒲公英15克，木蝴蝶10克，郁金15克，木贼15克，丹参15克。

【加减】如脾胃虚弱者多为溏烂便，可加诃子、炒谷芽、炒麦芽等健脾止泻；合并肝郁气滞者大便时多时少，且排出不畅，加大腹皮、枳壳、郁金、合欢皮等疏肝行气导滞；合并胃热甚者，见大便干结难解，酌用瓜蒌仁、厚朴、枳实、蒲公英等泄热通腑；合并胃阴虚者，大便量少而结，加用瓜蒌仁、郁李仁、火麻仁润肠通便；老年气虚大便秘结，无力排便者，重用白术，加太子参、枳壳补气导滞通便；积滞内停、大便不顺畅者，用代赭石、麦芽、鸡内金等消积降胃气通便；兼有血虚便秘者，予何首乌藤、生地黄、熟地黄等养血通便。

【制法】水煎。

【用法】饭后分2次温服，每日1剂。

【功效】健脾益气，调畅气机，佐以清热祛湿，活血化瘀。

【主治】消化性溃疡（脾虚肝郁兼夹湿热瘀血证）。

【来源】广州中医药大学学报，2013，30（01）

李寿山经验方1（理气调胃汤加减）

【组成】柴胡15克，枳壳15克，白芍20克，香附15克，郁金

15克，浙贝母15克，甘草5克，海螵蛸25克，鸡内金20克，神曲15克，厚朴15克。

【制法】水煎。

【用法】口服，每日1剂，早晚分服。

【功效】疏肝和胃、理气化瘀佐以清热解毒。

【主治】胃溃疡（肝胃气郁证）。

【来源】光明中医，2013，28（3）

李寿山经验方2（健中调胃汤加减）

【组成】党参25克，炒白术15克，姜半夏10克，陈皮15克，降香15克，公丁香5克，甘草5克，海螵蛸25克，茯苓20克，三七（冲入）5克。

【制法】水煎。

【用法】口服，每日1剂，早晚分服。

【功效】健中调胃，敛疡止痛。

【主治】十二指肠溃疡（脾胃虚滞证）。

【来源】光明中医，2013，28（3）

李寿山经验方3（温中调胃汤加减）

【组成】黄芪25克，党参20克，桂枝15克，炒白芍15克，生麦芽15克，海螵蛸25克，干姜10克，炙甘草5克，大枣10克。

【制法】水煎。

【用法】口服，每日1剂，早晚分服。

【功效】温中散寒，和胃止痛消痈。

【主治】十二指肠溃疡（脾胃虚寒证）。

【来源】光明中医，2013，28（3）

任光荣经验方（六君子汤合良附丸加减）

【组成】党参15克，炙黄芪15克，苍白术各10克，吴茱萸3克，仙鹤草15克，高良姜3克，姜半夏10克，茯苓10克，乌药10克，瓦楞子30克，薏苡仁15克，制香附10克，沉香曲15克，延胡索10克。

【加减】消化性溃疡患者中虚常致气滞，不通则痛，常以木香、制香附、陈皮、佛手、乌药、川楝子、郁金、柴胡、沉香曲、槟榔等理气和胃，通降胃气，使胃腑气机调畅，疏其壅滞，通则不痛也。对于日久胃痛不愈的患者，考虑瘀血阻络，新血不生，加用失笑散或丹参饮活血止痛，祛瘀生新。对于寒象明显的患者，加用吴茱萸、良姜温中散寒止呕；对于热象明显的患者，用黄连、龙胆草、蒲公英、黄芩、白花蛇舌草苦寒通泄，且具有抑杀幽门螺杆菌的功效。

【制法】水煎。

【用法】口服，每日1剂，早晚分服。

【功效】健脾散寒燥湿，理气和胃止痛

【主治】十二指肠溃疡（脾气虚寒、气滞湿阻证）。

【来源】中国中医药现代远程教育，2013，11（11）

董建华经验方（肝胃百合汤）

【组成】柴胡10克，黄芩10克，百合15克，丹参15克，乌药10克，川楝10克，郁金10克。

【加减】上腹部有定处而拒按，舌质滞暗或见瘀斑者，加桃仁10克；腹痛而见黑便者，加生蒲黄10~15克；便秘者加火麻仁或瓜蒌仁15~50克；口燥咽干，大便干结、舌红少津、脉弦数者，加沙参、麦冬各15克，或加生地12克、瓜蒌15克；神疲气短者加太子参15克、白术12克。

【制法】水煎。

【用法】口服，每日1剂，早晚分服。

【功效】疏肝理气，清胃活血。

【主治】胃、十二指肠溃疡（肝胃不和、肝郁气滞血瘀、肝胃郁热证）。

【来源】《首批国家级名老中医效验秘方》

郭谦亨经验方（健胃散）

【组成】鸡子壳80克，甘草20克，贝母20克，佛手20克，枳实10克。

【加减】疼痛势急、心烦易怒、嘈杂口苦、舌红苔黄燥，为热郁，加石膏20克、大黄15克、芦根20克、川楝子12克；痛而喜暖、涎冷、肢凉乏力、舌淡苔白，为虚寒痛，加黄芪40克，白芍20克、肉桂10克；痛处固定、拒按、舌紫脉涩，为血瘀，加丹参30克、郁金15克、三七15克、桃仁15克；兼有黑便或便血，加大黄20克、三七15克、花蕊石15克、地榆炭20克、延胡索15克。

【制法】鸡子壳拣去杂质，洗净烘干，枳实放麸上炒至微黄色，同其他药共研成细粉，放入玻璃瓶内贮存备用。

【用法】每日饭后1小时，调服4克。

【功效】理气解郁，制酸健胃。

【主治】胃、十二指肠溃疡（胆胃不和、气机阻滞、邪郁胃脘证）。

【来源】《首批国家级名老中医效验秘方》

李振华经验方（理脾愈疡汤）

【组成】党参10克，白术10克，茯苓15克，桂枝6克，白芍

12克，砂仁8克，厚朴10克，甘松10克，刘寄奴15克，乌贼骨10克，生姜10克，延胡索10克，炙甘草6克，大枣3枚。

【加减】如溃疡出血、大便色黑如柏油样，加白及10克、三七粉（分2次冲服）3克、黑地榆12克；如语言无力、形寒畏冷、四肢欠温，加黄芪15~30克，甚至加附子10~15克；如嗳气频作，加丁香5克、柿蒂15克；如食少、胀满，加焦山楂、神曲、麦芽各12克。

【制法】水煎。

【用法】每日1剂，分早晚2次服，饭后2小时左右为宜。

【功效】温中健脾，理气活血。

【主治】胃、十二指肠溃疡（脾胃虚寒、气滞血瘀证）。

【来源】《首批国家级名老中医效验秘方》

谢昌仁经验方（溃疡止血方/粉）

【组成】溃疡止血方：黄芪15克，太子参12克，白术6克，炙甘草5克，当归6克，白芍10克，阿胶珠10克，地榆炭10克，侧柏炭10克，乌贼骨12克，煅龙、牡各15克。

溃疡止血粉：乌贼骨3份，白及2份，参三七粉1份。

【加减】若肝郁气滞，暴怒伤肝动血，宜加疏肝和血之郁金6克、焦栀6克、当归6克、赤芍10克、丹皮6克、牛膝12克，去益气生血之品如生芪、太子参等；热郁气滞，和降失调，久病伤络者可清中止血，加炒黄连3克、陈皮6克、姜夏10克、炒竹茹6克、茯苓12克、甘草4克；胃阴亏虚，内热耗津伤络者宜养胃阴，酌加沙参12克、麦冬10克、川石斛12克、玉竹12克等，去生芪、白术。

【用法】溃疡止血方：每日1剂，水煎服，早晚分服。

溃疡止血粉：每次5~10克，每天2~3次，温水服下。

【功效】溃疡止血方：健脾益气，养血止血，合营定痛。

溃疡止血粉：收敛止血，活血化瘀，制酸止痛，生肌护膜。

【主治】胃、十二指肠溃疡溃疡出血。

【来源】《首批国家级名老中医效验秘方》

何任经验方（脘腹蠲痛汤）

【组成】延胡索9克，白芍12克，川楝子9克，生甘草9克，海螵蛸9克，制香附9克，蒲公英20克，沉香曲9克，乌药6克。

【加减】脘腹疼痛并有泛酸呕吐者，可酌加姜半夏9克、吴茱萸3克；嗳嗳气多者，加越鞠丸（包煎）15~30克。

【用法】每日1剂，水煎服。或将上药研末为散，开水吞服。

【功效】缓解脘腹疼痛。

【主治】胃、十二指肠溃疡（肝脾气血不调证）。

【来源】《首批国家级名老中医效验秘方》

第二节　外用方

温中补虚外用方

【组成】生黄芪60克，桂枝30克，炒白芍药45克，延胡索30克，炙甘草15克，生姜、大枣各适量。

【制法】上药除生姜、大枣外，余药共研细末，瓶贮备用，每取5克，加生姜1片、大枣1枚共捣烂成饼状。

【用法】覆脐部，胶布或绷带固定，3~5日换药1次，1个月为1个疗程。

【功效】温中补虚，和里缓急。

【主治】胃、十二指肠溃疡（中焦虚寒证）。

【来源】《中医脐疗大全》

鲜毛茛贴穴位

【组成】鲜毛茛适量，红糖少许。

【制法】将鲜毛茛洗净，晾干，切碎，捣烂如糊状，加入红糖少许，调匀备用。

【用法】将上述药糊敷于胃俞、肾俞等穴，外以胶布固定，过15~20分钟，局部有蚁行感，进而产生烧灼感，即可揭去。

【功效】散寒止痛。

【主治】胃、十二指肠溃疡（寒邪凝滞证）。

【来源】《验方治百病》

大黄外敷方

【组成】生大黄适量。

【用法】纱布包裹，敷神阙穴，纱布覆盖，胶布固定。

【功效】清热泻火，凉血止血。

【主治】胃、十二指肠溃疡（胃火上炎证）。

【来源】《理瀹骈文》

止血外敷膏

【组成】大黄、苏木、当归、赤芍药、桃仁、红花、五灵脂各等份。

【制法】以上药物加水，连煮3次，去渣过滤，混合，浓缩或流浸膏。

【用法】取药膏适量，贴神阙穴，上置塑料薄膜，纱布覆盖，胶布固定。4~5日换药1次。

【功效】活血祛瘀，止痛止血。

【主治】胃、十二指肠溃疡（瘀血内阻证）。

【来源】《中医外治法集要》

第五章　胃下垂

概述　胃下垂是由于膈肌悬力不足，支撑内脏器官韧带松弛，或腹内压降低，腹肌松弛，导致站立时胃大弯抵达盆腔，胃小弯弧线最低点降到髂嵴连线以下。凡能造成膈肌位置下降的因素，如膈肌活动力降低，腹腔压力降低，腹肌收缩力减弱，胃膈韧带、胃肝韧带、胃脾韧带、胃结肠韧带过于松弛等，均可导致下垂。中医从症状表现上认识胃下垂，主要见于“胃缓”“胃下”等病症中，与饮食不节、劳倦、情志内伤，导致气虚气滞等有关。

临床表现为腹胀、嗳气、左腹下坠感，食后或行走时加重，平卧时减轻，常与胃炎、溃疡等相兼为病。

第一节　内服方

黄芪建中汤加减1

【组成】生黄芪15克，党参15克，白芍12克，茯苓12克，桂枝9克，苍术9克，制半夏9克，甘草3克，生姜6克。

【制法】水煎。

【用法】口服，每日1剂。

【功效】培脾泻饮，温中益气。

【主治】胃下垂（脾虚湿蕴证）。

【来源】江苏中医，1966，5

黄芪建中汤加减2

【组成】黄芪12克，党参12克，白芍12克，桂枝6克，三棱9克，莪术9克，当归9克，乳香3克，没药3克，干姜3克，甘草3克。

【制法】水煎。

【用法】口服，每日1剂。

【功效】补中培土，化痢定痛。

【主治】胃下垂（中气不足、瘀阻胃络证）。

【来源】江苏中医，1966，5

苓桂术甘汤合香砂六君子汤加减

【组成】党参15克，生黄芪18克，炒白术15克，炒枳壳10克，陈皮10克，炒蔻仁6克，法半夏10克，炒神曲15克，炒薏苡仁30克，炒泽泻15克，茯苓30克，炙甘草5克，桂枝6克，炒麦芽、谷芽各15克。

【制法】水煎。

【用法】口服，每日1剂。

【功效】健脾益气，温化痰饮。

【主治】胃下垂（脾虚水停证）。

【来源】中华中医药，2006，21（6）

柴胡疏肝散合香苏散加减

【组成】柴胡10克，香附10克，陈皮10克，炒枳壳10克，党参10克，生白术15克，黄连5克，吴茱萸5克，首乌藤30克，栀子10克，葛根5克，焦三仙各10克，煅瓦楞子（先煎）20克，生甘草5克。

【制法】水煎。

【用法】口服，每日1剂。

【功效】疏肝健脾，调理气机。

【主治】胃下垂（肝郁脾虚证）。

【来源】中华中医药，2006，21（6）

食疗效方

【组成】白胡椒10克，猪肚1个。

【制法】先将猪肚和白胡椒用水洗净，然后将其放入砂锅中，加水没过猪肚，文火慢炖煮熟。

【用法】可1次或分多次服用。

【主治】胃下垂。

【来源】农机具之友，1995，（1）

半夏泻心汤合半夏厚朴汤

【组成】人参12克，法半夏15克，茯苓15克，大枣30克，干姜8克，黄芩12克，黄连8克，厚朴15克，广木香15克，生甘草15克。

【加减】中气下陷加黄芪30克，升麻15克，柴胡15克；阴虚挟热加石斛15克，麦冬15克，薏苡仁30克。脾虚气滞加延胡索15克，川楝子12克，佛手15克。

【制法】水煎。

【用法】口服，每日1剂。

【主治】胃下垂（寒热错杂证）。

【来源】光明中医，2006，21（6）

升胃复位汤

【组成】党参30克，黄芪30克，升麻20克，枳壳20克，白术

30克，茯苓20克，陈皮20克，柴胡20克，槟榔15克，大黄10克，莪术10克，甘草15克。

【加减】腹胀呃逆加木香、厚朴；口苦泛酸加黄连、吴茱萸；纳差、口淡无味加藿香、焦三仙；大便溏泻加炮姜、生薏苡仁。

【制法】文火水煎，每日1剂。

【用法】每日1剂，分2次温服。

【主治】胃下垂（升降不调证）。

【来源】中医学报，2010，25（149）

升胃汤

【组成】木香、玉竹、白术、茯苓、柴胡、枳实各9克，砂仁、陈皮、甘草各6克，生麦芽18克，党参、沙参、升麻各12克。

【加减】呕血显著加鸡内金、山楂；血瘀加红花、当归、鸡血藤；痰热加半夏、子芩、桑白皮；湿阻加苍术、生薏苡仁、川朴。

【主治】胃下垂（气阴两虚证）。

【制法】水煎。

【用法】口服，每日1剂。

【来源】新疆中医药，2006，24（5）

升陷汤

【组成】炙黄芪60克，炒白术20克，柴胡、桔梗、升麻各10克，木香12克，枳实15克，知母、鸡内金粉各8克，五味子12克。

【制法】水煎。

【用法】口服，每日1剂，分3次服。

【主治】胃下垂（中气下陷证）。

【来源】实用中医内科，2017，31（1）

升阳健胃汤

【组成】党参30克，黄芪30克，白术、山药、当归、陈皮、甘草、合欢花、炒枳实各20克，柴胡、升麻各15克，太子参10克。

【制法】先用500毫升水浸泡上药2小时，头煎煎煮20分钟，取药汁150毫升，加水300毫升煎煮20分钟，取药汁约100毫升。

【用法】口服，分2次，早晚服。15天为一个疗程，连用2个疗程。

【主治】胃下垂（中气下陷证）。

【来源】基层医学论坛，2013，17（26）

升阳益胃汤化裁

【组成】党参12克，苍术6克，炙黄芪12克，山药12克，升麻3克，柴胡3克，鸡内金10克，生姜3片，红枣7枚，木香6克，莱菔子10克，陈皮6克，炙甘草5克。

【加减】呕逆不食加半夏、茯苓；纳呆者加麦芽、谷芽；大便秘结加生大黄、枳壳；胃阴受损加石斛；兼有瘀热加黄连、竹茹、炒栀子；脘腹疼痛加延胡索、炒蒲黄；溏泻加建曲、藿香、炒扁豆。

【用法】口服，每日1剂。

【主治】胃下垂（脾虚失运证）。

【来源】中国中西医结合消化，2004，12（1）

温阳益气汤

【组成】党参、白术各15克，黄芪30克，桂枝、干姜、陈皮各10克，升麻8克，木香5克。

【加减】上腹部胀满严重加枳实15克，炒神曲10克；伴有恶心加吴茱萸5克，半夏10克，生姜5克；胃中振振水声加附片10

克；兼大便溏薄加肉豆蔻、五味子各10克。

【制法】水煎2次。

【用法】口服，每日1剂，分早晚2次服。

【主治】胃下垂（脾胃虚寒证）。

【来源】陕西中医，1998，19（7）

蚕蛹粉

【组成】蚕蛹适量。

【制法】蚕蛹焙干研粉，最好装入胶囊，受潮失效。

【用法】口服，每服3克，每日2次。

【主治】胃下垂并发肺结核者。

【来源】《民间偏方奇效方》

鲫鱼汤

【组成】鲫鱼500克，黄芪40克，炒枳壳15克。

【制法】鲫鱼洗净，加二味药水煎，待鱼熟后食肉饮汤。

【用法】口服，每日2次。

【主治】胃下垂并发脱肛。

【来源】《民间偏方奇效方》

补气黄芪汤

【组成】黄芪30克，升麻6克，党参6克，五倍子5克，乌梅4枚，小茴香3克。

【制法】水一碗煎至剩下半碗。

【用法】口服，空腹温服3次。

【主治】胃下垂并发子宫下垂。

【来源】《民间偏方奇效方》

龙眼肉炖猪肚

【组成】干龙眼肉100克，猪小肚1个。

【制法】炖熟。

【用法】口服，每日1剂。

【功效】健脾养胃，升提中气。

【主治】胃下垂。

【来源】《老偏方》

养阴活血汤

【组成】沙参15克，麦冬15克，生地黄12克，玉竹10克，白芍10克，枳壳10克，党参10克，红花6克，桃仁10克，当归10克，炙甘草6克。

【制法】水煎。

【用法】口服，每日1剂。

【功效】益胃养阴活血。

【主治】胃下垂。

【来源】《老偏方》

疏肝益气汤

【组成】柴胡3克，炙升麻3克，炙甘草3克，枳壳20克，白芍10克，延胡索10克，炒川楝子10克，白术10克，炒神曲10克，山楂10克，党参10克，黄芪10克，鸡内金10克。

【制法】水煎2次。

【用法】分2次饭后服用。

【功效】疏肝益气。

【主治】胃下垂。

【来源】《老偏方》

猪脾枣米粥

【组成】猪脾2具，枣10枚，粳米100克。

【制法】水煎。

【制法】猪脾洗净切片，锅中微炒，加入大枣、粳米添水煮粥，可酌加白糖调味。

【用法】空腹服用，每日1次，半个月为1个疗程。

【功效】益气健脾。

【主治】胃下垂（心脾两虚证）。

【来源】《老偏方》

枣子山药粥

【组成】猪肚1只，莲子、山药各50克，糯米100克。

【制法】将猪肚去除脂膜，洗净切碎，莲子、山药捣碎，和糯米一起下锅，加水文火煮粥。

【用法】早晚2次服完，隔日1剂。10天为1个疗程。

【主治】胃下垂（脾胃虚弱证）。

【来源】《老偏方》

苍术泡水

【组成】苍术5~20克。

【加减】阴虚有热者加麦冬、玉竹、石斛等。

【制法】加水煎煮或沸水浸泡，每剂可煎煮2次或冲泡2~3杯。

【用法】每日1剂，连续服用1~3个月。

【功效】升阳燥湿。

【主治】胃下垂（脾虚气陷证）。

【来源】《老偏方》

桂圆肉蒸鸡蛋

【组成】桂圆肉5~7个，鸡蛋1个。

【制法】鸡蛋去壳，放入小碗中，可加白糖少许，蒸约3分钟，蛋半熟，将桂圆肉塞入蛋黄内，再蒸10分钟。

【用法】当点心吃，每日1次。

【功效】补益心脾。

【主治】胃下垂。

【来源】《老偏方》

干姜花椒粥

【组成】干姜5片，花椒3克，粳米100克，红糖15克。

【制法】纱布包干姜、花椒，与粳米加清水煮沸，30分钟后取出药袋，再煮成粥。

【用法】每日早晚各1次，长期服用方可见效。

【功效】暖胃散寒，温中止痛。

【主治】胃下垂。

【来源】《老偏方》

龟肚羹

【组成】乌龟1只，猪肚1个。

【制法】乌龟置于清水中，滴入香油2滴，放养约2小时，宰杀。放入洗净的猪肚内，缝合后加水炖烂，吃肉饮汤。

【用法】每日1次。

【主治】胃下垂年久，体弱无力。

【来源】《效方选优》

枳麻汤

【组成】升麻15克，枳壳15克。

【用法】水煎，每日1剂。

【功效】升清提肠，清胀除满。

【主治】胃下垂。

【来源】《老偏方》

茯苓黄芪汤

【组成】茯苓35克，枳壳、黄芪各20克，白术12克，佛手9克，升麻、炙甘草、肉桂各6克。

【制法】加水煮沸15分钟，取药液，药渣再煎20分钟，去渣，合为一剂。

【用法】口服，每日1~2剂。

【主治】胃下垂。

【来源】《老偏方》

荷叶蒂

【组成】新鲜荷叶蒂4个，莲子60克，白糖适量。

【制法】莲子去心，上共入锅内，用两大碗冷水小火慢炖2小时，加入白糖一匙，再炖片刻。

【用法】当点心吃。

【功效】补心益脾，健胃消食。

【主治】胃下垂。

【来源】《老偏方》

米糠鸡内金

【组成】米糠500克，鸡内金50克。

【制法】先将米糠放入锅内文火炒至黄褐色，再放入鸡内金50克，炒至鸡内金胀发后，从火上移开，除去米糠，将鸡内金碾成粉末。

【用法】温开水送服1~2克，每日3次。

【功效】健胃消食。

【主治】胃下垂。

【来源】《老偏方》

龟肉汤

【组成】乌龟肉250克，炒枳壳20克。

【制法】共煮熟去药。

【用法】可加盐或酱油调食。

【功效】补气益脾胃。

【主治】胃下垂。

【来源】《常见病特效偏方精选》

山楂枳壳汤

【组成】山楂、枳壳各15克。

【制法】水煎去渣。

【用法】每日分2次服下。连续服用。

【功效】收敛。

【主治】胃下垂。

【来源】《常见病特效偏方精选》

核桃仁蚕蛹

【组成】核桃仁100~150克，蚕蛹（微炒）50克。

【制法】隔水炖蒸。

【用法】佐餐。

【功效】补中益气。

【主治】胃下垂。

【来源】《常见病特效偏方精选》

榛子山药粉

【组成】榛子仁、怀山药各60克，党参30克，砂仁、陈皮各15克，白糖50克。

【制法】前五味共为细末，加入白糖拌匀。

【用法】每次10~15克，开水冲服，每日3次。

【功效】补中益气，健脾养胃。

【主治】胃下垂。

【来源】《常见病特效偏方精选》

韭菜籽蜂蜜饮

【组成】韭菜籽60克，蜂蜜120克。

【制法】韭菜籽捣烂，调入蜂蜜，开水冲服。

【用法】每日1~2次。

【功效】温肾益阳。

【主治】胃下垂。

【来源】《常见病特效偏方精选》

加味补中益气汤

【组成】炙黄芪15克，炙甘草3克，神曲、半夏曲、炒荷叶各6克，党参、白术、茯苓各10克，当归12克，升麻、柴胡、砂仁、桔梗、陈皮各5克。

【制法】水煎。

【用法】每日1剂，分2次服。

【功效】补中益气，升阳益胃。

【主治】胃下垂（中气下陷证）。

【来源】《奇效偏方掌中查》

吴茱萸汤合延年汤

【组成】吴茱萸、桔梗各10克，太子参、柴胡各12克，焦槟榔3克，炒枳壳、鳖甲、干姜、肉桂各6克。

【制法】水煎。

【用法】每日1剂，分2次服。

【功效】温中散寒，和胃降逆。

【主治】胃下垂（脾胃虚寒证）。

【来源】《奇效偏方掌中查》

升阳和胃汤

【组成】柴胡9克，川芎7克，炙甘草4克，炒麦芽15克，藁本、苍术、炒神曲、桂枝、茯苓、泽泻各10克。

【制法】水煎。

【用法】每日1剂，分4次温服。

【功效】升阳化气，和胃助运。

【主治】胃下垂（脾虚湿蕴证）。

【来源】《奇效偏方掌中查》

白术猪肚

【组成】白术60~150克，猪肚1个。

【制法】白术装入洗净的猪肚中，加适量凉水煎煮1个小时。

【用法】喝汤吃猪肚。

【主治】胃下垂（脾胃虚弱证）。

【来源】《中医师秘藏的小验方》

玉竹煲鸭

【组成】玉竹10克，老公鸭1只，葱、姜、食盐、味精各适量。

【制法】共煮，待鸭肉熟烂，取出药包，调入适量食盐和味精。

【用法】吃肉喝汤，每周2~3剂。

【功效】滋阴养胃。

【主治】胃下垂（脾胃阴虚证）。

【来源】《常见病妙法良方》

猪肚丝瓜络

【组成】猪肚1具，干丝瓜络120克。

【制法】猪肚洗净，放入干丝瓜络60克，煎煮1个半小时，以猪肚烂熟为度，拣出丝瓜络。

【用法】将剩余的干丝瓜络用火炒至黄色，研成粉末，和猪肚一起分3天作9次，每次饭前半小时加热温服，连续服用6天为1个疗程。每个疗程之间间隔2天。

【主治】胃下垂。

【来源】《常见病妙法良方》

茱萸党参汤

【组成】吴茱萸、党参、桂枝各12克，白术、茯苓、陈皮、制半夏各10克，干姜20克，旋覆花15克，炙甘草6克，大枣6枚。

【制法】诸药一起放入砂锅中，加适量水煎煮2次，将两次药液混合。

【用法】每日1剂，分2~3次温服。

【功效】补中益气。

【主治】胃下垂（升降失调证）。

【来源】《常见病妙法良方》

山楂陈皮枳壳饮

【组成】山楂12克，陈皮、枳壳各9克，生姜6克。

【制法】生姜洗净切片，和鲜山楂、陈皮、枳壳一起放入锅中，加适量水煮，大火煮沸后，小火煎煮20分钟即可。

【用法】每日1剂。

【功效】疏肝理气，健脾和中。

【主治】胃下垂（肝脾不调证）。

【来源】《常见病妙法良方》

砂参升麻饮

【组成】砂仁、枳壳各10克，党参20克，柴胡、升麻各5克。

【制法】共为细末。

【用法】开水冲服。

【功效】补益中气。

【主治】胃下垂（脾虚失运证）。

【来源】《常见病妙法良方》

半夏升麻饮

【组成】半夏、升麻各10克，干姜2克，党参30克，炙甘草、川三七各3克，黄连6克。

【制法】将诸药一起放入锅中，加水适量煎煮。

【用法】每日1剂，分3次饭前饮服。

【功效】升阳补气，和调寒热。

【主治】胃下垂（寒热错杂证）。

【来源】《常见病妙法良方》

莲子山药猪肚粥

【组成】猪肚1只，糯米100克，莲子、山药各50克。

【制法】猪肚去脂膜，洗净切片，莲子、山药捣碎，和糯米一起放入锅中，加水小火煮成粥即可。

【用法】早晚2次食完，2天1剂，连续食用10天。

【功效】补脾养胃，补中益气。

【主治】胃下垂。

【来源】《常见病妙法良方》

黄芪升麻半夏汤

【组成】黄芪15克，升麻8克，半夏9克。

【制法】水煎。

【用法】每日1剂，分2次服。

【功效】益气升阳，健胃止呕。

【主治】胃下垂（脾虚证）。

【来源】《一用就灵的老偏方》

·益气畅中汤·

【组成】炒党参9克，黄芪9克，当归9克，白芍9克，升麻9克，香附9克，郁金9克，八月札9克，厚朴花2.4克，砂仁（后下）3克，沉香1.2克，清灵草9克，钩藤9克，磁石30克，宁志丹（包）9克。

【制法】水煎。

【用法】每日1剂。

【功效】补中益气。

【主治】胃下垂（肝郁脾虚证）。

【来源】《国医特效偏方单方大全》

·马钱枳术丸·

【组成】制马钱子60克，枳实80克，白术360克。

【制法】各研为细末，炼蜜为丸，每丸重3克。

【用法】早晚饭后各服1丸。温开水送下。

【功效】强筋壮骨，健脾理气。

【主治】胃下垂（脾胃虚弱证）。

【来源】《国医特效偏方单方大全》

·补胃散·

【组成】鲜猪肚1个，白术片250克。

【制法】白术放入洗净的猪肚内，两端用索线扎紧，放入大瓦罐内，加满水，置火上煮一日，将猪肚内白术取出晒干，焙枯，研成极细末。

【用法】每次3克，每日3次。空腹时用米汤或开水送下。

【功效】养胃健脾。

【主治】胃下垂。

【来源】《国医特效偏方单方大全》

益气升陷汤

【组成】黄芪、党参（或太子参）、银柴胡、干荷叶各适量。

【制法】水煎2次。

【用法】每日1次，2次分服。

【功效】益气升陷。

【主治】胃下垂（中气下陷证）。

【来源】《国医特效偏方单方大全》

鸡内金方

【组成】米糠1000克，鸡内金100克。

【制法】先炒米糠至黄褐色，再入鸡内金，再炒至膨胀，关火，稍冷却后筛去米糠，鸡内金捣成粉末。

【用法】成人每次1~2克，小儿每次0.5克。

【主治】胃下垂、胃扩张、胃功能紊乱症。

【来源】《中华奇效验方》

黄芪焦术验方

【组成】黄芪30克，焦术9克，川朴6克，枳壳1.5克，草果仁6克，大腹皮9克，广木香1.5克，党参9克，肉蔻9克，砂仁1.5克，干姜1.5克，升麻3克。

【加减】有炎症加半夏、陈皮；恶心呕吐加藿香；小腹寒加艾叶、小茴香，消化不良加鸡内金。

【制法】水煎。

【用法】温服。

【主治】胃下垂（脾虚气滞证）。

【来源】《家中实用的老偏方》

枳实葛根验方

【组成】炒枳实15克，煨葛根12克，炙黄芪120克，防风3克，炒白术9克，山茱萸15克。

【加减】病重加柴胡6克，升麻6克；脾胃泄泻加煨肉蔻6克，罂粟壳6克；便秘加肉苁蓉15克；兼脾胃不和加木香6克，砂仁9克，鸡内金9克；兼脾胃虚寒加炮姜9克，川附子12克；肝脾不和者枳实三倍于白术，柴胡改为9克，加麦芽15克。

【制法】水煎。

【用法】每日1剂。

【主治】胃下垂（中气下陷证）。

【来源】《家中实用的老偏方》

子母鸡方

【组成】子母鸡1只，干姜、砂仁、公丁各3克。

【制法】子母鸡保留心、肝、肺，将鸡切块，放入砂锅中，文火炖至烂熟。

【用法】干姜、公丁、砂仁研成细末，吃时加入鸡肉汤中。每

3日吃一只鸡，1日分2次食用。一般吃1~5只鸡即能生效。

【功效】补中益气举陷。

【主治】胃下垂。

【来源】《民间偏方大全》

炖笋鸡

【组成】笋鸡1只，干姜、公丁香、砂仁各3克。

【制法】笋鸡保留心、肝、肺，切成小块，加入干姜、公丁香、砂仁（皆研细粉），炖煮。

【用法】分2次吃完，每3天吃1只。

【功效】调气补中。

【主治】胃下垂。

【来源】《民间偏方大全》

石菖蒲枳壳散

【组成】石菖蒲、枳壳、小茴香各60克。

【制法】为粗末，投入1000毫升白酒中浸泡10天。

【用法】每次饮用药酒20毫升，每日3次。

【主治】胃下垂（脾胃寒湿证）。

【来源】《民间偏方大全》

首乌散

【组成】何首乌30克，五倍子2克，肉桂1克。

【制法】为末。

【用法】分3次冲服，每日1剂。

【主治】胃下垂（脾肾不足证）。

【来源】《民间偏方大全》

人参黄芪膏

【组成】人参50克，生黄芪200克，党参200克，白术100克，白芍150克，芍药150克，黄精100克，枳实100克，茯苓150克，柴胡60克，升麻60克，炒杜仲100克，陈皮50克，制何首乌100克，菟丝子100克，大枣100克，半夏100克，木香30克，当归90克，砂仁50克，木香60克，鸡内金60克，麦芽150克，甘松90克，阿胶150克，生晒参100克，红参30克，鹿角胶200克，龟甲胶200克，冰糖250克，黄酒适量。

【制法】上述药材洗净研末，用水煎煮3次，合并药汁加热浓缩至稠膏状，生晒参、红参另煎，兑入稠膏中，阿胶、鹿角胶、龟甲胶研成粗末，加适量黄酒浸泡后隔水炖烊，冲入膏中和匀，最后调入冰糖煮沸。

【用法】开水冲服，每次15克，每日2次，可连服数剂。

【功效】补脾益气。

【主治】胃下垂（脾胃虚弱、肾精不足证）。

【来源】《中医膏方大全》

黄芪青皮膏

【组成】炙黄芪300克，煅牡蛎300克，潞党参200克，明天麻200克，川续断150克，桑寄生150克，炒白术150克，白茯苓150克，肉苁蓉150克，怀山药200克，莲子肉200克，巴戟天150克，女贞子150克，褚实子150克，枸杞子150克，炒当归120克，川芎120克，粉葛根120克，延胡索120克，熟地黄120克，制狗脊120克，夏枯草90克，制香附90克，炮穿山甲60克，佛手片60克，紫苏梗60克，焦山楂50克，焦六曲50克，炙甘草40克，炒枳实40克，炒枳壳40克，小青皮30克，饴糖250克。

【制法】上述除饴糖外，洗净研末，用水煎煮3次，在过滤去渣取汁合并，将药汁加热浓缩至呈稠膏状，再调入饴糖煮沸即成。

【用法】开水冲服，每次15克，每日2次，可连服数料。

【功效】滋阴养胃。

【主治】胃下垂（胃阴不足证）。

【来源】《中医膏方大全》

双参补脾膏

【组成】人参50克，生黄芪200克，党参200克，白术100克，白芍150克，山药150克，黄精100克，枳实100克，茯苓150克，柴胡60克，升麻60克，陈皮50克，半夏100克，木香30克，当归90克，炙甘草90克，砂仁50克，木香60克，鸡内金60克，麦芽150克，甘松90克，大枣100克，阿胶200克，蜂蜜、饴糖各200克，黄酒适量。

【制法】上述除阿胶、人参、大枣、蜂蜜、饴糖外，其余加适量水煎煮3次，滤汁去渣，将这三次滤液合并，加热浓缩为清膏，人参另煎兑入，大枣去核、去皮调入清膏，再将阿胶研成粉末，加适量黄酒浸泡后隔水炖烊，冲入清膏中和匀，最后加蜂蜜、饴糖收膏即成。

【用法】每次15~20克，每日2次，开水调服，可连服数周，直至见效。

【主治】胃下垂（中气下陷证）。

【来源】《中医膏方大全》

胃垂汤

【组成】制马钱子粉（分三次冲）0.5克，人参20克，党参30克，厚朴20克，厚朴20克，枳壳30克。

【制法】水煎。

【用法】每日1剂。

【主治】胃下垂（中气下陷证）。

【来源】《偏方治病一招灵》

升麻方

【组成】升麻、枳壳各15~20克，生黄芪、党参各20~30克。

【制法】水煎。

【用法】每日1剂，分3次服。

【主治】胃下垂（中气下陷证）。

【来源】《偏方治病一招灵》

仙人球方

【组成】鲜仙人球50~60克，瘦猪肉30~50克。

【制法】猪肉剁碎，与仙人球一起煮熟。

【用法】每日1剂，每晚顿服之。

【主治】胃下垂。

【来源】《偏方治病一招灵》

蜂蜜红茶

【组成】蜂蜜30克，红茶6克。

【制法】沸水冲泡，加盖焖5那种，加蜂蜜搅匀。

【用法】代茶饮。

【功效】生津止渴，滋养脾胃。

【主治】胃下垂（胃阴不足证）。

【来源】《中医特效偏方验方2000首》

砂仁枳青茶

【组成】砂仁、枳壳、青皮各10克。

【制法】加水适量煎煮，煎2次，取药汁200毫升。

【用法】每日1剂，代茶饮。

【功效】疏肝行气，和胃。

【主治】胃下垂（肝胃不和证）。

【来源】《中医特效偏方2000首》

苓桂术甘汤

【组成】茯苓12克，桂枝9克，白术6克，炙甘草6克。

【制法】水煎。

【用法】每日1剂，分3次温服。

【功效】温阳化饮，健脾利湿。

【主治】胃下垂（脾虚停饮证）。

【来源】《伤寒论》

鸡肝粥

【组成】鸡肝1副，粳米50克，姜末、精盐各适量。

【制法】共煮为粥。

【用法】早晚餐温服。

【功效】补脾养肝。

【主治】胃下垂（肝胃不和证）。

【来源】《中医特效偏方2000首》

当归苁蓉汤

【组成】当归、肉苁蓉各30克，麻子仁30克，太子参、沙参、麦冬各12克，杏仁、枳壳各12克，厚朴18克，大黄6克。

【制法】水煎。

【用法】口服，每日1剂。

【功效】甘凉濡润，通府降浊。

【主治】胃下垂（气血两虚证）。

【来源】《中医特效偏方2000首》

升胃汤

【组成】红参、甘草各10克，黄芪50克，升麻15克，白术20克，枳壳、牡蛎各30克。

【制法】水煎。

【用法】口服，每日1剂。

【功效】益气升阳提胃。

【主治】胃下垂（中气下陷证）。

【来源】《中医特效偏方2000首》

补元复胃汤

【组成】党参12克，白术、云茯苓、豆蔻、砂仁各10克，陈皮、枳实、厚朴、麦芽、谷芽、神曲、大枣、山楂各6克，木香3克，山药15克。

【制法】水煎。

【用法】口服，每日1剂。

【功效】补中益气，健脾消食。

【主治】胃下垂（脾虚失运证）。

【来源】《中医特效偏方2000首》

胃下垂汤

【组成】党参、白术、陈皮、当归、山楂、枳实、郁金、莪术、云茯苓、桃仁、炙黄芪各10克，柴胡、炙升麻、炙甘草各5克。

【制法】水煎。

【用法】每日1剂，温服。

【主治】胃下垂（中气下陷证）。

【来源】《中医特效偏方2000首》

施今墨经验方

【组成】炙黄芪15克，云苓块10克，党参（米炒）10克，小於术10克，炒荷叶6克，炙甘草3克，升麻5克，柴胡5克，广陈皮5克，砂仁（捣）5克，建神曲6克，半夏曲6克，油当归12克，苦菊梗5克。

【制法】水煎。

【用法】口服，每日1剂。

【功效】补中益气。

【主治】胃下垂（脾虚失运证）。

【来源】《施今墨医案解读》

陈正学经验方

【组成】生黄芪60克，党参26克，白术20克，甘草6克，当归

10克，陈皮10克，柴胡10克，升麻12克，木香6克，生谷芽15克。

【加减】涩肠加诃子。

【制法】水煎。

【用法】口服，每日1剂，分2次服。

【主治】胃下垂（中气下陷证）。

【来源】实用中医药杂志，2008，24（10）

单兆伟经验方1

【组成】枳壳10克，白术10克，太子参10克，薏苡仁15克，山药15克，佛手柑5克，百合15克，荷叶10克，远志5克，葶苈子6克。

【制法】水煎。

【用法】口服，每日1剂，煎煮4次，分次口服。

【功效】健脾益气。

【主治】胃下垂（脾虚温蕴证）。

【来源】中国中医药信息杂志，2019，26（5）

单兆伟经验方2

【组成】黄芪10克，党参10克，白术（麸炒）10克，甘草5克，陈皮6克，升麻5克，柴胡5克，枳实（麸炒）10克，荷叶10克，莱菔子10克。

【制法】水煎。

【用法】口服，每日1剂。

【功效】升提阳气，托举脏器。

【主治】胃下垂（中气下陷证）。

【来源】中国中医药信息杂志，2019，26（5）

高辉远经验方

【组成】太子参15克，黄芪15克，白术10克，枳壳10克，荷叶10克，当归10克，升麻6克，柴胡6克，陈皮8克，炙甘草3克。

【制法】水煎。

【用法】口服，每日1剂。

【功效】益气健脾升陷。

【主治】胃下垂（中气下陷证）。

【来源】中医函授通讯，1995，5

杨春波经验方1

【组成】党参15克，白术10克，黄芪10克，菟丝子10克，黄连3克，茵陈10克，砂仁4.5克，枳壳10克，炙甘草3克。

【制法】水煎。

【用法】口服，每日1剂。

【功效】健脾益肾，清热化瘀，清化调气。

【主治】胃下垂（脾肾不足、中焦湿热证）。

【来源】中国中医药信息杂志，2021，28（5）

杨春波经验方2

【组成】绞股蓝15克，白扁豆12克，茯苓15克，砂仁4.5克，菟丝子10克，黄连3克，赤芍10克，丹参10克，枳壳10克，龙骨（先煎）2克，牡蛎（先煎）12克，琥珀5克，合欢皮15克，炙甘草3克。

【制法】水煎。

【用法】口服，每日1剂。

【功效】健脾益肾，清化散瘀，潜阳安神。

【主治】胃下垂（脾肾不足、湿热瘀阻、心阳上浮证）。

【来源】中国中医药信息杂志，2021，28（5）

杨春波经验方3

【组成】党参15克，苍术6克，白扁豆12克，黄连3克，佩兰9克，厚朴9克，枳壳12克，瓜蒌15克。

【制法】水煎。

【用法】口服，每日1剂。

【功效】健脾益气，清热化湿，行气。

【主治】胃下垂（脾虚湿蕴证）。

【来源】中国中医药信息杂志，2021，28（5）

李寿彭经验方

【组成】黄芪20克，枳实20克，白术10克，陈皮15克，党参15克，延胡索15克，升麻9克，柴胡12克，当归12克，炙甘草6克，甘松6克，合欢皮9克，木香9克。

【制法】水煎。

【用法】口服，每日1剂。

【功效】补益脾胃，升阳举陷。

【主治】胃下垂（脾虚气滞证）。

【来源】新中医，2015，47（5）

李寿山经验方1

【组成】黄芪30克，党参30克，升麻15克，葛根15克，炒白术15克，山药15克，枳实20克，炙甘草10克，当归15克，芍药15克，川芎15克。

【制法】水煎。

【用法】口服，每日1剂，分2次早晚服用。

【功效】健脾和胃，益气升陷，活血化瘀。

【主治】胃下垂（气滞血瘀证）。

【来源】光明中医，2013，28（4）

李寿山经验方2

【组成】黄芪30克，党参30克，升麻10克，葛根15克，白术15克，生山药20克，枳实30克，炙甘草6克。

【制法】水煎。

【用法】口服，每日1剂，早晚服用。

【功效】温健脾运，升举中气，调畅气机。

【主治】胃下垂（中气下陷证）。

【来源】世界中医药，2009，4（3）

刘仁昌经验方1

【组成】柴胡、当归、白芍、木瓜各10克，白术、炒葛根各12克，益母草、黄芪各20克，党参、枳壳各15克，肉桂、吴茱萸各6克，炙甘草8克，大枣4枚。

【制法】水煎。

【用法】口服，每日1剂。

【主治】胃下垂（脾虚气陷证）。

【来源】山东中医药杂志，1989，8（6）

刘仁昌经验方2

【组成】苍术、法半夏、茯苓各15克，厚朴、陈皮各12克，藿香、焦槟榔各10克，菖蒲、炮姜各8克，羌活5克，炒薏苡仁20克。

【制法】水煎服。

【用法】口服，每日1剂，用15剂。

【功效】温化开降。

【主治】胃下垂、胃炎（寒湿困脾证）。

【来源】山东中医药杂志，1989，8（6）

印会河经验方（补中益气汤加味）

【组成】黄芪15克，党参12克，白术12克，陈皮10克，升麻10克，柴胡10克，甘草6克，当归15克，枳实30克，生姜10克，大枣5枚。

【加减】体虚者加鹿角霜15克、紫河车15克；胃酸多加煅瓦楞子（先煎）30克。

【制法】水煎。

【用法】口服，每日1剂。

【功效】升降脾胃。

【主治】胃下垂（中气下陷证）。

【来源】中国乡村医药，2001，8（8）

颜正华经验方（补中益气汤加减）

【组成】党参18克，生黄芪30克，升麻3克，当归6克，陈皮10克，茯苓30克，砂仁（后下）5克，炒神曲12克，白术12克，麦芽15克，谷芽15克，炒枣仁20克，夜交藤30克，大枣6枚。

【加减】大便偏干加生大黄6克。

【制法】水煎。

【用法】口服，每日1剂。

【功效】健脾益气，和胃安神。

【主治】胃下垂。

【来源】中华中医药，2006，21（6）

张德超经验方

【组成】木香、砂仁各6克，枳壳15克，炒白术、党参各10克，防风、春柴胡、升麻各6克，黄芪30克，鸡内金（研末冲服）6克，生姜2片，红枣7枚。

【制法】水煎。

【用法】口服，每日1剂。

【功效】调理脾胃，复其升降。

【主治】胃下垂（脾胃气虚证）。

【来源】北京中医杂志，1992，（5）

赵法新经验方（升阳益胃汤加减）

【组成】黄芪30克，党参15克，白术20克，茯苓20克，焦扁豆15克，当归10克，柴胡12克，枳壳15克，焦三仙各15克，升麻3克，羌活10克，炙甘草10克。

【制法】水煎2次。

【用法】合并，分3~5次，食前服，以利吸收。

【功效】健脾和胃，补中升阳。

【主治】胃下垂（脾胃虚弱证）。

【来源】亚太传统医药，2018，14（11）

朱古亭经验方

【组成】黄芪30克，党参15克，佛手片、炒白术、炒白芍各12克，延胡索、广木香、炒当归各9克，升麻、柴胡、甘草各6克。

【制法】水煎。

【用法】口服，每日1剂。

【功效】补益升提。

【主治】胃下垂。

【来源】浙江中医杂志，2015，50（2）

朱良春经验方（苍术饮）

【组成】炒苍术20克。

【制法】滚开水冲泡。

【用法】少量频次代茶饮。

【主治】胃下垂。

【来源】辽宁中医杂志，2000，27（10）

唐旭东膏方

【组成】西洋参（单煎）120克，生黄芪180克，党参150克，北沙参150克，麦冬150克，柴胡90克，白芍150克，当归150克，熟地黄180克，山萸肉180克，山药180克，生白术180克，川芎120克，枸杞240克，五味子60克，紫苏梗120克，陈皮120克，枳壳150克，厚朴150克，桑椹240克，牡丹皮150克，炒栀子150克，佩兰150克，炒神曲180克，炒麦芽300克，海螵蛸180克，炒谷芽300克，浙贝母180克，三七粉（拌入）60克，阿胶（烊化）180克，蒲公英180克，大枣120克，炙甘草60克，酸枣仁300克，柏子仁300克。

【制法】水煎2次，文火收汁加入粉、胶，以冰糖、蜂蜜适量取膏。制成100袋左右。

【用法】服前应先以汤药去其痰、瘀邪实。初始每日空腹服用1袋，后可逐渐增至早晚各1袋。

【主治】胃下垂（肝郁脾虚证）。

【来源】中医药导报，2020，26（2）

李佰纲经验方（补中益气汤加减）

【组成】黄芪30克，党参15克，白术15克，甘草10克，当归20克，陈皮10克，升麻6克，柴胡6克，鸡内金15克，焦三仙各15克，防风6克。

【制法】水煎。

【用法】口服，每日1剂，分2次服。

【功效】益气健脾，甘温除热。

【主治】胃下垂（脾虚失运证）。

【来源】中国民间疗法，2006，14（10）

任世玉经验方

【组成】炙红芪24克，白术20克，当归10克，陈皮10克，柴胡6克，升麻6克，焦神曲15克，焦麦芽15克，焦山楂15克，炒枳实15克，炒枳壳24克，桔梗8克，红枣4枚，生姜3片，当归12克，炙甘草6克。

【制法】水煎。

【用法】口服，每日1剂。

【功效】健脾胃，坚肌肉。

【主治】胃下垂（中气下陷证）。

【来源】甘肃中医，2008，21（8）

张建滕经验方

【组成】太子参15克，黄芪18克，黄芩9克，黄连6克，炒莱菔子12克，生姜6克，酒大黄3克，枳壳10克，砂仁3克，鸡内金10克，佛手12克，大腹皮12克。

【制法】水煎。

【用法】口服，每日1剂。

【功效】温补中阳，理气行滞，佐以通降。

【主治】胃下垂（升降失调证）。

【来源】山东中医，1999，18（4）

周天寒验方（升胃丸）

【组成】人参30克，黄芪100克，炒枳壳60克，鸡内金40克，升麻60克，防风20克，炙甘草18克。

【制法】共为细末，蜂蜜为丸，如梧桐子大。

【用法】口服，每次9克，温开水送服。

【功效】升阳举陷。

【主治】胃下垂（中气下陷证）。

【来源】《巴渝国医传承——重庆市第四批全国老中医专家学术经验继承文集》

叶发正经验方

【组成】仙鹤草30克，白术20克，枳壳10克，鸡内金10克。

【制法】水煎。

【用法】每日1剂，早晚分服。

【功效】强壮补益。

【主治】胃下垂（脾胃阴虚证）。

【来源】《中医师秘藏的小验方》

第二节　外用方

敷贴方

【组成】艾绒，麻油。

【制法】将艾绒去茎，用麻油调后敷于神阙，并以纱布覆盖。

【用法】每日1次，可根据腹胀发作时间提前1~2小时敷贴，注意腹部保暖。

【功效】温中，逐冷，除湿。

【主治】脾虚胃下垂，腹胀。

【来源】中华护理杂志，1990，25（2）

足浴方

【组成】人参叶、柴胡各20克，枳实30克，白术15克。

【制法】煎煮40分钟，去渣取汁，与3000毫升开水同入足浴桶中。

【用法】先熏蒸，后泡足，每晚1次，每次30分钟。

【功效】补中益气，升阳固脱。

【主治】胃下垂（中气下陷证）。

【来源】《中医特效偏方2000首》

篦倍方

【组成】蓖麻子仁98%，五倍子末2%。

【制法】共为细末，过筛，按上述比例混匀，打成糊状，制成直径约1.5厘米、厚1厘米的药饼备用。

【用法】一次一饼，点百会穴，热熨，每日早中晚3次。

【功效】升提收敛。

【主治】胃下垂。

【来源】《老偏方》

蓖麻子膏

【组成】蓖麻子仁、五倍子各5克。

【制法】上二味共为细末，水调成糊状，备用。

【用法】贴敷于疼痛中心处，每日早晚热水袋熨5~10分钟，第四日早起揭去膏药。休息1日，如法再贴。

【主治】胃下垂。

【来源】《常见病特效偏方精选》

升麻石榴皮敷

【组成】升麻、石榴皮（鲜品）各适量。

【制法】升麻研粉，石榴皮捣烂，共制为直径1厘米的药球。

【用法】敷在神阙穴处，用纱布和胶带固定。患者平躺，用60℃的热水袋熨敷，每次30分钟以上，每日3次。连续敷10天为1个疗程。

【功效】升阳发表。

【主治】胃下垂。

【来源】《常见病妙法良方》

毛茛贴敷

【组成】新鲜毛茛，红糖。

【制法】 取新鲜毛茛，除去外茎，留下根须，清水洗净阴干，切碎，加入红糖少许，共捣如泥膏状备用。

【用法】 取药膏适量，贴敷胃俞、肾俞。15分钟左右，患者感觉局部有蚁行感，进而产生烧灼感，即可将药弃去。如果局部起水疱不必刺破，可待自行吸收。

【主治】 胃下垂。

【来源】《中医外治方全书》

贴敷经验方1

【组成】 黄芪、党参、丹参各15克，当归、白术、白芍、枳壳、生姜各10克，升麻、柴胡各6克。

【制法】 上为细末。

【用法】 取10克填于脐窝，用胶布贴紧，每日隔金属盖艾灸三壮，隔三天换药。

【主治】 胃下垂（中气下陷证）。

【来源】《中医外治方全书》

贴敷经验方2

【组成】 葛根30克，山药、黄芪、党参、五味子各15克，肉桂、木香、草果各10克，升麻5克。

【制法】 过为细末，装入双层布袋。

【用法】 取药袋日夜兜在胃脘部，每剂可用1个月。

【主治】 胃下垂（中气下陷证）。

【来源】《中医外治方全书》

贴敷经验方3

【**组成**】川枳实、蓖麻仁各等量。

【**制法**】上药制成10%的溶液，行离子透入疗法。

【**用法**】每日1次，每次10~20分钟，15日为1个疗程。

【**主治**】胃下垂。

【**来源**】《中医外治方大全》

第六章　溃疡性结肠炎

概述　溃疡性结肠炎（UC），是一种常见的病因暂未明确的肠道慢性非特异性炎症性疾病，病变主要局限于大肠黏膜及黏膜下层，呈连续性弥漫性分布。病变大多自直肠开始，呈逆行性发展，累及直肠和乙状结肠多见。主要消化系统表现为腹泻、黏液脓血便、腹痛、里急后重等，可伴随发热、营养不良等全身表现。部分患者有肠外表现，如外周关节炎、坏疽性脓皮病及眼睛、口腔的损伤等，病程迁延不愈。

历代中医文献资料中均无溃疡性结肠炎病名的记载，根据其临床症状特点来看，与中医学的“泄泻”“痢疾”“肠风”“肠澼”“腹痛”“久痢”“休息痢”等范畴相似。

第一节　内服方

鸦胆子方

【组成】鸦胆子仁5粒，龙眼肉1个。

【用法】以龙眼肉包鸦胆子仁，吞服，每日3粒。

【功效】清热凉血。

【主治】溃疡性结肠炎（热蕴大肠型）。

【来源】《幼幼集成》

加味藿正汤

【组成】藿香、紫苏梗、大腹皮、梗通草、苍术、白术、炙甘草、川厚朴、木香各9克，茯苓12克，赤芍药、白芍药、麦芽、谷芽各15克，乳香、没药各9克，荠菜花炭、蚂蚁草各30克。

【制法】水煎。

【用法】口服，每日1剂。

【功效】清热利湿，凉血止血。

【主治】溃疡性结肠炎（湿热郁滞、肠腐下利证）。

【来源】《江浙沪名医秘方精粹》

保肠散

【组成】黄连50克，滑石粉25克，炒山药50克，焦白术20克，炒扁豆25克，焦山楂25克，朱砂5克。

【制法】除朱砂外，共研为细末，再用细箩筛之，然后用乳钵将朱砂研极细，再与余药合研。装瓶，放置阴凉干燥处备用。

【用法】周岁小儿每服0.5克，可根据年龄酌情加减。

【功效】清热燥湿，祛湿止泻。

【主治】溃疡性结肠炎（湿热蕴中型）。

【来源】《中国当代名医验方大全》

龙牙茶

【组成】龙牙草10克（即仙鹤草），陈茶叶10克。

【制法】水煎。

【用法】口服，每日1剂。

【功效】清热利湿，凉血止血。

【主治】溃疡性结肠炎（湿热蕴肠、热伤血络证）。

【来源】《本草纲目》

姜茶

【组成】生姜10克，茶叶10克。

【制法】将生姜洗净切成薄片或姜末，与茶叶一起加水煎。

【用法】饮服，每日1剂。

【功效】散寒健胃，固肠止泻。

【主治】溃疡性结肠炎（寒湿蕴肠证）。

【来源】《医说》

调中理肠汤

【组成】党参15克，焦白术15克，炮姜7克，酒大黄炭2克，苦参10克，秦皮15克，炒山药15克，扁豆15颗，乌梅7.5克。

【制法】水煎。

【用法】口服，每日1剂，早晚分服。

【功效】健脾燥湿，理肠止泻。

【主治】溃疡性结肠炎（脾虚湿盛、寒热夹杂证）。

【来源】《中国当代名医验方大全》

止痢汤

【组成】怀山药30克，谷芽15克，炮姜10克，黄连6克，白芍药12克，地榆炭18克，合欢皮20克，乌药10克，甘草10克。

【制法】先用清水浸泡，再水煎，每剂煎2次。

【用法】成人可分2次服，儿童可分3~4次服。

【功效】益气健脾，清热祛湿。

【主治】溃疡性结肠炎（脾胃虚弱、湿热蕴肠证）。

【来源】《中国当代名医验方大全》

益气补脾化瘀汤

【组成】黄芪30克，党参15克，白术10克，茯苓15克，薏苡仁30克，山药15克，丹参30克，赤芍药15克，川芎15克，牡丹皮15克。

【制法】以上药物用清水浸泡30分钟，然后水煎20分钟，每剂煎2次，将2次煎液混合。

【用法】分2次温服。

【功效】益气健脾，活血化瘀。

【主治】溃疡性结肠炎（脾气虚弱兼有瘀血证）。

【来源】《千家妙方》

三味止泻散

【组成】山药150克，诃子肉60克，石榴皮60克。

【制法】以上药物研成细末。

【用法】每次服4.5克，每日3次，空腹服用。

【功效】滋补脾胃，涩肠止泻。

【主治】溃疡性结肠炎（脾胃虚弱证）。

【来源】《千家妙方》

温阳止泻汤

【组成】黄芪20克，党参20克，干姜6克，炙甘草6克，五味子10克，苦参6克，吴茱萸6克，补骨脂10克，三棱6克，白术10克，晚蚕沙30克，地榆10克。

【制法】以上药物用清水浸泡30分钟，然后水煎20分钟。

【用法】每剂煎2次，将2次煎液混合，分2次温服。

【功效】温阳固肾，补脾化湿。

【主治】溃疡性结肠炎（脾胃阳虚、湿浊困阻证）。

【来源】《千家妙方》

久泻回春汤

【组成】当归10克，杭白芍药20克，桂枝6克，细辛10克，木通6克，生姜10克，甘草8克，大枣10克，党参10克，黄芪10克，山药10克，罂粟壳10克。

【制法】以上药物用清水浸泡30分钟，再煎煮30分钟，每剂煎2次，将2次煎液混合。

【用法】每日1剂，早晚各服1次。

【功效】补益脾胃，散寒止泻。

【主治】溃疡性结肠炎（脾胃虚弱证）。

【来源】《中国当代名医验方大全》

结肠炎方

【组成】党参、红藤各10克，白术9克，炮姜、木香、枳壳各6克，白头翁10克，焦山楂、焦神曲、地榆各12克，槟榔8克，黄连、甘草各4.5克。

【制法】水煎。

【用法】口服，每日1剂。

【功效】益气健脾，兼利湿热。

【主治】溃疡性结肠炎（脾胃虚弱、肠腑湿热证）。

【来源】《江浙沪名医秘方精粹》

戊己丸

【组成】黄连、白芍药、吴茱萸各150克。

【制法】上药共研细末，面糊为丸。

【用法】每次服3克，每日3次。

【功效】疏肝和脾。

【主治】溃疡性结肠炎（肝脾不和证）。

【来源】《太平惠民和剂局方》

疏肝健脾汤

【组成】柴胡、白术、白芍药、防风各10克，木香、甘草各6克，椿根皮12克，青皮、陈皮各5克，槐花15克，黄连3克。

【制法】上药用水浸泡30分钟，再煎煮30分钟，每剂煎2次，将2次煎液混合。

【用法】每日1剂，饭前半小时服。

【功效】疏肝健脾，清热化湿。

【主治】溃疡性结肠炎（肝脾不和兼有湿热证）。

【来源】《验方治病10分钟》

扶脾抑肝清肠煎

【组成】党参12克，陈皮9克，白芍药15克，焦山楂、焦神曲各12克，秦皮12克，焦白术12克，茯苓15克，炒防风9克，炙甘草6克。

【制法】汤剂：先将上药用适量清水浸泡30分钟，再煎煮30分钟，每剂煎2次，将2次煎液混合。丸剂：可用上方10倍量，研极细末，水泛为丸，每次服10克，早晚各服1次。

【用法】汤剂早晚各服1次。如症状有改善，改用丸剂。

【功效】补脾抑肝，清肠止泻。

【主治】溃疡性结肠炎（脾虚肝旺证）。

【来源】《验方治病10分钟》

《扶寿》六神丸

【组成】补骨脂（炒）12克，肉豆蔻6克，神曲（炒）、麦芽（炒）、小茴香（炒）各15克，广木香9克，生姜6克。

【制法】上为末，煮红枣肉，制丸如梧桐子大。

【用法】每服30丸，盐开水送下。

【功效】温补脾肾，散寒消食。

【主治】溃疡性结肠炎（脾肾阳虚、寒滞胃脘证）。

【来源】《扶寿精方》

扶阳固脾汤

【组成】党参30克，黄芪50克，焦白术30克，炒山药30克，莲子肉30克，制附子10克，干姜10克，煨肉豆蔻15克，诃子肉20克，益智仁10克，补骨脂15克，吴茱萸10克。

【制法】上药先用清水浸泡30分钟，再煎煮30分钟，每剂药煎2次，将2次药液混合。

【用法】每日1剂，分2~3次温服。

【功效】温补脾肾，涩肠止泻。

【主治】溃疡性结肠炎（脾肾阳虚证）。

【来源】《中国当代名医验方大全》

溃疡性结肠炎内服方

【组成】炒党参10克，怀山药15克，焦白术10克，黄连2克，煨木香6克，赤白芍药10克，补骨脂10克，苦参6克，桔梗6克，仙鹤草24克。

【制法】用适量水浸泡30分钟后浓煎，每日1剂，每剂煎2次，各煎成约200毫升。

【用法】分2次温服。

【功效】温补脾肾，燥湿止泻。

【主治】溃疡性结肠炎（脾肾不足、湿浊内蕴证）。

【来源】《中国当代名医验方大全》

马齿苋粥

【组成】马齿苋30克，粳米100克。

【制法】将马齿苋洗净，切成2厘米左右的小段，备用；把粳米淘洗干净，放入锅内，加入马齿苋及水适量，用武火烧沸，再用文火熬煮成粥。

【用法】口服。

【功效】清热止痢。

【主治】溃疡性结肠炎（湿热蕴肠证）。

【来源】《中国当代名医验方大全》

沈洪经验方（白头翁汤合芍药汤加减）

【组成】黄连3克，黄芩10克，白头翁15克，木香6克，炒白芍15克，地榆10克，白蔹10克，炙甘草5克，炒当归6克，炒白术10克，炒薏苡仁30克，怀山药20克，广陈皮10克，秦皮15克，防风10克，槐花15克，茜草15克，铁苋菜15克，焦神曲15克。

【制法】水煎400毫升。

【用法】每日1剂，早晚2次分服。

【功效】清肠化湿配以凉血宁络，益气健脾。

【主治】溃疡性结肠炎（大肠湿热证）。

【来源】辽宁中医，2019，05（46）

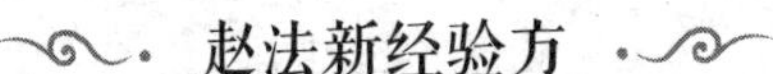

赵法新经验方

【组成】白术15克，苍术12克，茯苓30克，厚朴12克，藿香12克，佩兰20克，薏苡仁30克，白芷10克，槟榔10克，羌活10克，生姜3片，大枣3枚。

【制法】水煎。

【用法】每日1剂，分2次服用。配伍结肠舒浓缩丸（人参、黄芪、白术、茯苓、干姜、赤石脂、芡实、莲子、三七、血余炭、蒲公英、马齿苋、炙甘草）一次6克，每日2~3次，空腹服。

【功效】健脾化湿，和中正气。

【主治】溃疡性结肠炎（脾虚失运、湿浊阻中证）。

【来源】亚太传统医药，2020，16（04）

沙静涛经验方

【组成】炙黄芪30克，太子参12克，当归身12克，醋北柴胡12克，升麻6克，陈皮12克，炒白术15克，焦山楂12克，健麦芽12克，焦神曲12克，酒黄芩10克，生薏苡仁30克，山药（麸炒）15克，炙甘草6克，白头翁15克，砂仁6克，枳壳（麸炒）15克，姜半夏10克，北败酱草12克，木香6克，酒川牛膝10克。

【加减】下痢黏液脓血便较重者，可酌加地榆炭、槐角炭、白及等清热凉血；迁延日久，脾肾亏虚，次数较多、便质稀薄、四肢清冷者，可加酒豆蔻、枸杞、黄精、白扁豆等温肠固涩止泻。

【制法】水煎400毫升。

【用法】每天1剂，分早晚2次温服。

【功效】益气健脾，清热燥湿，凉血止痢。

【主治】溃疡性结肠炎（脾胃虚弱，气机失畅，湿热蕴肠证）。

【来源】湖北中医，2020，42（02）

夏军权经验方

【组成】葛根15克，升麻3克，仙鹤草15克，木香3克，党参15克，冬瓜子15克，炙甘草6克，山药15克，防风6克，茯苓15克，白术6克，薏苡仁15克，黄芩6克，焦山楂6克，马齿苋15克。

【制法】水煎。

【用法】口服，每日1剂。

【功效】益气健脾，燥湿止痢兼以调气和血。

【主治】溃疡性结肠炎（脾虚湿盛、肠络受损证）。

【来源】贵州中医药大学学报，2020，42（02）

唐学贵经验方（连理汤加减）

【组成】川黄连15克，黄芩15克，党参15克，白术15克，薏苡仁12克，赤石脂12克，仙鹤草10克，白及10克，川木香12克，焦山楂10克，炒麦芽10克，肉豆蔻10克，补骨脂10克，酸枣仁10克，远志10克，干姜8克，炙甘草6克。

【制法】水煎。

【用法】口服，每日1剂，早中晚分服。配合锡类散1.5克+龙血竭胶囊2.1克兑0.9%氯化钠注射液100毫升灌肠，每晚1次。

【功效】清热除湿、健脾补肾温阳。

【主治】溃疡性结肠炎（大肠湿热兼夹脾肾阳虚证）。

【来源】湖南中医，2020，36（03）

张声生经验方

【组成】生黄芪25克，炒白术15克，葛根20克，肉豆蔻10克，骨碎补10克，黑附片（先煎）9克，炮姜炭10克，黄连5克，地榆炭10克，红藤20克，车前子（包）10克，白扁豆10克，墨旱

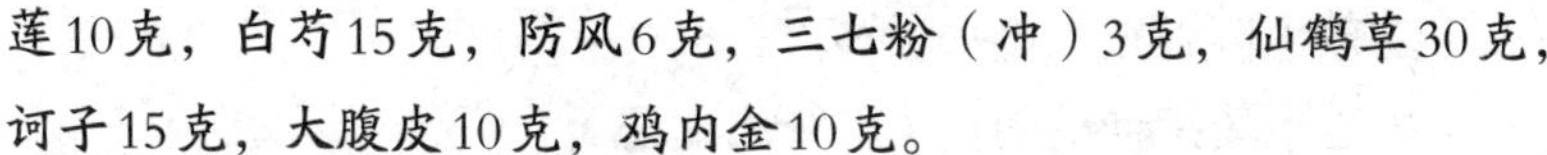

莲10克，白芍15克，防风6克，三七粉（冲）3克，仙鹤草30克，诃子15克，大腹皮10克，鸡内金10克。

【制法】水煎。

【用法】每日1剂，浓煎温服。

【功效】温补脾肾，清热祛湿。

【主治】溃疡性结肠炎（寒热错杂证）。

【来源】天津中医药，2020，37（01）

田德禄经验方

【组成】黄芪30克，连翘15克，赤芍10克，白芍10克，生甘草10克，生蒲黄10克，附子6克，炒薏苡仁30克，败酱草20克，焦山楂10克，焦麦芽10克，焦神曲10克，白芷10克，防风10克，麸炒白术10克，三七3克。

【制法】水煎。

【用法】每日1剂，浓煎温服。

【功效】健脾疏肝，清热燥湿。

【主治】溃疡性结肠炎（肝郁脾虚、湿热内蕴证）。

【来源】北京中医药，2020，39（01）

毛细云经验方（四神丸合参苓白术散加减）

【组成】炒党参15克，黄芪12克，炒白术12克，陈皮12克，法半夏9克，木香6克，砂仁（后下）6克，薏苡仁20克，厚朴9克，枳实9克，甘草6克，柴胡根（后下）10克，干姜9克，肉桂9克，肉苁蓉9克，补骨脂9克，益智仁9克。

【制法】水煎。

【用法】口服，每日1剂，2次分服。

【功效】健脾益气，化湿和胃，行气导滞。

【主治】溃疡性结肠炎（脾肾阳虚证）。

【来源】世界最新医学信息文摘，2019，19（92）

刘启泉经验方（四神丸合参苓白术散加减）

【组成】茯苓20克，炒白术9克，炒山药15克，炙甘草6克，白芍15克，砂仁6克，木香9克，乌药6克，罗勒15克，八月札12克，枳壳12克，败酱草20克，地锦草15克，红藤20克。

【制法】水煎。

【用法】口服，每日1剂。

【功效】健脾行气，清肠化湿。

【主治】溃疡性结肠炎（脾虚气滞、湿热蕴结证）。

【来源】中华中医药，2019，34（11）

李佃贵经验方

【组成】白头翁12克，薏苡仁20克，苦参9克，黄连9克，秦皮12克，白芍20克，藿香15克，佩兰12克，木香10克，地榆12克，当归12克，肉桂9克，枳实12克，茯苓12克，川芎12克。

【制法】水煎。

【用法】口服，每日1剂。

【功效】化浊解毒，行气活血为主，兼以顾护胃气。

【主治】溃疡性结肠炎（浊毒内蕴证）。

【来源】上海中医药，2019，53（04）

朱莹经验方

【组成】炮附子20克，细辛6克，丁香10克，白芥子6克，延

胡索10克，赤芍12克，生姜10克。

【加减】泄泻甚者加白及、五味子、肉豆蔻、仙鹤草、太子参、黄芪、白术；情绪紧张、焦虑者加柴胡、酸枣仁；纳差者加鸡内金、麦芽等。

【制法】水煎。

【用法】口服，每日1剂，分早晚温服。

【功效】温肾暖脾，活血化瘀。

【主治】溃疡性结肠炎（脾肾阳虚证）。

【来源】湖南中医，2019，35（05）

欧阳坤根经验方

【组成】**党参30克，延胡索15克，黄芩12克，茯苓15克，黄连10克，炒白术15克，枳壳12克，郁金15克，厚朴12克。**

【加减】黏液脓血便，口苦，苔黄腻，脉滑数，加黄柏、白头翁、地榆、草红藤、蒲公英等；便血多加地榆炭、黄芩炭等凉血止血药。黏液便或纯白冻便或水样便，排便不爽，腹胀，纳食不馨，口黏，苔白腻或白滑，脉濡，加制附片、干姜，余热未清者，加黄连、木香。五更泻，谷不化，畏寒肢冷，腰膝酸软，脉沉细，加附片、仙茅、补骨脂、杭巴戟等温阳补肾药。腹痛、腹胀、黎明泻重，泻后痛减，心烦郁闷、善叹息，每因情绪变化而加重，脉弦，加延胡索、白芍、甘草等。便次多，日十余行，水样便，无明显实热征象，加诃子、粟壳、地榆炭等收敛固涩药。

【制法】水煎。

【用法】口服，分早晚，在饭后半小时内服用，每天1剂。

【功效】化浊解毒，调气和血。

【主治】溃疡性结肠炎（湿浊中阻、热瘀毒互结证）。

【来源】中医临床研究，2019，11（11）

韩捷经验方（四神丸合参苓白术散加减）

【组成】肉豆蔻20克，醋五味子10克，盐补骨脂15克，木瓜10克，党参20克，炒白术20克，茯苓20克，炒白芍20克，炒当归20克，木香5克，黄芩12克，黄连6克，百合20克，合欢皮5克，甘草5克。

【制法】水煎。

【用法】口服，每日1剂，分2次饭后温服。

【功效】健脾益气，温肾固涩。

【主治】溃疡性结肠炎（脾肾阳虚、湿阻中焦证）。

【来源】中国当代医药，2019，26（18）

查安生经验方（痛泻要方加减）

【组成】炒薏苡仁、怀山药、马齿苋、仙鹤草各15克，炒白术、苍术、醋香附、炮姜各10克，陈皮、法半夏、杭白芍、柴胡、炒枳壳各9克，炙甘草、广木香各6克，炒黄连3克。

【制法】水煎。

【用法】口服，每日1剂，分2次饭后温服。

【功效】调和肝脾，祛除邪浊。

【主治】溃疡性结肠炎（肝郁脾虚证）。

【来源】安徽中医药大学学报，2019，38（03）

蒋士生经验方（扶正愈疡汤）

【组成】党参20克，白术15克，茯苓15克，陈皮10克，黄芪20克，薏苡仁30克，怀山药30克，败酱草15克，蒲公英15克，黄连7克，木香7克，苍术12克，佩兰10克，砂仁6克，甘草3克。

【加减】若久病及肾致脾肾阳虚者，加附子、补骨脂、炮姜等

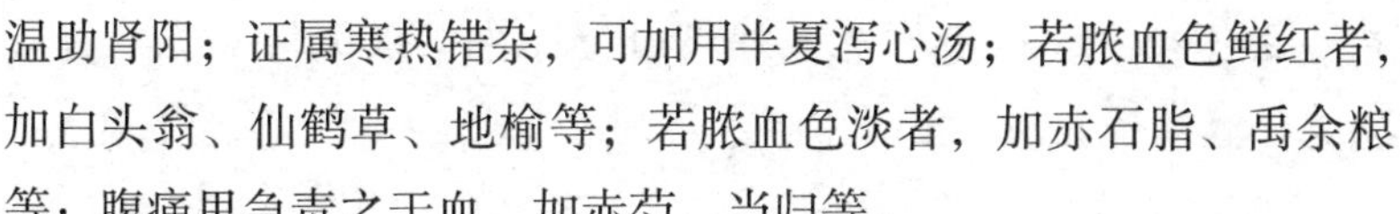

温助肾阳；证属寒热错杂，可加用半夏泻心汤；若脓血色鲜红者，加白头翁、仙鹤草、地榆等；若脓血色淡者，加赤石脂、禹余粮等；腹痛里急责之于血，加赤芍、当归等。

【制法】水煎。

【用法】口服，每日1剂，分2次温服。

【功效】益气健脾，和胃化湿，清热止泻。

【主治】溃疡性结肠炎（脾胃亏虚、湿热蕴结证）。

【来源】湖南中医，2015，31（09）

甘爱萍经验方（溃肠宁）

【组成】**黄柏15克，红藤15克，炒白术15克，茯苓15克，芡实20克，玫瑰花10克，茜草10克，椿根白皮15克，三七粉（冲服）5克。**

【加减】气虚倦怠乏力明显者，可加生黄芪补中益气、升举清阳；伴有腹胀者，可加枳壳、厚朴花；湿重于热、下痢白多赤少、舌红苔白腻者，可加砂仁、薏苡仁、白豆蔻、木槿花；热重于湿、渴欲饮水、肛门灼热、下痢赤多白少者，可合白头翁汤或加黄芩、蒲公英凉血解毒；每日冻泻不止、腹泻次数较多者，可加少量诃子收敛固涩；睡眠欠佳者，可加茯神、夜交藤。

【制法】水煎。

【用法】每天1剂，早晚饭后半小时服用。

【功效】健脾益气，清热利湿。

【主治】溃疡性结肠炎活动期（湿热并重证）。

【来源】湖北中医，2016，38（06）

余在先经验方（解毒活血愈疡汤）

【组成】**败酱草30克，马齿苋30克，蒲公英30克，皂角刺10**

克，白及10克，地榆15克，炒鸡内金20克，焦山楂20克，白芍30克，薏苡仁15克，甘草10克。

【制法】水煎。

【用法】每日1剂，早晚饭后2小时口服。

【功效】清热解毒，健脾清肠。

【主治】溃疡性结肠炎（湿热蕴结证）。

【来源】湖南中医，2019，35（08）

王庆国经验方1（乌梅丸加味）

【组成】乌梅10克，川椒10克，生晒参10克，制附片10克，吴茱萸15克，干姜30克，黄连15克，当归20克，炙甘草10克，大枣10克，黄芩10克，白芍25克，葛根20克，败酱草15克，炒白术15克，炒山药15克，薏苡仁20克，小茴香10克，薤白15克，升麻10克。

【制法】水煎。

【用法】口服，每日1剂。

【功效】寒温并用，化湿补虚。

【主治】溃疡性结肠炎（寒热错杂、升降不利之证）。

【来源】山东中医，2019，38（09）

王庆国经验方2（柴胡桂枝干姜汤合援绝神丹加味）

【组成】柴胡10克，炒黄芩10克，桂枝10克，干姜20克，党参15克，川黄连10克，煅牡蛎15克，葛根20克，当归20克，白芍20克，菟丝子10克，吴茱萸8克，肉豆蔻10克，五味子10克，赤石脂10克，乌枣10克，生姜10克。

【制法】水煎。

【用法】口服，每日1剂。

【功效】和解少阳，兼治脾寒。

【主治】溃疡性结肠炎（肝热脾寒、气机失调证）。

【来源】山东中医，2019，38（09）

史济招经验方（葛根芩连汤合四君子汤加减）

【组成】葛根15克，黄芩10克，黄连6克，白术10克，茯苓15克，党参10克，甘草6克。

【加减】如血便明显，加仙鹤草、三七、槐花炭等止血活血；便中脓性黏液多，加黄柏、败酱草、薏苡仁、白头翁等清热解毒、消痈排脓、活血化瘀；若大便白冻黏液较多，加苍术、薏苡仁、茯苓等健脾运湿；若伴形寒肢冷，加干姜、吴茱萸等温补脾肾；里急后重，加槟榔、炒枳壳等理气缓急；腹痛较甚，加延胡索、木香等理气止痛；久泻气陷，加升麻或升麻炭、柴胡、荆芥炭、炒山药、莲子肉等举陷护脾；久泻不止，加防风或防风炭、补骨脂、炒芡实、诃子等固涩益肠。

【制法】水煎。

【用法】口服，每日1剂，分2次服。

【功效】清利大肠湿热，健脾益气。

【主治】溃疡性结肠炎活动期（大肠湿热、脾失健运证）。

【来源】北京中医药，2019，38（09）

席作武经验方（仙方活命饮加减）

【组成】柴胡、浙贝母、天花粉、金银花各15克，薄荷、防风、枳实各12克，白芷、当归尾、陈皮、乌梅炭、甘草片各10克。

【加减】若患者热毒象较重，可加连翘、蒲公英；腹痛明显者，可加白芍、延胡索；脓血便明显者，可加白头翁、马齿苋；肝郁重者，加柴胡、薄荷；兼有脾虚者，可加茯苓、白术。部分患者病情顽固，存在痰瘀、痰浊证候，加用枳实、瓜蒌之品清热化痰祛瘀，往往疗效颇佳。

【制法】水煎。

【用法】口服，每日1剂。

【功效】行气解郁，清热化痰，活血化瘀。

【主治】溃疡性结肠炎（肝郁气滞、痰热内蕴证）。

【来源】中国民间疗法，2019，27（22）

周正华经验方1（葛根芩连汤合白头翁汤加减）

【组成】白头翁、木香、当归、秦皮、白及、生地榆、侧柏炭、甘草各10克，葛根、黄芩、黄连各15克，薏苡仁30克，败酱草、白芍各20克，三七（冲服）3克。

【制法】水煎。

【用法】口服，每日1剂。

【功效】清热解毒，化湿排脓。

【主治】溃疡性结肠炎急性期（湿热内蕴证）。

【来源】新中医，2017，49（12）

周正华经验方2（薏苡附子败酱散加减）

【组成】制附子（先煎）、干姜、白豆蔻、丹参、白及、补骨脂各10克，败酱草、薏苡仁、赤石脂各30克，藿香20克，草果6克，三七（冲服）3克。

【制法】水煎。

【用法】口服，每日1剂。

【功效】温阳化湿，祛瘀止血。

【主治】溃疡性结肠炎急性期（寒湿之证）。

【来源】新中医，2017，49（12）

周正华经验方3（参苓白术散加减）

【组成】党参、葛根、炒白术、当归、白芍各20克，车前子（包）、生薏苡仁、仙鹤草、茯苓各30克，丹参、姜炭、白及、木香、炙甘草各10克。

【加减】偏热者，加黄连、黄柏清热燥湿，藿香、佩兰芳香化湿；偏寒者，加干姜、肉桂温阳散寒；脾肾阳虚者，稍加二神丸；久泻不止，加赤石脂、石榴皮等涩肠止泻；小便不利者，加猪苓利水渗湿。用厚朴、木香、槟榔、乌药等药物通因通用，行气止痛，宽肠而去浊，用丹参配莪术活血化瘀，行气而活血，使大肠气机通畅，血脉流通，脓去肌生，溃疡自愈。对于缓解期化湿之法，利用藿香、佩兰等轻清芳香醒脾药物辟秽去浊，即芳香化湿法；运用黄连、黄芩、半夏、厚朴等苦寒和苦温药物的配合，灵活应用清热燥湿法。

【制法】水煎。

【用法】口服，每日1剂。

【功效】健脾化湿并重，兼以调和气血。

【主治】溃疡性结肠炎缓解期（脾虚湿阻、气虚血瘀证）。

【来源】新中医，2017，49（12）

何永恒经验方（白芍七物汤加减）

【组成】白芍10克，黄芩10克，黄连9克，黄柏6克，当归10

克，大腹皮10克，茯苓30克，三七3克。

【加减】对于湿邪中阻，下注肠道导致溃疡性结肠炎，常用苍术、厚朴配伍增强“行气以除湿，燥湿以运脾”的作用。若外感风寒、内伤湿滞，泄泻兼有恶寒发热等表证，常以藿香、白术为伍，可达“表里双解，祛湿解表”之协同作用。此外常用行气宽中、芳香化湿的白豆蔻和甘淡渗湿，健脾利水的薏苡仁配伍，使湿邪从小便而出，达到利小便以实大便的目的。

【制法】水煎。

【用法】口服，每日1剂，早晚饭后分服。

【功效】清肠化湿，调气和血。

【主治】溃疡性结肠炎（大肠湿热、肠络受损证）。

【来源】环球中医药，2018，11（01）

周福生经验方

【组成】黄芪30克，炒白术15克，茯苓15克，厚朴15克，火炭母30克，凤尾草30克，仙鹤草30克，白及15克，大叶紫珠20克，醋延胡索15克，水蛭6克，秦皮10克，甘草6克。

【加减】如患者苔腻、纳呆、腹胀，为湿浊内蕴，不宜过用补益，尚需配伍行气化湿开胃之品，如广陈皮、春砂仁、广木香等，使补而不滞，又可防攻邪之品伤胃。若脾虚兼有气阴两伤者，用太子参或西洋参。常用茯苓、广藿香、佩兰、白蔻仁等，既可祛湿，又可行气和中；寒湿者兼用温化，用小剂量附子、桂枝，温阳化气以行水；湿蕴化热者多以甘凉之品，如火炭母、凤尾草、紫珠草等；以便血色暗、腹部刺痛、舌质暗或青紫、脉细弦为辨证要点，常用三七粉则长于止血，常配伍醋延胡索、姜黄；对于久积结硬，按之痛剧，或久治不愈者，常加入水蛭，破血通经，逐瘀消癥，如湿热内结、腹痛、里急后重明显，以清肠利湿导滞为先；大便出血较多气不摄血，宜大补元气，加白及、仙鹤草、阿胶、炮姜等，以止血为要；大肠滑脱、泻利不禁者，加用秦皮、石榴皮、赤石脂，以收敛止泻为先。

【制法】水煎。

【用法】口服，每日1剂，早晚温服。

【功效】健脾化湿，清肠散瘀。

【主治】慢性复发型溃疡性结肠炎（脾虚湿瘀证）。

【来源】中医临床研究，2017，9（28）

黄雅慧经验方（参苓白术散加减）

【组成】黄芪20克，茯苓20克，炒白术15克，炒白扁豆12克，炒山药20克，薏苡仁30克，砂仁9克，秦皮9克，木香9克，马齿苋15克，大血藤15克，三七6克，防风10克，白芍15克，甘草6克。

【加减】若见脓血多则需配伍大血藤、马齿苋、三七、仙鹤草、地榆、槐花等；若见黏液多则需配伍木香、厚朴、赤芍、香附等；若伴便前腹痛，便后痛减，配伍陈皮、炒白芍；若伴肛门下坠感明显，少佐柴胡、升麻、葛根等取其升阳止泻之意。

【制法】水煎。

【用法】口服，每日1剂，早晚温服。

【功效】健脾利湿。

【主治】慢性活动期溃疡性结肠炎（脾虚湿蕴证）。

【来源】湖南中医，2019，35（02）

彭作英经验方1

【组成】白头翁10克，秦皮10克，黄连10克，黄柏10克，车前子12克，木香20克，枳壳10克，白芍10克。

【加减】若见脓血多则需配伍大血藤、马齿苋、三七、仙鹤草、地榆、槐花等；若见黏液多则需配伍木香、厚朴、赤芍、香附等；若伴便前腹痛，便后痛减，配伍陈皮、炒白芍；若伴肛门下坠感明显，少佐柴胡、升麻、葛根等取其升阳止泻之意。

【制法】水煎。

【用法】口服，早晚分服，每日1剂。

【功效】清利湿热，理气导滞。

【主治】溃疡性结肠炎（湿热蕴毒证）。

【来源】黑龙江中医药，2018，47（06）

彭作英经验方2

【组成】党参10克，白术10克，茯苓12克，炙甘草6克，木香10克，砂仁6克，薏苡仁15克，陈皮10克，泽泻10克，葛根10克。

【制法】水煎。

【用法】口服，早晚分服，每日1剂。

【功效】健脾化湿，和中止泻。

【主治】溃疡性结肠炎（脾虚湿盛证）。

【来源】黑龙江中医药，2018，47（06）

彭作英经验方3

【组成】白芍12克，白术10克，陈皮10克，防风10克，柴胡10克，枳壳10克，葛根10克，薏苡仁12克，焦山楂10克。

【制法】水煎。

【用法】口服，早晚分服，每日1剂。

【功效】抑肝扶脾，理气止痛。

【主治】溃疡性结肠炎（脾虚肝旺证）。

【来源】黑龙江中医药，2018，47（06）

周建华经验方（正气散加减）

【组成】半夏、陈皮、苍术、藿香、升麻、厚朴、川芎各15克，当归30克，炙甘草各10克。

【制法】水煎。

【用法】口服，早晚分服，每日1剂。

【功效】燥湿健脾，调气和血。

【主治】溃疡性结肠炎（湿热邪阻、气血壅滞证）。

【来源】中医药临床，2018，30（11）

刘维明经验方

【组成】白头翁10克，黄柏10克，秦皮10克，杭芍20克，丹参15克，当归10克，木香15克，清半夏10克，薤白10克，焦槟榔20克，桔梗10克，焦山楂15克，醋延胡索10克，陈皮10克。

【加减】如脓血便重，可酌加大蓟炭、白及、地榆炭等清热止血凉血；若里急后重明显，可加炒枳壳、香附、乌药理气导滞；如患者腹痛，痛处固定，伴有舌暗有瘀点、瘀斑者，可加用川芎、三七粉等活血祛瘀；肝气郁滞明显者，可加炒金铃子、佛手、柴胡等疏肝解郁行气；日久脾肾亏虚，便质稀薄、次数过多者，可加炮姜、肉豆蔻、白扁豆、莲子肉等温肠止泻。

【制法】水煎。

【用法】口服，分早晚2次饭后温服，每日1剂。

【功效】补脾助运，理血通络，调气通腑。

【主治】溃疡性结肠炎（湿热蕴肠、气机失畅证）。

【来源】亚太传统医药，2018，14（10）

王嘉麟经验方（加减白头翁汤）

【组成】白头翁10克，黄连10克，秦皮10克，白芍15克，甘草3克。

【加减】气滞者，见腹痛腹胀、下坠等，加木香、香附、乌药、枳壳等。兼肝火郁滞、胁痛或少腹胀痛者，加延胡索、川楝子，即金铃子散，以疏肝泄热、活血止痛。脾虚湿盛者，见倦怠、舌苔白腻等，加苍术、白术、山药、茯苓健脾祛湿。

若肠中湿浊壅滞，大便黏腻不爽，加冬瓜皮、冬瓜子，可导大肠积垢。溃疡便血者，加地榆炭、侧柏炭、藕节炭，以收敛止血。血瘀者，见大便脓血时隐时现，赤白相兼，经久不愈，伴见面色晦、肌肤失荣者，加三七粉、乳香、没药等，活血化瘀，消肿生肌。久泄不止，大肠滑脱，无脓血者，加诃子肉、五倍子、石榴皮等，以酸敛、涩肠、止泻。久泄气虚，见乏力气短、动则汗出者，加党参或太子参，以补益中气。久泄伤阴，津液不足，唇干口燥，两目干涩者，加北沙参、枸杞子等，以滋补津液。久泄伤阳，兼中寒者，见胃脘怕凉、喜热饮等，加炮姜以温中散寒；兼肾阳不足者，见腰膝足冷等，加肉桂、补骨脂等，以温补肾阳。若中气下陷，见少腹胀满重坠、便意频频、脱肛等，加升麻、黄芪、柴胡、葛根等，升举阳气。

【制法】水煎。

【用法】水煎服，每日1剂。

【功效】补脾助运，理血通络，调气通腑。

【主治】溃疡性结肠炎（湿热蕴肠、气机失畅证）。

【来源】现代中医临床，2018，25（05）

王行宽经验方

【组成】防风8克，白术10克，白芍15克，陈皮10克，薏苡仁30克，葛根20克，黄连5克，败酱草15克，当归10克，木香5克，槟榔6克，马齿苋15克，甘草3克。

【加减】下腹胀痛甚者，加香附子、青皮等；便血甚者，加赤小豆、槐花、地榆、侧柏叶等；脾虚甚者，加党参、山药；纳呆者，加谷芽、麦芽、神曲等；为加强“佐左金制木”之效，可加百合、紫苏叶调养肺金。

【制法】水煎。

【用法】口服，每日1剂。

【功效】抑木扶土，清热化湿，调气和血。

【主治】溃疡性结肠炎（肝脾失疏、湿热瘀毒证）。

【来源】中国中医药信息，2018，25（09）

陆金根经验方（痛泻要方加减）

【组成】柴胡15克，防风30克，杭白芍60克，陈皮12克，炒白术15克，怀山药15克，炮姜炭12克，红藤15克，败酱草30克，地锦草15克，白头翁15克，秦皮12克，炙甘草15克。

【制法】水煎。

【用法】口服，每日1剂，分早晚2次温服。

【功效】柔肝祛风，健脾化湿。

【主治】溃疡性结肠炎（肝风内动、湿浊内蕴证）。

【来源】中国中医急症，2018，27（07）

孙晓娜经验方（半夏泻心汤加减）

【组成】半夏、黄芩、干姜各15克，黄连6克，党参30克。

【加减】脘胁疼痛加延胡索12克、香附12克以疏肝止痛；便血较多加地榆15克、白头翁15克以清热凉血；胃脘痞闷、呃逆嗳气加枳实15克、莱菔子15克以行气除痞；纳呆纳差加砂仁30克、山楂30克、麦芽30克以醒脾开胃、消食导滞。

【制法】水煎。

【用法】口服，每日1剂，分早晚2次温服。

【功效】健脾祛湿，寒热通补。

【主治】溃疡性结肠炎（寒热错杂证）。

【来源】中国中医药现代远程教育，2018，16（13）

张声生经验方（溃结1号方加减）

【组成】**生黄芪25克，炒白术15克，炮姜10克，生薏苡仁30克，黄连5克，木香10克，当归10克，三七粉（冲服）6克，地榆炭15克，血余炭20克，旱莲草10克。**

【加减】对于活动期患者，以下痢赤白脓血、里急后重、腹痛、口渴烦热、肛门灼热、小便赤短、舌红、苔黄腻、脉滑数为主症，治疗多侧重于清热利湿、化瘀解毒，常佐以连翘、蒲公英、败酱草、白头翁、半枝莲；便血量多者可酌加红藤、槐花、白及粉等止血散瘀之品；腹痛多加以徐长卿、延胡索；里急后重者可用槟榔、大黄、枳实、莱菔子行气导滞。对于缓解期患者，多以下利稀薄、腹部冷痛、神疲纳少、腰膝酸软、舌淡、苔白滑、脉沉弱为临床表现，治疗多侧重温阳扶正，益气和血，常加以山药、仙鹤草、干姜、炮附子、杜仲炭等；久痢滑脱不禁者可运用诃子肉、赤石脂、芡实等固涩收肠，并佐以葛根、防风、白芷等升阳止泻；久病伤阴者予乌梅、白芍合甘草、五味子滋阴敛邪。

【制法】浓煎。

【用法】每日1剂，早晚饭后服用，每次100毫升。

【功效】寒热并用，调气行血。

【主治】溃疡性结肠炎（寒热错杂、气血凝滞证）。

【来源】中华中医药，2018，33（07）

安阿玥经验方1（白头翁汤合芍药汤加减）

【组成】白头翁15克，黄连6克，黄柏15克，黄芩12克，秦皮10克，芍药30克，当归15克，木香9克，甘草6克，肉桂5克。

【加减】如湿邪重，可加苍术、薏苡仁；如气滞重可加槟榔；便血明显加用三七、地榆。

【制法】浓煎。

【用法】每日1剂，早晚饭后服用，每次100毫升。

【功效】清热化湿，行气和血。

【主治】溃疡性结肠炎（湿热交阻、气血壅滞证）。

【来源】河南中医，2017，37（03）

安阿玥经验方2（半夏泻心汤合乌梅丸加减）

【组成】制半夏15克，黄芩9克，黄连5克，干姜9克，肉桂6克，人参10克，炙甘草9克，当归15克，大枣3枚，乌梅30克，三七9克。

【加减】如湿浊重，可加用苍术、薏苡仁、茯苓；气滞明显加木香、槟榔、香橼、佛手；便血加地榆、蒲黄等。

【制法】浓煎。

【用法】每日1剂，早晚饭后服用，每次100毫升。

【功效】寒温并用，补泻兼施。

【主治】溃疡性结肠炎（寒热错杂、脾虚湿困证）。

【来源】河南中医，2017，37（03）

刘凤斌经验方（四君子汤合葛根芩连汤加减）

【组成】太子参15克，黄芩、广藿香、白术、防风、地榆炭各10克，山药、五指毛桃（五爪龙）、茯苓各30克，葛根、火炭母、白花蛇舌草各20克，黄连5克，甘草6克。

【加减】如大便脓血较多者加三七末、地榆、马齿苋凉血止血；体质虚弱、热像不明显而出血较多者，可适当加炭类药物收敛止血，如大黄炭、地榆炭、乌梅炭、荆芥炭等；大便白冻黏液较多者加苍术、薏苡仁健脾燥湿；腹痛较甚者加延胡索、乌药、木香行气止痛；身热者加白花蛇舌草、布渣叶以清热解毒，化湿消滞；腹痛、腹胀甚者加延胡索、大腹皮、香附以理气止痛；脘痞纳呆，湿重于热者加石菖蒲、赤茯苓以化湿渗湿。

【制法】水煎。

【用法】每天1剂，口服。

【功效】健脾助运，清热利湿，调气行血。

【主治】溃疡性结肠炎（脾虚湿热证）。

【来源】新中医，2014，46（06）

朱生樑经验方（红藤肠安汤加减）

【组成】红藤15克，炒枳壳12克，细生地12克，炒白术15克，炒白芍15克，广木香12克，川黄连3克，淡黄芩15克，云茯苓15克，广藿香6克，紫苏梗6克，姜半夏6克，潞党参15克，熟地黄12克，缩砂仁（后）3克，怀山药15克，败酱草15克，白头翁15克，补骨脂12克，北沙参15克。

【制法】水煎。

【用法】每天1剂，口服。

【功效】健脾温肾，疏肝和胃，益气摄血。

【主治】溃疡性结肠炎（脾肾阳虚证）。

【来源】时珍国医国药，2015，26（10）

郭为汀经验方1（和中利湿汤）

【组成】党参、生白芍、仙鹤草各30克，黄连、炒地榆、无花果各10克，怀山药、海螵蛸、白及粉冲服各15克，肉桂（研粉冲服）5克，甘草3克，儿茶6克。

【加减】食欲不振加焦三仙。

【制法】水煎2次，合液分3次服用。

【用法】送服乌梅丸10克，每天3次。

【功效】温脾和中，清热利湿。

【主治】溃疡性结肠炎（寒热错杂证）。

【来源】新中医，2015，47（10）

郭为汀经验方2（黄鹤丹合痛泻要方）

【组成】香附、黄连、木香、柴胡、防风各10克，白术12克，炒白芍、仙鹤草各30克，茯苓、合欢皮、鸡内金、诃子肉、酸枣仁、橘红各15克，炙甘草5克。

【加减】食欲不振者加炒山楂、鸡内金、炒麦芽各15克。

【制法】水煎。

【用法】每天1剂，早晚各服用1次。

【功效】调和肝脾，固肠止泻。

【主治】溃疡性结肠炎（肝郁脾虚证）。

【来源】新中医，2015，47（10）

郭为汀经验方3（养阴宁血汤）

【组成】生晒参、生怀山药、火炭母、无花果、生地黄、鸡内金、绿萼梅、山楂肉、麦冬各15克，元宝草30克，生白芍10克，生甘草5克，蜂蜜30毫升。

【制法】水煎。

【用法】每天1剂，水煎2次合液分2次服用，10天为1个疗程。

【功效】益气养阴，养血宁络。

【主治】溃疡性结肠炎（阴血亏虚证）。

【来源】新中医，2015，47（10）

李桂贤经验方（柴芍六君子汤加味）

【组成】柴胡10克，白芍15克，陈皮6克，半夏10克，太子参15克，茯苓15克，炒白术15克，甘草6克，白花蛇舌草20克，三七10克，凤尾草20克。

【制法】水煎。

【用法】每天1剂，口服。

【功效】疏肝解郁，理气健脾，清热利湿止泻，活血祛瘀。

【主治】溃疡性结肠炎（肝郁脾虚、气机失常证）。

【来源】广西中医药大学学报，2013，16（1）

闫清海经验方

【组成】党参（米炒）15~20克，炒白术15~20克，炒山药20~25克，秦皮10~15克，白头翁15~20克，炒扁豆15~20克，黄连6~9克，五味子5~10克，炒薏苡仁15~30克，补骨脂12~25克。

【加减】伴有肛门坠胀、便意不尽、里急后重等症患者，酌加清热燥湿行气导滞的苍术6克、黄柏9克、枳壳9~12克、木香6~9克；大便带脓血者，多为湿热毒邪较重，酌加牡丹皮9克、生地榆12克以清热凉血；大便泄泻，便后仍隐隐腹痛、腹胀者，多为脾虚气滞，酌加木香6~9克、陈皮15克、台乌药6~9克、延胡索20克以健脾理气，消胀止痛；大便泄泻、肠鸣腹痛明显者，肝郁脾虚，酌加防风9克、白芍30克、延胡索20克以疏肝解郁，健脾止泻；泄泻日久，兼见完谷不化、腰酸肢冷、舌淡苔白、脉沉细无力等症，多为肾阳虚弱、命门火衰之证，宜上方加吴茱萸5~10克、肉豆蔻10~15克、肉桂3克等温补命门；泄泻日久不愈，或伴脱肛，气虚下陷者加生黄芪9克、升麻3克以益气升提，芡实6~9克、煨诃子6~12克以固肠止泻。

【制法】水煎。

【用法】每日1剂，取汁200毫升，分2次温服。

【功效】补益脾肾，清化湿热。

【主治】溃疡性结肠炎（脾肾虚弱、湿热毒蕴证）。

【来源】中华中医药杂志，2012，27（10）

章浩军经验方1（黄芩汤合葛根汤加减）

【组成】黄芩15克，白芍药10克，甘草6克，葛根10克，生姜2片，大枣10枚。

【加减】恶寒重者加桂枝10克、麻黄10克；发热甚者加黄连8克、石膏20克。

【制法】水煎2次取汁300毫升。

【用法】每日1剂，分2次口服。

【功效】清热利湿。

【主治】慢性非特异性溃疡性结肠炎（三阳热利证）。

【来源】河北中医，2011，33（8）

章浩军经验方2（柴胡桂枝干姜汤加减）

【组成】柴胡10克，桂枝10克，炙甘草6克，干姜10克，黄芩10克，生牡蛎15克，天花粉10克，半夏10克。

【加减】腹痛肠鸣较甚者加防风10克、香附10克。

【制法】水煎。

【用法】日1剂，水煎2次取汁300毫升，分2次服。

【功效】疏利肝胆，温寒通阳，散结化饮。

【主治】慢性非特异性溃疡性结肠炎（少阳寒热利证）。

【来源】河北中医，2011，33（8）

章浩军经验方3（附子理中汤加减）

【组成】制附子10克，干姜10克，党参30克，白术20克，炙甘草6克。

【加减】便下脓血，次数频多者加赤石脂15克、诃子10克。

【用法】日1剂，水煎2次取汁300毫升，分2次服。

【功效】温补脾肾。

【主治】慢性非特异性溃疡性结肠炎（太阴少阴寒利证）。

【来源】河北中医，2011，33（8）

章浩军经验方4（白头翁汤加减）

【组成】白头翁10克，黄芩10克，黄连6克，秦皮10克，黄柏10克，生地黄20克。

【加减】便血较甚加地榆10克、牡丹皮10克、制附子10克、干姜10克、党参30克、白术20克、炙甘草6克。

【用法】每日1剂，水煎2次取汁300毫升，分2次服。

【功效】清热养阴泄火。

【主治】慢性非特异性溃疡性结肠炎（厥阴热利证）。

【来源】河北中医，2011，33（8）

章浩军经验方5（乌梅汤加减）

【组成】乌梅15克，细辛6克，干姜10克，黄连10克，制附子6克，当归10克，党参20克，黄柏10克。

【加减】下利日久加肉豆蔻10克、赤石脂10克。

【制法】水煎2次取汁300毫升。

【用法】每日1剂，分2次服。

【功效】清上暖下，攻补兼施。

【主治】慢性非特异性溃疡性结肠炎（厥阴久利证）。

【来源】河北中医，2011，33（8）

屠金城经验方

【组成】蒲公英炭15克，生薏仁30克，败酱草30克，白头翁30克，川黄连6克，肉桂心6克，炮附子（先煎）9克，桃仁9克，红花12克，台乌药9克，广木香9克，土炒白术12克，土炒白芍12克，猪茯苓各15克，升麻炭9克，葛根9克，诃子肉20克，川厚朴9克，鸭胆子（去皮用龙眼肉一枚包裹吞服）7粒。

【加减】恶风身冷加荆芥炭12克、防风炭12克、恶心欲呕加生姜3片、苏叶梗各9克；口干口渴不欲饮加法半夏12克、佩兰叶12克；舌苔黄厚腻加藿香梗10克、生扁豆12克；腹痛肠鸣加台乌药10克、伏龙肝12克；腹中硬满加盐、桔核12克、川厚朴12克；腹痛即泻加青防风12克、茅苍术15克；口淡纳呆加莲子肉15克、缩砂仁（后入）6克；稀便赤痢加白茅根30克、马齿苋30克、侧柏片12克；稀便白痢加炒扁豆15克、肉豆蔻10克、补骨脂15克；

里急后重加秦皮12克、生槟榔6克、炙大黄6克；气短乏力加生黄芪30克、怀山药15克、台党参15克；腰部酸痛、腹泻缠绵加五味子15克、吴茱萸9克、玉蝴蝶9克、金樱子15克、芡实15克；稀便色暗加泽兰叶12克、益母草30克，腹泻日久，动则即泻加赤石脂30克、禹余粮30克，另配黑锡丹与服。

【制法】水煎。

【用法】每日1剂，日2次，空腹服。

【功效】清热利湿，解毒活血，佐以温涩。

【主治】溃疡性结肠炎（湿热挟寒证）。

【来源】甘肃中医学院学报，1992，9（2）

乔保钧经验方1（四逆散合白头翁汤加减）

【组成】枳实9克，白芍20克，广木香9克，白头翁15克，黄连9克，秦皮9克，生黑槐花各15克，焦楂13克，炒防风20克，败酱草30克。

【加减】里急后重明显者酌加当归、大白；恶心者酌加陈皮、半夏；纳呆者，酌加鸡内金、砂仁。

【制法】水煎。

【用法】每日1剂，日2次，空腹服。

【功效】疏肝理气，清热化湿，凉血活瘀。

【主治】溃疡性结肠炎（肝郁气滞、湿热蕴积下移大肠证）。

【来源】光明中医，1995，（2）

乔保钧经验方2（四逆散合参苓白术散、葛根芩连汤加减）

【组成】柴胡9克，枳壳9克，白芍20克，太子参13克，白术

10克，云苓30克，山药10克，白扁豆9克，砂仁9克，薏仁10克，桔梗9克，姜黄连9克，煨葛根30克，败酱草30克。

【加减】腹胀者加香附9克，川朴9克；脓血便者加黑地榆9克，生黑槐花各15克。

【制法】水煎。

【用法】每日1剂，日2次，空腹服。

【功效】疏肝理气，健脾化湿。

【主治】溃疡性结肠炎（肝郁脾虚证）。

【来源】光明中医，1995，（2）

乔保钧经验方3（补中益气汤合四神丸、参苓白术散、四逆散加减）

【组成】生黄芪30克，太子参13克，白术10克，山药10克，吴茱萸7克，肉豆蔻9克，升麻3克，白扁豆10克，焦楂13克，莲肉10克，玉米须15克，云苓30克，补骨脂15克，五味子9克，砂仁9克，炙甘草6克。

【加减】若滑脱不禁者酌加赤石脂15克、诃子肉9克、乌梅肉9克；伴腰脊冷楚者加附子9克、炮姜5克；伴腰膝疲软、头晕耳鸣者，加山萸肉10克、菟丝子克9、女贞子9克，旱莲草15克。

【制法】水煎。

【用法】口服，每日1剂，日2次。

【功效】补肾温阳化湿，益气健脾。

【主治】溃疡性结肠炎（脾肾俱虚证）。

【来源】光明中医，1995，（2）

徐振盛经验方1（白头翁汤合红藤煎、锡类散加减）

【组成】白头翁15克，秦皮10克，黄柏15克，黄连9克，黄芩15克，红藤30克，连翘15克，蒲公英30克，败酱草20克，葎草30克，地榆炭15克，藕节炭15克，甘草9克。

【加减】泻下不爽者加焦大黄6克；腹胀，大便黏液较多者加炒苍术10克；大便带血较多加槐花15克，茜草10克；纳少者加焦三仙30克。

【制法】水煎。

【用法】上药水煎2次，去渣取汁，混合后分为3份，每份约10毫升。早晚各口服1份，加入锡类散1支；另一份加入2支锡类散，于晚上睡前保留灌肠。灌肠前嘱病人自然排便，药液余次，加温至30~37℃左右，用灌肠器将药液缓缓滴入肠腔后，左侧卧10分钟，仰卧10分钟，侧卧10分钟，向后再仰卧，使药液在肠腔分布均匀，保留时间越长越好。

【功效】清热利湿，凉血止血。

【主治】溃疡性结肠炎发作期（湿热郁结证）。

【来源】北京中医，1996，（2）

徐振盛经验方2（参苓白术散合香砂六君子汤加减）

【组成】党参15克，炒白术10克，茯苓20克，陈皮10克，生薏米30克，白豆蔻6克，山药10克，莲子肉10克，炙甘草6克，炮姜6克，大枣4枚。

【加减】如见手足不温，腹中冷痛，加肉桂3克、苏叶10克；伴五更泻时加补骨脂10克、诃子肉10克、生芪15克；伴头晕、面色无华者加白芍15克、枸杞子15克、黄精15克；乏力气短明显加生芪15克；恶心、呕吐加法半夏10克、旋覆花10克。

【制法】水煎。

【用法】上药水煎二次，去渣取汁，混合后分为三份，早晚各口服一份，另一份于晚上睡前保留灌肠，方法同前。

【功效】益气健脾，渗湿止泻。

【主治】结肠炎缓解期证（脾虚湿蕴）。

【来源】北京中医，1996，（2）

周鸣岐经验方1（地榆清化汤加减）

【组成】生地榆30克，苦参、当归、白头翁、白芍、焦三仙各15克，大黄（酒制）、黄连、木香各10克，滑石20克，诃子5克。

【制法】水煎。

【用法】每日1剂，口服。

【功效】清热化湿，活血解毒。

【主治】溃疡性结肠炎（湿热蕴结证）。

【来源】吉林中医药，1997，（3）

周鸣岐经验方2（二术健脾汤加减）

【组成】炒白术25克，党参、薏苡仁各20克，苍术、炒山药、茯苓、赤石脂各15克，陈皮、诃子各10克，红花7.5克，干姜、砂仁各5克。

【制法】水煎。

【用法】每日1剂，口服。

【功效】健脾化湿，散寒止泻。

【主治】溃疡性结肠炎（脾虚寒湿证）。

【来源】吉林中医药，1997，（3）

周鸣岐经验方3（温肾固肠汤加减）

【组成】制附子（先煎）、熟地、山药、党参各15克，补骨脂、炒白术各20克，肉豆蔻（煨）、五味子、丹参各10克，干姜、山萸肉、炙甘草各5克。

【制法】水煎。

【用法】每日1剂，口服。

【功效】温肾健脾，益气固肠。

【主治】溃疡性结肠炎（脾肾虚寒证）。

【来源】吉林中医药，1997，（3）

祝德军经验方1（痛泻要方合四逆散加减）

【组成】陈皮9克，防风6克，炒白术20克，赤白芍各15克，广木香9克，柴胡6克，炒枳实12克，合欢皮30克，白头翁12克，甘草6克。

【加减】里急后重者加槟榔12克，腹痛者加延胡索12克，倍白芍；嗳腐吞酸者加焦三仙各12克。

【制法】水煎。

【用法】每日1剂，口服。

【功效】疏肝行滞，理脾化湿。

【主治】溃疡性结肠炎（肝实犯脾证）。

【来源】中医杂志，1997，38（8）

祝德军经验方2（参苓白术散加减）

【组成】黄芪15克，党参15克，炒白术15克，炒苡仁30克，砂仁6克，云茯苓15克，炮姜6克，炒当归6克，白扁豆30克，乌梅9克，甘草6克。

【加减】大便夹有宿食者加焦三仙各15克，脓血便明显者加白头翁15克。

【制法】水煎。

【用法】每日1剂，口服。

【功效】健脾燥湿，和胃理肠。

【主治】溃疡性结肠炎（脾胃虚弱证）。

【来源】中医杂志，1997，38（8）

祝德军经验方3（健脾理肠汤加减）

【组成】黄芪20克，党参15克，苍、白术各15克，炒山药15克，云茯苓15克，赤白芍各15克，焦三仙各15克，黄连12克，白头翁15克，木香9克，甘草6克。

【加减】腹胀后重明显者加川朴6克、槟榔6克；发热者加蒲公英30克、银花30克。

【制法】水煎。

【用法】每日1剂，口服。

【功效】健脾清热，理气和血。

【主治】溃疡性结肠炎（脾虚湿热证）。

【来源】中医杂志，1997，38（8）

祝德军经验方4（附子理中汤合四神丸加减）

【组成】熟附子9克，补骨脂12克，五味子6克，吴茱萸9克，炒白术10克，党参15克，炮姜6克，肉桂3克，罂粟壳9克，乌梅9克，地榆炭15克，白及10克，木香6克，甘草6克。

【制法】水煎。

【用法】每日1剂，口服。

【功效】温补脾肾，涩肠止泻。

【主治】溃疡性结肠炎（脾肾阳虚证）。

【来源】中医杂志，1997，38（8）

祝德军经验方5（当归四逆汤加减）

【组成】当归10克，附子6克，黄连10克，黄芩10克，煨木香9克，炮姜6克，煨肉豆蔻10克，党参15克，赤、白芍各10克，肉桂3克，炙甘草6克，白头翁9克。

【制法】水煎。

【用法】每日1剂，口服。

【功效】清热暖寒，补虚泻实。

【主治】溃疡性结肠炎（寒热错杂证）。

【来源】中医杂志，1997，38（8）

祝德军经验方6（少腹逐瘀汤加减）

【组成】赤、白芍各9克，当归10克，川芎9克，红花9克，煨木香6克，小茴香9克，乌药12克，炮姜6克，焦山楂9克，甘草6克。

【加减】脓血便明显者加白头翁15克。

【制法】水煎。

【用法】每日1剂，口服。

【功效】化瘀通络，理肠止泻。

【主治】溃疡性结肠炎（血瘀肠络证）。

【来源】中医杂志，1997，38（8）

董德懋经验方

【组成】藿香10克，紫苏梗10克，干姜6克，制附子（先煎）6克，苍术、白术各10克，厚朴10克，陈皮10克，补骨脂6克，炙甘草6克。

【加减】兼夹外感者，应兼治其肺，去紫苏梗，加紫苏叶、杏仁、前胡、枇杷叶，以宣肺解表。凡见肝气郁滞者，常选加理气之药，如柴胡、白芍、香附、郁金、防风，以疏肝理气，肝气得疏，则脾虚易复。或有兼肝阳上扰者，常增用生龙骨、牡蛎、天麻、白蒺藜等平肝祛风之品。兼见心脾两虚、心神失养之证，加用酸枣仁、远志、石菖蒲、五味子之属。胃气壅则肠湿滞，其泻急迫不畅，增加半夏、木香、砂仁，胃和而肠畅。

【制法】水煎。

【用法】每日1剂，水煎服。

【功效】温补脾肾，理气燥湿。

【主治】溃疡性结肠炎（脾肾阳虚证）。

【来源】中医杂志，2003，4（3）

张东岳经验方1（肠健平）

【组成】薏苡仁30克，党参20克，焦白术20克，云苓15克，白扁豆30克，陈皮12克，乌药10克，砂仁15克，山药30克，桔梗12克，莲子30克，甘草6克。

【制法】水煎。

【用法】每日1剂，口服。

【功效】健脾除湿。

【主治】溃疡性结肠炎（脾虚夹湿证）。

【来源】光明中医，2009，24（5）

张东岳经验方2（肠清舒）

【组成】当归15克，黄连10克，焦三仙各15克，白头翁30

克，秦皮10克，黄柏12克，车前子30克，陈皮12克，土茯苓30克，槟榔10克，木香6克，白芍20克，枳壳12克，甘草6克。

【制法】水煎。

【用法】每日1剂，口服。

【功效】清热解毒利湿，调气行血化滞。

【主治】溃疡性结肠炎（湿热蕴结证）。

【来源】光明中医，2009，24（5）

张东岳经验方3（理肠宝）

【组成】当归15克，桃仁12克，丹参30克，赤芍12克，滑石30克，厚朴15克，肉豆蔻15克，木通10克，淡竹叶12克，杏仁12克。

【制法】水煎。

【用法】每日1剂，口服。

【功效】活血化瘀，理肠通络。

【主治】溃疡性结肠炎（血瘀肠络证）。

【来源】光明中医，2009，24（5）

张东岳经验方4（肠怡舒）

【组成】当归12克，党参15克，炒白术15克，罂粟壳6克，肉桂6克，白芍12克，补骨脂30克，五味子12克，山茱萸15克，制附子10克，炙甘草6克，广木香6克，诃子肉15克，肉豆蔻15克。

【制法】水煎。

【用法】每日1剂，口服。

【功效】温补脾肾，涩肠止泻。

【主治】溃疡性结肠炎（脾肾两虚证）。

【来源】光明中医，2009，24（5）

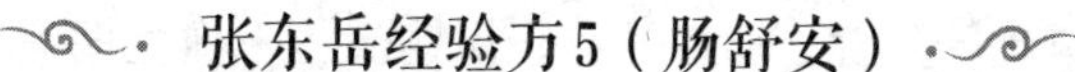

张东岳经验方5（肠舒安）

【组成】白术20克，白芍20克，陈皮12克，防风12克，柴胡12克，黄连6克，木香6克，丹参20克，黄芪30克，吴茱萸12克，云苓20克，大麦芽20克，生甘草6克。

【制法】水煎。

【用法】每日1剂，口服。

【功效】柔肝健脾，止泻止痛。

【主治】溃疡性结肠炎（肝脾不和证）。

【来源】光明中医，2009，24（5）

张东岳经验方6（肠炎康）

【组成】党参30克，炒白术20克，生黄芪30克，当归20克，龙眼肉15克，炒枣仁20克，远志12克，马齿苋30克，焦三仙15克，陈皮12克，阿胶30克，广木香3克，白及20克，补骨脂30克，云苓15克，甘草6克。

【制法】水煎。

【用法】每日1剂，口服。

【功效】补益气血，佐以化滞。

【主治】溃疡性结肠炎（气血两虚证）。

【来源】光明中医，2009，24（5）

路广晁经验方（清溃愈疡汤）

【组成】黄连9克，木香6克，蒲公英30克，败酱草30克，椿根白皮20克，炒白芍24克，焦白术15克，防风6克，陈皮9克，合欢皮30克，生甘草6克。

【加减】热盛者，加白头翁、苦参；肛门下坠者，加枳壳、槟榔；便下鲜血量多者，加炒槐花、地榆炭；下血色暗者，加丹参、当归；腹痛有定处者，加大黄、莪术；心烦易急者，加莲子心。

【制法】水煎。

【用法】每日1剂，口服。

【功效】清热解毒、除湿理气、化瘀止血为主，以健脾扶正为辅。

【主治】溃疡性结肠炎活动期（湿热瘀毒壅盛证）。

【来源】山东中医杂志，2006，10。

朱良春经验方（仙桔汤）

【组成】仙鹤草30克，桔梗6克，乌梅炭4克，白槿花9克，炒白术9克，广木香5克，生白芍9克，炒槟榔10克，甘草4克。

【加减】肝郁脾虚征象较著者，去槟榔，加柴胡4.5克，萆薢15克，秦艽9克；腹痛甚者，应加重白芍与甘草用量：白芍15~30克，甘草9~15克；泄泻日久，体虚气弱，而腹胀不显者，去木香、槟榔，加炙升麻4.5克，党参12克，炙芪15克。凡久泻证属脾肾阳虚或为肾阳不振者，当以附子理中或四神丸治之。

【制法】水煎。

【用法】每日1剂，分2次服。

【功效】补脾敛阴，清化湿热。

【主治】慢性溃疡性结肠炎（脾虚气弱、湿热稽留证）。

【来源】《首批国家级名老中医效验秘方》

印会河经验方（清理肠道汤）

【组成】小条芩12克，赤、白芍各15克，粉丹皮12克，桃仁12克，生苡仁30克，冬瓜子30克，马齿苋30克，败酱草30克。

【加减】后重甚者，加广木香3克，槟榔6克以导滞行气；热象明显者，加川黄连6克，以清热燥湿消炎；病延日久，加肉桂3克以厚肠化湿；下腹胀满，加炒莱菔子15克以下气宽膨。

【制法】水煎。

【用法】每日1剂，服药时间与吃饭隔1小时以上，饭前饭后均可。

【功效】清肠燥湿，除积导滞。

【主治】慢性溃疡性结肠炎（湿热内蕴证）。

【来源】《首批国家级名老中医效验秘方》

路志正经验方（乌梅败酱方）

【组成】乌梅12~15克，败酱草12克，黄连4.5~6克，木香（后下）9克，当归10克，炒白芍12~15克，炒枳实10克，太子参12克，炒白术10克，茯苓15克，葛根12克，炙甘草6克。

【加减】大便脓血，口苦急躁，舌红苔黄腻，脉弦滑，热盛邪实者，减太子参、白术等健脾益气药，加白头翁、秦皮、大黄炭、炒榔片等清肠导滞之品；胃脘痞闷，舌苔白腻，湿阻气滞者，酌加苡仁、白蔻。

【制法】水煎。

【用法】每日1剂，口服，分2次服。

【功效】清热化湿，调气行血，健脾抑肝。

【主治】慢性溃疡性结肠炎（湿毒滞肠、入络脾虚证）。

【来源】《首批国家级名老中医效验秘方》

郭谦亨经验方（久泻断下汤）

【组成】炙椿皮9克，土茯苓9克，川黄连6克，炒干姜6克，石榴皮4~6克，防风4克，广木香4克，炙米壳9克，延胡索4克。

【加减】便下黏液量少而后重甚者，去米壳加槟榔6克，以降泄中气滞；大便溏，量多有热感者，加薏苡仁15~20克，以利湿健脾止泻；日久气虚肢倦乏力者，加党参12克。

【制法】水煎。

【用法】每日1剂，口服，分2次服。

【功效】燥湿开结，寒热并调，理脾涩肠。

【主治】慢性溃疡性结肠炎（湿热郁结、虚实交错证）。

【来源】《首批国家级名老中医效验秘方》

胡翘武经验方（姜莲养肠汤）

【组成】干姜3克，毛姜10克，阿胶10克，旱莲草20克，当归10克，黄连6克，白术10克，木香6克，防风6克，炙甘草6克。

【加减】湿热偏盛者，加马齿苋30克；便血或赤冻多者，加地榆10克、鸦胆子（每服15粒，去壳吞服，日2次）；阴虚偏甚，泻下量多者，加乌梅20克。

【制法】水煎。

【用法】每日1剂，口服，分2次服。

【功效】燮理阴阳，祛邪厚肠止泻。

【主治】慢性溃疡性结肠炎（阴阳亏虚、寒热湿浊壅遏不化证）。

【来源】《首批国家级名老中医效验秘方》

汤承祖经验方（扶正祛邪汤）

【组成】党参20克，黄芪20克，苍术12克，广木香10克，肉豆蔻10克，制附子10克，骨碎补12克，荜茇10克，败酱草20克，白花蛇舌草20克。

【加减】湿重者去败酱草、白花蛇舌草，加川朴10克，槟榔10

克；肾阳不振者加仙茅12克；纳谷不馨加炒谷芽30克；血便者加仙鹤草20克。

【制法】水煎。

【用法】每日1剂，分服。

【功效】益气健脾，温肾清肠。

【主治】慢性溃疡性结肠炎（久泻虚实夹杂证）。

【来源】《首批国家级名老中医效验秘方》

彭澍经验方（健脾固肠汤）

【组成】党参10克，炒白术10克，炙甘草6克，木香5克，黄连5克，炮干姜5克，秦皮10克，乌梅5克。

【加减】因久泻久痢，气虚下陷，导致脱肛者，可见黄芪、升麻；若见晨起则泻，泻而后安，或脐下时痛作泻，下肢不温，舌淡苔白，脾肾阳气不足者，加补骨脂补命门火，辅吴萸、肉豆蔻暖肾温脾，五味子涩肠止泻；如年老体衰，气虚于下久泻不止，加诃子；因气郁诱作痛泻，症见胸胁痞闷者，加枳壳、白芍、防风以泄肝益脾。

【制法】水煎。

【用法】每日1剂，分2~3次口服。

【功效】补脾健胃，止泻固肠。

【主治】慢性溃疡性结肠炎（脾胃虚实兼见证）。

【来源】《首批国家级名老中医效验秘方》

张伯臾经验方（化湿清肠方）

【组成】炒槐花18克，炒当归12克，墨旱莲15克，炒茅术9克，炒黄柏9克，香连丸（分吞）4.5克，全瓜蒌12克，薤白头6克，焦山楂、焦神曲各9克，荠菜花12克。

【制法】将上2味研成粗末。

【用法】用沸水冲泡，或水煎后饮用。

【功效】清化湿热，清肠止血。

【主治】溃疡性结肠炎（湿热稽留证）。

【来源】《张伯臾医案》。

第二节　外用方

参白灌肠方

【组成】苦参20克，白头翁20克，黄连9克，黄柏9克，秦皮15克，当归15克，赤芍15克，仙鹤草15克，土茯苓25克，延胡索12克，白及15克。

【加减】若以腹泻重、次数多为主，可加石榴皮20克、棕榈炭20克、乌梅炭20克，以加强收涩止痢；若以腹胀腹痛为主，加大延胡索用量至20克，陈皮15克、木香10克，以行气止痛；若以便血为主，加三七粉10克、血竭15克、紫草15克，以活血止血；若在缓解期，症状不显，可去黄柏、土茯苓，加黄芪15克、莲子15克，以扶正祛邪。

【制法】水煎。

【用法】取药液150毫升，每日睡前30分钟保留灌肠1次，15分钟加温至39~41℃，采用一次性灌肠袋，滴灌用石蜡油润滑，将导管插入肛门内约15厘米，滴速保持在100~120滴/分钟，以患者下腹部感到温暖为宜。灌肠结束后保持平卧或抬高臀部，保持30分钟，使药液尽量保留在肠内，与肠黏膜充分接触。

【功效】清热燥湿，化瘀止泻。

【主治】溃疡性结肠炎（湿热证）。

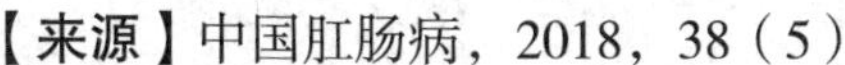

【来源】中国肛肠病，2018，38（5）

马齿及参汤灌肠方

【组成】**马齿苋25克，白及20克，苦参15克，锡类散2瓶。**

【制法】将马齿苋、白及、苦参，加适量水煎成100毫升，然后兑入锡类散。

【用法】每日灌肠1次，连用10日为1个疗程。

【功效】清热燥湿，止血止痢。

【主治】溃疡性结肠炎（湿热蕴肠证）。

【来源】《中国当代名医验方大全》

地榆菖蒲白及灌肠方

【组成】**地榆30克，石菖蒲15克，白及10克，锡类散3瓶。**

【制法】将地榆、石菖蒲、白及浓煎成150毫升，趁热调入锡类散0.9克。

【用法】于晚8时大便后灌肠，肛管插入不少于15厘米。温度保持50℃，灌完后腿伸直，臀部垫高约10厘米；左侧卧5分钟，平卧5分钟，右侧卧5分钟，然后平卧入睡，要求保留灌肠8小时以上。

【功效】清热解毒，凉血止泻。

【主治】溃疡性结肠炎（湿毒蕴肠证）。

【来源】《中国当代名医验方大全》

溃结灌肠方

【组成】**马齿苋60克，五倍子10克，青黛散（或锡类散）3克，参三七粉3克。**

【制法】先将前2味药煎汤，浓缩至30~100毫升，然后加入青黛散、参三七粉。

【用法】每日临睡前保留灌肠。

【功效】清肠止泻。

【主治】溃疡性结肠炎（血热蕴结证）。

【来源】《江浙沪名医秘方精粹》

沙静涛灌肠经验方

【组成】马齿苋15克，北败酱草15克，盐黄柏12克，酒黄芩12克，牡丹皮12克，蒲公英12克，野菊花12克，地榆炭12克，槐角炭12克，白及12克，红花10克。

【制法】上述药水煎200毫升。

【用法】患者取左侧卧位，将煎好汤药温度控制在37℃左右，用一次性输液器缓慢滴入直肠，使药物在直肠内保留30分钟左右，每天1次。

【功效】清热解毒，燥湿止泻，凉血消痈止痢。

【主治】脾胃虚弱，湿热蕴结肠道，瘀血阻于肠络证。

【来源】湖北中医杂志，2020，42（02）

夏军权灌肠经验方

【组成】白芍20克，苦参30克，牡丹皮15克，大血藤20克，诃子20克，地榆30克，防风15克，大黄15克。

【制法】水煎。

【用法】灌肠，每日1剂。

【功效】调气和血，清热利湿。

【主治】溃疡性结肠炎（脾虚湿盛、肠络受损证）。

【来源】贵州中医药大学学报，2020，42（02）

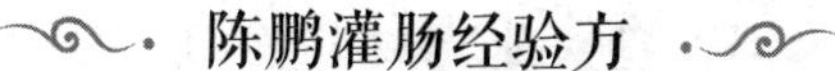

陈鹏灌肠经验方

【组成】黄连15克，黄芩10克，黄柏10克，炒栀子6克，干姜6克，陈皮9克，半夏9克，茯苓12克，木香15克，川楝子9克，延胡索12克，丹参15克，连翘12克，白及9克，炙甘草6克。

【制法】加水1000毫升煎至100毫升，纱布过滤去渣，放置药液温凉至37℃左右。

【用法】吸痰管插入肛内约15厘米，用注射器抽取药液灌肠，使药液在肠管内保留15分钟。每日睡前1次，连续灌肠。

【功效】清热化湿，敛疮生肌。

【主治】溃疡性结肠炎（肠湿热证）。

【来源】实用中医药，2020，36（01）

徐景藩灌肠经验方

【组成】马齿苋30克，黄柏30克，五倍子15克，地榆30克，苦参10克，诃子10克，石菖蒲20克，浓煎后加三七粉3克，白及粉3克，青黛或锡类散1.5克灌肠。

【加减】如有脓血便加败酱草30克。方中马齿苋、黄柏、苦参、石菖蒲清热解毒；三七活血化瘀；诃子、白及收敛止血，消肿生肌；五倍子、地榆收敛止血，解毒敛疮。

【制法】水煎。

【用法】患者取左侧卧位，臀部垫高20厘米，药液温度以40℃为宜，灌肠药液用量以100~200毫升为佳，每晚睡前1次，14天为1个疗程。

【功效】清热祛湿，敛疮生肌。

【主治】溃疡性结肠炎活动期（湿热蕴结证）。

【来源】河南中医，2019，39（05）

查安生灌肠经验方

【组成】黄柏、白头翁、苦参、地榆炭、炒白术、炒谷芽各15克，炒黄连、白及各10克，三七3克。

【制法】水煎100毫升。

【用法】保留灌肠。

【功效】清热燥湿，止血生肌。

【主治】溃疡性结肠炎（肠道湿热、气滞血瘀证）。

【来源】安徽中医药大学学报，2019，38（03）

余在先灌肠经验方

【组成】苦参20克，青黛15克，炉甘石20克，乳香6克。

【制法】水煎100毫升。

【用法】中药保留灌肠，每天1剂。

【功效】清热解毒，收湿敛疮。

【主治】溃疡性结肠炎（湿热蕴肠、气血不调证）。

【来源】湖南中医，2019，35（08）

周福生灌肠经验方

【组成】苦参30克，五倍子20克，野菊花30克，败酱草30克。

【制法】水煎。

【用法】每日1剂，保留灌肠。

【功效】清热燥湿，消肿止痛，涩肠止血。

【主治】溃疡性结肠炎（慢性复发型脾虚湿瘀证）。

【来源】中医临床研究，2017，9（28）

黄雅慧灌肠经验方

【组成】黄芪30克，茯苓30克，仙鹤草15克，蒲公英15克，马齿苋15克，地榆15克，白及15克，诃子肉20克，儿茶6克。

【制法】水煎。

【用法】每天1剂，保留灌肠。

【功效】健脾利湿。

【主治】溃疡性结肠炎（慢性活动期脾虚湿蕴证）。

【来源】湖南中医，2019，35（02）

彭作英灌肠经验方

【组成】白头翁60克，黄连30克，木香10克，枳壳20克，蒲公英30克，败酱草30克，白芍10克，白术15克，陈皮10克，白及20克，地榆炭10克，甘草10克。

【制法】煎汁300毫升。

【用法】待温度35℃时再加入1.0克锡类散，保留灌肠1小时，2次/天，2周为1个疗程。

【功效】祛除肠道湿热，调节肠道气机。

【主治】溃疡性结肠炎（肠道湿热证）。

【来源】黑龙江中医药，2018，47（06）

张声生灌肠经验方

【组成】肉桂3克，炙黄芪20克，黄柏15克，三七粉3克，椿根皮炭20克，青黛9克，白及10克。

【制法】煎2次，混合浓缩至120毫升。

【用法】每晚睡前灌肠1次。

【功效】扶正清肠解毒，化瘀祛腐生肌。

【主治】溃疡性结肠炎（寒热错杂、气血凝滞证）。

【来源】中华中医药，2018，33（07）

胡珂灌肠经验方

【组成】青黛15克，马勃15克，鸡冠花30克，牡蛎30克，儿茶30克。

【加减】若湿热重，可加败酱草、黄连、黄柏以加强清热化湿、消肿排脓之功；瘀滞重加可加三七粉、云南白药化瘀止痛；脾虚甚可加黄芪、五倍子健脾止泻。

【制法】上药共煮，收滤液150毫升。

【用法】保留灌肠，每日1剂。

【功效】清热利湿，敛疮生肌。

【主治】溃疡性结肠炎（脾胃虚弱、湿热毒邪证）。

【来源】江西中医药，2014，45（05）

刘凤斌灌肠经验方

【组成】葛根、积雪草、苦参、石榴皮、赤石脂各20克，黄连、黄芩、地榆炭各15克，火炭母、白头翁、白花蛇舌草各30克，五倍子10克。

【制法】水煎。

【用法】保留灌肠，每天1次。

【功效】清热解毒，活血止血。

【主治】溃疡性结肠炎（脾虚湿热证）。

【来源】新中医，2014，46（06）

蒋士生灌肠经验方

【组成】黄连15克，黄柏15克，白及20克，当归12克，儿茶10克，苦参10克。

【加减】腹痛、腹泻甚者配合姜汁合其他中药研末（吴茱萸：

黄连：延胡索：苍术：肉桂=1：3：5：5：1.5）贴敷神阙、中脘及双足三里穴治疗。

【制法】水煎浓缩至100毫升。

【用法】控制温度在38℃，缓慢保留灌肠，保留时间不少于2小时，灌肠5天休息2天。

【功效】益气健脾和胃，清热化湿止泻。

【主治】溃疡性结肠炎（脾胃亏虚，湿热蕴结证）。

【来源】湖南中医，2015，31（09）

张东岳灌肠经验方

【组成】**三七3克，炒白术20克，白及20克，地榆15克，草薢30克，马齿苋30克。**

【加减】如脾虚夹湿者加党参、茯苓、苍术等；湿热蕴结者配以白头翁、秦皮；血瘀肠络者加赤芍、当归、枳壳；脾肾两虚者加黄芪、补骨脂、肉桂；肝脾不和者柴胡、香附、川芎；气血俱亏者加党参、黄芪；便血多者加云南白药。

【制法】水煎。

【用法】常规灌肠。

【功效】清肠解毒，凉血止血，化腐生肌。

【主治】溃疡性结肠炎（肠道湿热证）。

【来源】光明中医，2009，24（5）

路广晁灌肠经验方

【组成】**炒槐花30克，地榆炭30克，苦参30克，黄连30克，败酱草30克，儿茶9克，枯矾5克，白及20克，三七粉（冲服）5克。**

【加减】对于湿热较重，脓血便不易止，或结肠伴生息肉者，予鸦胆子油乳30毫升加入生理盐水150毫升，保留灌肠，取鸦胆子凉血解毒、除疣腐赘之功，临证每收奇效。

【制法】水煎浓缩至150毫升。

【用法】保留灌肠。

【功效】清热解毒，祛湿敛疮，凉血止血。

【主治】溃疡性结肠炎（肠道湿热证）。

【来源】山东中医，2006，10。

刘佃温经验方贴脐（四神丸）

【组成】补骨脂24克，吴茱萸6克，肉豆蔻12克，五味子12克，大枣5枚，生姜20克。

【制法】打粉，以蜂蜜调匀。

【用法】贴于肚脐上，留置6小时，1次/天。

【功效】温肾健脾，涩肠止血。

【主治】溃疡性结肠炎（脾肾阳虚证）。

【来源】中医研究，2019，32（10）

第七章　肠易激综合征

概述　肠易激综合征是一种以腹痛伴排便习惯改变为特征的，无器质性病变的常见功能性肠病。临床分为腹泻型、便秘型、混合型和未定型四种亚型。胃肠动力学异常、内脏高敏感性、中枢神经系统对肠道刺激感知异常和脑-肠轴调控异常、肠道感染、肠道微生态失衡、精神心理障碍等都可导致肠易激综合征。肠易激综合征属于中医“泄泻”“便秘”“腹痛”的范畴，证型以肝郁脾虚和脾肾两虚为主，也可见湿盛、湿热、食滞、寒凝、血瘀等。

肠易激综合征最典型的症状是腹痛、排便习惯和粪便性状改变。

腹痛：几乎所有肠易激综合征患者都有不同程度的腹痛，部位不定，以下腹和左下腹多见，排便或排气后缓解，极少有睡眠中痛醒者。

排便习惯和粪便性状改变：腹泻型肠易激综合征常排便较急，粪便呈糊状或稀水样，可带有黏液但无脓血。一般每日3~5次，发作较多时可达十余次。便秘型肠易激综合征常有排便困难，粪便干结、量少、呈羊粪状或细杆状，表面可有黏液，常伴有腹胀和排便不净感，部分病人可有消化不良症状和头痛、头晕、焦虑、抑郁、失眠等症状。部分肠易激综合征病人，腹泻与便秘交替发生。

第一节　内服方

痛泻要方

【组成】陈皮45克，白术90克，白芍60克，防风30克。

【制法】共为末，分八服，水煎。

【用法】口服，每日1剂。

【功效】疏肝健脾。

【主治】肠易激综合征（肝郁脾虚证）。

【来源】《丹溪心法》

薯蓣苤苢汤

【组成】山药50克，车前子20克。

【制法】研面和匀，同煮作粥服。

【用法】口服，每日3次。

【功效】疏肝健脾，清热化湿。

【主治】肠易激综合征（肝郁脾虚证）。

【来源】《医学衷中参西录》

乌梅丸加减

【组成】乌梅9克，细辛5克，桂枝6克，当归9克，黄连6克，黄柏9克，党参12克，蜀椒5克，炮姜6克，附子6克，木香9克，白术12克，茯苓12克，延胡索12克，甘草6克。

【制法】水煎。

【用法】口服，每日1剂。

【功效】调和肠胃。

【主治】肠易激综合征（寒热错杂证）。

【来源】《便秘泄泻千家妙方》

健脾温肾汤

【组成】党参10克，茯苓15克，焦白术15克，炙甘草6克，炮附子6克，芡实15克，补骨脂10克，吴茱萸5克，乌药10克，防风10克。

【制法】水煎。

【用法】口服，每日1剂。

【功效】健脾益气，温肾化浊。

【主治】肠易激综合征（脾肾两虚证）。

【来源】《便秘泄泻千家妙方》

四神丸加味

【组成】补骨脂，炒白芍，炒白术各15克，肉豆蔻20克，五味子12克，煨诃子8克，炙米壳，陈皮各6克，炒石榴皮，炒防风各10克，茯苓，炒薏仁各30克。

【加减】肝郁乘脾者加青皮6克，延胡索15克；脾胃虚弱者加炙黄芪15克，党参20克；寒热夹杂者，加黄连3克，黄柏5克；脾肾阳虚者加附片10克，杜仲15克。

【制法】水煎。

【用法】口服，每日1剂。

【功效】疏肝健脾，温肾涩肠，止痛止泻。

【主治】泄泻型肠易激综合征。

【来源】《疑难病秘验精方大全》

附子芡实汤

【组成】熟附子（另包先煎）10克，芡实15克，乌梅12克，赤石脂20克，诃子10克，金樱子15克，罂粟壳10克，补骨脂10克，肉豆蔻10克，吴茱萸10克，九香虫10克，干姜10克，甘草6克。

【制法】水煎。

【用法】每日1剂，连服3~5剂，或至症状消失。

【功效】温肾暖脾。

【主治】肠易激综合征（脾肾阳虚证）。

【来源】《疑难病秘验精方大全》

芝麻柏子仁粉

【组成】黑芝麻20克，柏子仁20克。

【制法】上为细末，白糖或蜂蜜适量，拌匀。

【用法】口服，每日1剂。

【功效】滋水清肝，润肠通便。

【主治】肠易激综合征（肠道津亏证）。

【来源】《中医胃肠病学》

参莲大枣粥

【组成】党参10克，莲子10克，大枣10枚，粳米50克。

【制法】党参、莲子研末，大枣去核，和粳米共煮为粥。

【用法】口服，早晚各温服1次。

【主治】肠易激综合征（肝郁气滞证）。

【来源】《疑难病秘验精方大全》

茯苓栗子小米粥

【组成】茯苓20克，栗子15克，小米50克。

【制法】共煮为粥。

【用法】口服。

【主治】肠易激综合征（肝郁气滞证）。

【来源】《疑难病秘验精方大全》

怀山药粥

【组成】粳米50克，怀山药细粉20克。

【制法】同煮为粥。

【用法】早晚各服1次。

【功效】补益脾胃。

【主治】肠易激综合征（脾胃虚弱证）。

【来源】《疑难病秘验精方大全》

莲山粉

【组成】莲子肉500克，怀山药500克，薏苡仁500克，芡实500克。

【制法】先分别炒诸药至略焦黄，打粉，混合。

【用法】每次30克药粉，温开水调成糊状，每日可服用数次。

【功效】补益脾胃。

【主治】腹泻型肠易激综合征（脾虚证）。

【来源】《疑难病秘验精方大全》

参芪薏仁粥

【组成】党参10克，薏苡仁30克，黄芪15克，生姜（后下）10克，大枣10克。

【制法】先入诸药，武火烧沸后文火炖煮至薏苡仁烂熟，下生姜再煮5分钟。

【功效】补益脾胃。

【主治】肠易激综合征（脾胃虚弱证）。

【来源】《疑难病秘验精方大全》

焦米粥

【组成】粳米100克。

【制法】将粳米炒至焦黄，加清水文火煮成稀粥。

【用法】每日可温服2~3次。

【功效】健脾消食。

【主治】腹泻型肠易激综合征。

【来源】《疑难病秘验精方大全》

胡萝卜炒肉丝

【组成】胡萝卜250克，瘦羊肉100克，葱、姜各适量。

【制法】羊肉洗净，切成细丝。炒锅内加适量油，上火烧热，投入葱、姜炝锅，再加入羊肉丝煸炒，炒至肉丝熟后，加入胡萝卜丝，然后加入食盐、花椒粉、味精等适量调味。

【用法】吃菜、肉。

【主治】肠易激综合征（肝气乘脾证）。

【来源】《疑难病秘验精方大全》

荔枝扁豆汤

【组成】荔枝10枚，扁豆30克。

【制法】荔枝去壳取肉，与扁豆一起放入砂锅内加水适量，文火煮熟。

【用法】喝汤吃荔枝肉。

【主治】肠易激综合征（肝气乘脾证）。

【来源】《疑难病秘验精方大全》

草决明蜂蜜饮

【组成】草决明30克，净蜂蜜30克。

【制法】先去草决明中杂物，在砂锅中微炒，再打碎放进砂锅内，加水煎煮，取药汁，加入蜂蜜半勺。

【用法】早晚各1次。

【功效】润肠通便。

【主治】肠易激综合征（肠道津亏证）。

【来源】《疑难病秘验精方大全》

六磨汤加减

【组成】木香10克，枳实10克，乌药10克，沉香（后下）6克，生大黄（后下）8克，槟榔9克，柴胡10克，川楝子6克，香附9克，莱菔子9克，生甘草6克。

【用法】口服。

【功效】疏肝健脾，破气宽中。

【主治】便秘型肠易激综合征。

【来源】实用中医内科杂志，2013，27（4）

柴胡疏肝散加减

【组成】柴胡10克，白芍12克，枳壳10克，甘草4克，吴茱萸2克，黄连3克，紫苏梗6克，青皮6克，姜半夏10克，陈皮6克，白豆蔻2克，茯苓12克，神曲12克。

【加减】大便干结加瓜蒌12克。

【制法】水煎。

【用法】口服。

【功效】疏肝健脾。

【主治】便秘型肠易激综合征（肝郁气滞证）。

【来源】中医杂志，2006，47（10）

麻子仁丸加减

【组成】火麻仁30克，杏仁10克，大黄10克，厚朴15克，枳实15克，当归15克，炒白术30克，炒白芍12克。

【制法】水煎。

【用法】口服。

【功效】润下。

【主治】便秘型肠易激综合征（津亏肠燥证）。

【来源】实用中医药杂志，2012，28（12）

增液汤加味

【组成】生地黄12克，玄参10克，麦冬12克，玉竹12克，沙参12克，白芍12克，陈皮6克，甘草4克，茯苓12克，枳实10克，火麻仁12克，瓜蒌12克。

【制法】水煎。

【用法】口服。

【功效】增液行舟。

【主治】便秘型肠易激综合征（津亏肠燥证）。

【来源】中医杂志，2006，47（10）

痛泻要方合四君子汤

【组成】太子参12克，茯苓12克，防风10克，白术10克，陈皮6克，炒白芍12克，甘草4克，扁豆衣12克，薏苡仁12克，谷芽12克，麦芽12克。

【用法】口服。

【功效】抑木扶土。

【主治】腹泻型肠易激综合征（肝郁脾虚证）。

【来源】中医杂志，2006，47（10）

调肝理脾方

【组成】北柴胡9克，白芍15克，枳壳4克，白术10克，陈皮6克，山药15克，防风9克，薏苡仁15克，党参9克，仙鹤草15克。

【制法】水煎。

【用法】口服。

【功效】调肝理脾。

【主治】腹泻型肠易激综合征（肝郁脾虚证）。

【来源】现代中西医结合杂志，2016，25（22）

四神丸合附子理中汤

【组成】附子6克，补骨脂12克，肉豆蔻9克，五味子9克，白术9克，吴茱萸6克，人参6克，干姜6克，甘草6克，大枣3枚，生姜3片。

【制法】水煎。

【用法】口服。

【功效】温补脾肾。

【主治】腹泻型肠易激综合征（脾肾阳虚证）。

【来源】山东中医杂志，2010，29（5）

附子理中汤合四神丸加减

【组成】党参15克，茯苓10克，白术10克，五味子15克，山药15克，肉豆蔻12克，补骨脂10克，吴茱萸9克。

【制法】水煎。

【用法】口服。

【功效】温补脾肾。

【主治】腹泻型肠易激综合征（脾肾阳虚证）。

【来源】中国实验方剂学杂志，2016，22（9）

黄连汤

【组成】黄连6克，半夏12克，炙甘草6克，干姜9克，桂枝12克，人参10克，大枣4枚。

【制法】水煎。

【用法】口服。

【主治】肠易激综合征（寒热错杂证）。

【来源】云南中医学院学报，2009，32（4）

健脾益气汤

【组成】党参20克，炒白术15克，茯苓、白芍、枳壳各12克，木香8克，陈皮、防风、乌梅各10克，砂仁（后下）、甘草各6克。

【加减】胃脘痛甚加吴茱萸6克；胀满明显加槟榔10克。

【制法】水煎。

【用法】口服。

【功效】健脾益气。

【主治】肠易激综合征（脾虚证）。

【来源】陕西中医学院学报，2010，33（5）

加味痛泻要方

【组成】炒白术20克，陈皮10克，炒白芍10克，防风10克，郁金10克，佛手10克，太子参30克，茯苓20克。

【加减】气虚甚加黄芪；肝气郁结加柴胡、郁金；腹痛甚加延胡索；久泻不止加五味子、石榴皮。

【制法】水煎。

【用法】口服。

【功效】疏肝健脾。

【主治】肠易激综合征（肝郁脾虚证）。

【来源】中国中西医结合消化杂志，2016，24（6）

疏肝健脾汤

【组成】柴胡、山药、白及、甘草各10克，党参、炒白术、白芍、炒扁豆、炒薏苡仁各15克，陈皮、防风、炮姜各6克，茯苓20克。

【加减】腹痛明显加郁金、延胡索各10克；腹泻明显加炙黄芪6克、升麻10克。

【制法】水煎。

【用法】口服，每日1剂。

【功效】疏肝健脾。

【主治】肠易激综合征。

【来源】陕西中医，2017，33（3）

安肠汤

【组成】柴胡24克，陈皮10克，川芎12克，香附12克，枳壳10克，芍药12克，甘草6克，白术12克，防风10克。

【制法】水煎。

【用法】口服，每日1剂。

【功效】健脾疏肝。

【主治】肠易激综合征（肝郁脾虚证）。

【来源】湖南中医杂志，2015，31（12）

健脾升阳汤

【组成】黄芪30克，党参15克，白术15克，茯苓15克，柴胡10克，黄芩10克，桔梗10克，陈皮10克，干姜3克，炙甘草6克，白芍15克，防风10克，当归10克，葛根20克。

【制法】水煎。

【用法】口服，每日1剂。

【功效】健脾温肾。

【主治】肠易激综合征。

【来源】内蒙古中医药，2016，（2）

温补脾肾方

【组成】生黄芪15克，白术10克，肉豆蔻6克，炒山药10克，茯苓15克，芡实15克，炒薏仁30克，炮姜5克，焦山楂10克，焦建曲10克，益智仁10克，炒防风10克，诃子6克。

【加减】腹痛甚者加附子6克，肉桂3克；中气下陷，腹胀下坠，脱肛加党参10克，升麻6克，柴胡6克。

【制法】水煎。

【用法】口服，每日1剂。

【功效】温补脾肾。

【主治】肠易激综合征。

【来源】南京中医药大学学报，2014，30（4）

温肾健脾效方

【组成】炒薏仁30克，生黄芪、茯苓、补骨脂各15克，炒白术、炒山药、防风、益智仁、五味子、焦山楂、焦建曲各10克，肉豆蔻、诃子各6克，炮姜5克。

【加减】腹痛甚者加肉桂、附子；腹部下坠，中气下陷，脱肛者加柴胡、升麻、党参；泄泻不止者加石榴皮、赤石脂。

【制法】水煎。

【用法】口服，每日1剂。

【功效】温肾健脾。

【主治】肠易激综合征。

【来源】陕西中医，2017，33（2）

解毒活血调肠饮

【组成】黄芩15克，冬凌草15克，黄连3~10克，柴胡12克，八月札15克，莪术6~15克，当归10~20克，白芍10~30克，生薏苡仁30~60克，炒白术30~60克，茯苓30克。

【制法】水煎。

【用法】口服，每日1剂。

【功效】解毒活血调肠。

【主治】肠易激综合征。

【来源】内蒙古中医药，2015，（2）

连理汤加味

【组成】干姜、黄连、木香各8克，党参、炒白术、茯苓各15克，藿香、葛根各12克，生薏苡仁20克，炙甘草5克。

【制法】水煎。

【用法】口服，每日1剂。

【功效】健脾清热化湿。

【主治】肠易激综合征。

【来源】陕西中医，2014，35（1）

葆元汤

【组成】炒白芍24克，炒白术15克，陈皮9克，防风6克，茯苓30克，炒山药30克，熟地黄24克，干姜9克，砂仁10克，醋柴胡15克，炙甘草9克。

【制法】水煎。

【用法】口服，每日1剂。

【主治】肝郁脾虚型腹泻型肠易激综合征。

【来源】西部中医药，2013，26（7）

七味白术散

【组成】党参10克，炒白术10克，茯苓15克，木香6克，葛根15克，藿香10克，甘草5克。

【制法】水煎。

【用法】口服。

【主治】脾胃虚弱型肠易激综合征。

【来源】湖南中医药大学学报，2010，30（9）

百合解忧汤

【组成】百合30克，柴胡12克，炒白芍18克，生白术30克，炒白术15克，枳壳12克，生甘草6克，合欢花30克，茯神20克，乌梅12克。

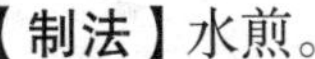

【制法】水煎。

【用法】口服。

【主治】腹泻型肠易激综合征。

【来源】现代中西医结合杂志，2011，20（6）

补肾健脾疏肝汤

【组成】醋柴胡10克，白芍15克，白术10克，茯神30克，香附10克，延胡索15克，五味子10克，补骨脂10克，枸杞10克，山茱萸10克，鹿角胶10克，山药10克，蝉蜕10克，地龙10克，徐长卿10克，甘草10克。

【制法】水煎。

【用法】口服。

【主治】腹泻型肠易激综合征。

【来源】中医临床研究，2012，4（2）

涩肠汤

【组成】补骨脂15克，吴茱萸6克，五味子15克，肉豆蔻12克，炒山药30克，金樱子15克，延胡索10克，茯苓30克，白芍15克，煅龙骨30克，煅牡蛎30克，五倍子10克，焦神曲30克，甘草6克。

【制法】水煎。

【用法】口服。

【主治】肠易激综合征。

【来源】中国中医药现代远程教育，2012，10（3）

安肠解激汤

【组成】白芍20克，陈皮6克，炒白术15克，柴胡8克，干姜

3克，黄连5克，防风10克，茯苓15克。

【制法】水煎。

【用法】口服。

【主治】腹泻型肠易激综合征。

【来源】福建中医药，2012，43（4）

春升汤

【组成】乌梅12克，川黄连12克，盐黄柏9克，党参18克，炮附子9克，桂枝12克，干姜9克，细辛5克，防风6克，羌活6克，白芍24克，炙甘草6克。

【制法】水煎。

【用法】口服。

【功效】健脾疏肝。

【主治】腹泻型肠易激综合征（肝郁脾虚、寒热错杂证）。

【来源】实用中医内科杂志，2011，25（11）

葛连藿苏汤

【组成】葛根15克，黄芩8克，黄连8克，炙甘草5克，藿香10克，苏叶10克，陈皮6克，半夏9克，茯苓10克，厚朴10克，大腹皮15克，桔梗9克，六神曲15克。

【制法】水煎。

【用法】口服。

【功效】健脾除湿。

【主治】腹泻型肠易激综合征（脾胃湿热证）。

【来源】浙江中西医结合杂志，2012，22（6）

周学文经验（复方石榴皮煎剂）

【组成】黄芪10克，黄连6克，陈皮10克，防风10克，木香10克，白芍10克，石榴皮10克，白术10克，栀子10克，淡竹叶10克，合欢花10克，土茯苓25克。

【制法】水煎服。

【用法】共3剂，每2日服1剂。

【功效】健脾益气，泻热除烦，渗湿止泻。

【主治】肠易激综合征（肝郁脾虚证）。

【来源】中国中西医结合消化杂志，2019，27（12）

黄贵华经验方1

【组成】桂枝尖15克，白术15克，淫羊藿15克，南山楂15克，生姜20克，白豆蔻15克，砂仁15克，鹿角霜30克，炒麦芽15克，白附片15克。

【制法】水煎。

【用法】每日1剂。

【功效】扶阳建中。

【主治】腹泻型肠易激综合征。

【来源】湖南中医杂志，2020，36（2）

黄贵华经验方2

【组成】白附片（先煎）60克，干姜30克，白术20克，车前子30克，独活15克，炙甘草15克，砂仁15克，豆蔻15克，补骨脂15克，鹿角霜20克，炒麦芽15克。

【制法】水煎。

【用法】每日1剂，分早晚温服。

【功效】温肾助阳，收涩固肾。

【主治】腹泻型肠易激综合征。

【来源】湖南中医杂志，2020，36（2）

连建伟经验方1

【组成】炒白术、黄芩各10克，炒白芍、车前子、茯苓各15克，炒防风、炒陈皮、川连、煨木香、佛手片各6克，建神曲、木瓜各12克，淡吴茱萸3克。

【制法】水煎。

【用法】每日1剂。

【功效】疏肝健脾化湿。

【主治】腹泻型肠易激综合征。

【来源】江苏中医药，2019，51（10）

连建伟经验方2

【组成】党参、山药各20克，炒白术、芡实、赤芍、炒白芍、扁豆衣各12克，陈皮、桔梗、炒防风各6克，生熟薏苡仁、茯苓各15克，炙甘草、砂仁各5克，制鸡内金10克。

【制法】水煎。

【用法】每日1剂。

【主治】腹泻型肠易激综合征。

【来源】江苏中医药，2019，51（10）

连建伟经验方3

【组成】制半夏、炒陈皮、炒莱菔子、制鸡内金各10克，茯苓20克，焦山楂、焦神曲各12克，炒麦芽15克，煨木香6克，川连5

克，炒薏苡仁30克。

【制法】水煎。

【用法】口服，每日1剂。

【功效】消食化滞。

【主治】腹泻型肠易激综合征。

【来源】江苏中医药，2019，51（10）

连建伟经验方4

【组成】党参20克，生黄芪25克，炒白术10克，川连3克，炙甘草、柴胡各5克，陈皮、当归炭、升麻、炒防风、煨木香各6克，炒白芍、茯苓各12克。

【制法】水煎。

【用法】每日1剂。

【功效】健脾益气。

【主治】腹泻型肠易激综合征。

【来源】江苏中医药，2019，51（10）

连建伟经验方5

【组成】太子参20克，炒白术10克，茯苓、补骨脂、扁豆各12克，陈皮、制鸡内金、煨肉果、五味子各6克，炙甘草、砂仁各5克，薏苡仁、芡实各15克，山药30克，淡吴茱萸2克。

【制法】水煎。

【用法】口服，每日1剂。

【功效】补脾益肾。

【主治】腹泻型肠易激综合征。

【来源】江苏中医药，2019，51（10）

王庆国经验方1

【组成】柴胡15克，炒黄芩10克，法半夏15克，桂枝10克，白芍10克，干姜15克，党参15克，大枣20克，炙甘草20克，茯苓20克，炒白术15克，煅牡蛎20克，益智仁10克，川椒10克，乌梅10克，连翘20克，知母8克。

【制法】水煎。

【用法】口服，每日1剂。

【功效】健脾疏肝。

【主治】肠易激综合征（肝郁脾虚证）。

【来源】西部中医药，2020，33（3）

王庆国经验方2

【组成】乌梅10克，肉桂10克，黄连15克，黄柏10克，生晒参10克，干姜15克，炙甘草10克，大枣10克，川椒10克，吴茱萸8克，柴胡8克，茯苓20克，炒白术15克，炒黄芩10克。

【制法】水煎。

【用法】口服，每日1剂。

【功效】温脏补虚，调和肝脾。

【主治】肠易激综合征（寒热错杂证）。

【来源】西部中医药，2020，33（3）

王庆国经验方3

【组成】防风10克，炒白术15克，陈皮10克，白芍10克，升麻6克，柴胡10克，葛根20克，黄连10克，黄芩10克，党参15克，干姜15克，炙甘草10克，炒山药15克，煅牡蛎15克，炒酸枣仁30克。

【制法】水煎。

【用法】早晚分服。

【功效】疏肝健脾。

【主治】肠易激综合征（肝郁脾虚证）。

【来源】西部中医药，2020，33（3）

叶柏经验方（慎柔养真汤加减）

【组成】炒党参15克，炒白术10克，炒白芍10克，炙黄芪15克，茯苓15克，炒山药15克，莲子肉15克，木香6克，砂仁（后下）3克，陈皮6克，乌梅5克，枳壳10克，炒扁豆15克，炙甘草3克，干荷叶15克。

【制法】水煎。

【用法】每日1剂，分次服用。

【功效】健脾养阴，固肠止泻。

【主治】肠易激综合征（脾阴亏虚证）。

【来源】光明中医，2020，35（10）

第二节　外用方

灌肠方

【组成】黄连、黄柏、苦参、蒲公英、金银花、野菊花、白花蛇舌草、苍术各10克，薏苡仁13克，香附、木香各7克。

【制法】作灌肠液。

【用法】灌肠治疗30天。

【主治】腹泻型肠易激综合征。

【来源】中医临床研究，2017，9（12）

安肠贴敷散

【组成】炒苍术、炒白术、黄连、藿香、木香各300克，郁金、防风、白芍、柴胡各250克，合欢皮、石菖蒲、夜交藤各150克。

【制法】精研为细末。

【用法】贴敷双侧肝俞、脾俞、胃俞、足三里、上巨虚，每穴位2~3克，生姜汁调成糊状。

【主治】腹泻型肠易激综合征。

【来源】新中医，2011，43（8）

桂芍巴布剂

【组成】肉桂5克，白芍15克，木香6克，细辛5克，白芷10克，乳香10克，冰片3克，干姜5克。

【用法】贴敷神阙穴。

【主治】肝郁脾虚型肠易激综合征。

【来源】湖南中医药，2019，35（1）

足浴方

【组成】艾叶15克，川芎15克，合欢皮20克，首乌藤30克，酸枣仁15克，石菖蒲15克，茯神15克，延胡索20克，白扁豆20克，石榴皮30克，肉豆蔻20克。

【用法】足浴。

【功效】疏肝解郁，健脾涩肠止泻。

【主治】肝郁脾虚型腹泻型肠易激综合征。

【来源】中国中西医结合消化杂志，2017，25（11）

第八章　功能性腹胀

概述　功能性腹胀以反复发作的腹胀感，伴或不伴有明显腹部膨胀为特点，同时不符合其他功能性肠病或胃十二指肠病为诊断条件，是功能性胃肠病常见的亚型之一。

中医学没有功能性腹胀的病名。根据其临床表现，可归属于“痞满”“胀满”“聚证”等范畴。

临床以腹胀为主要表现，常伴有肠鸣、排气增多、频繁嗳气等。

第一节　内服方

半夏泻心汤

【组成】半夏（洗）半升，黄芩，干姜，人参，各三两，黄连一两，大枣（擘）十二枚，甘草（炙）三两。

【制法】以水一斗，煮取六升，去滓，再煮。

【用法】取三升，温服一升，日三服。

【功效】寒热平调，消痞散结。

【主治】功能性腹胀（寒热互结证）。

【来源】《伤寒论》

厚朴生姜半夏甘草人参汤

【组成】厚朴（去皮，炙）半斤，生姜（切）半斤，半夏（洗）半斤，人参一两，甘草（炙）二两。

【制法】以水一斗，煮取三升，去滓。

【用法】温服一升，日三服。

【功效】补益脾气。

【主治】功能性腹胀（脾虚证）。

【来源】《伤寒论》

黄连温胆汤加减

【组成】黄连6~8克，半夏10~12克，陈皮10~12克，竹茹10~12克，枳实12~30克，茯苓12~15克，炙甘草6克。

【加减】湿热重者，加黄芩9克、茵陈15克、山栀9克；夹肝郁者，加醋柴胡9克、白芍9克、佛手10克；便秘者，加火麻仁30克、生地15克；失眠者，茯苓换为茯神，加酸枣仁15~30克、夜交藤15克。

【制法】水煎。

【用法】口服。

【功效】健脾化湿清热。

【主治】功能性腹胀（脾胃湿热证）。

【来源】临床医学研究与实践，2018，3（09）

加减枳实消痞汤

【组成】枳实，厚朴，茯苓，白术，麦芽，半夏曲（可用半夏、神曲二药替代），干姜，人参，炙甘，黄连。

【加减】中气下陷者，上方去厚朴、干姜、黄连，加生黄芪20~30克、柴胡5~6克；肝胃郁热者，上方去干姜，加吴茱萸2~3克、枇杷叶10~15克、茵陈15~20克、赤白芍各15克；见脾虚湿困者，原方加苍术10~15克、槟榔9~12克、莱菔子9~15克；见气虚血瘀者，上方去干姜，加黄芪20~30克、丹参15克、莪术10克、白芷10克；见湿热互阻者，上方去干姜，加公英20克、苍术10~15克、生地榆10~15克；脾虚胃阴不足者，上方去干姜、厚朴，减黄连、半夏量，加白芍、石解、枸杞各15克。此外，各证中如见较典型的口苦恶心者，再加代赭石、竹茹；嗳气频频（每天超过10次者），再加苏梗、柿蒂；饥时嘈杂明显者，再加海螵蛸、白及；大便隔3天以上一行者，再加何首乌、草决明。

【制法】水煎。

【用法】口服。

【功效】消痞除满，和胃健脾。

【主治】功能性腹胀。

【来源】福建中医药，1996（01）

加味三香汤

【组成】藿香10克，香附10克，广木香10克，党参12克，炙黄芪10克，白术（麸炒）15克，枳实12克，厚朴10克，焦槟榔15克，莱菔子20克。

【制法】全成分中药配方颗粒，10克/袋。

【用法】每次1袋，每日2次，冲服。

【功效】益气行气。

【主治】功能性腹胀（肝郁脾虚证）。

【来源】中国中医药信息杂志，2017，24（02）

加味香砂六君子汤

【组成】木香10克，砂仁5克，党参10克，白术15克，茯苓15克，法半夏9克，陈皮10克，厚朴15克，吴茱萸5克，沉香3

克，紫苏梗15克，炮姜5克，炙甘草10克，大枣10克。

【制法】免煎颗粒剂。

【用法】冲服。

【功效】健脾益气，和胃降逆。

【主治】功能性腹胀（脾胃虚弱证）。

【来源】中国中医药现代远程教育，2019，17（14）

自制痞满消冲剂

【组成】党参，半夏，厚朴，莪术，黄连，干姜等。

【制法】水煎。

【用法】每袋约含生药1.5克，1日3次，每次1袋，温开水冲服。

【功效】补中益气，和胃降逆，燥湿消食，行气活血。

【主治】功能性腹胀（虚实相兼、寒热错杂证）。

【来源】陕西中医，2000（06）

自拟理气消痞汤

【组成】柴胡10克，枳壳10克，苏梗15克，半夏10克，川朴10克，赤白芍各10克，炒谷麦芽各15克，甘草3克，木蝴蝶10克，茯苓10克。

【加减】若肝郁日久化热，宜疏肝泻热法，上方加炒栀子10克、丹皮10克、珍珠母30克；若肝气犯胃，宜理气和胃，上方加陈皮10克、郁金10克、延胡索10克、川楝子10克。

【制法】水煎。

【用法】口服。

【功效】疏肝行气，除满散结。

【主治】功能性腹胀（肝郁气滞证）。

【来源】中国农村医学，1995（07）

自拟清化消痞汤

【组成】生苡仁30克，杏仁10克，白蔻仁10克，黄连10克，黄芩6克，茵陈15克，菖蒲15克，茯苓12克，泽泻10克，甘草3克。

【加减】若湿热久蕴不去，用药切忌香燥，以防助热伤津，应在清热化湿方中酌加天花粉、石斛等以养阴生津。

【制法】水煎。

【用法】口服。

【功效】清化湿热。

【主治】功能性腹胀（湿热中阻证）。

【来源】中国农村医学，1995（07）

自拟导滞消痞汤

【组成】陈皮10克，半夏10克，神曲10克，炒山楂15克，连翘10克，槟榔10克，鸡内金10克，炒白术10克，炒莱菔子15克，枳实10克，甘草3克。

【加减】若因年老胃气自衰，以致食滞胃肠难化，阻滞气机者加党参、山药，扁豆；便秘者加大黄少许。

【制法】水煎。

【用法】口服。

【功效】消积导滞。

【主治】功能性腹胀（食滞伤胃证）。

【来源】中国农村医学，1995（07）

自拟补中消痞汤

【组成】党参10克，白术12克，茯苓10克，陈皮10克，山药10克，砂仁（后下）6克，木香6克，川朴6克，炒谷麦芽各30克，甘草6克，生姜3片。

【加减】若伴少气懒言、脱肛久泻等中气下陷证，治宜补气升清，上方加黄芪15克、升麻6克、柴胡6克。若胃脘痞胀难忍，喜暖恶寒，朝瘥暮急属脾阳不振，宜补中温阳消痞法，上方加附子6克、干姜10克。

【制法】水煎。

【用法】口服。

【功效】健脾行气。

【主治】功能性腹胀（脾胃盛弱证）。

【来源】中国农村医学，1995（07）

自拟养阴消痞汤

【组成】沙参30克，麦冬15克，玉竹10克，石斛15克，花粉15克，知母10克，乌梅10克，甘草6克，炒栀子10克，苏梗6克。

【加减】若大便秘结可加火麻仁30克，虚热加青蒿10克。治疗胃阴不足之痞满，养阴不可滋腻，如生地、熟地等滋腻呆胃；消痞不可香燥和攻伐，如厚朴、枳实等药伤津耗气，亦在所忌。

【制法】水煎。

【用法】口服。

【功效】养阴益胃，清中消痞。

【主治】功能性腹胀（阴虚胃热证）。

【来源】中国农村医学，1995（07）

自拟符氏加味三香汤

【组成】木香10克，香附10克，藿香10克，焦槟榔20克，炒莱菔子15克，白豆蔻10克，姜厚朴10克，枳实15克，党参15克，炒白术15克。

【制法】水煎。

【用法】口服。

【功效】通降行积。

【主治】功能性腹胀（胃气壅滞证）。

【来源】环球中医药，2016，9（03）

王氏保赤丸

【组成】大黄，黄连，川贝母，制南星，生姜。

【制法】水煎。

【用法】口服。

【功效】清热泻火，消积导滞。

【主治】功能性腹胀。

【来源】上海中医药杂志，2003（08）

加减半夏枳实厚朴汤

【组成】党参15克，木瓜15克，黄连15克，厚朴15克，枳实15克，鸡内金（炙）10克，草豆蔻10克，半夏10克，丁香10克，生地黄10克，石菖蒲10克。

【制法】用水浓煎。

【用法】分3次早、中、晚饭后口服，2周为1个疗程。

【功效】理气消痞，辛开苦降。

【主治】功能性腹胀（寒热失调、升降失常证）。

【来源】中医药信息，2000（01）

温胆汤加减

【组成】茯苓10克，紫苏梗15克，白术15克，竹茹15克，厚朴10克，半夏10克，陈皮10克，党参10克，枳实10克，郁金10克。

【加减】伴有气虚乏力明显者，加党参30克，或加怀山、五指毛桃、黄芪；伴有脉弦数、舌边红苔黄、口咽干苦者，加蛇舌草、山栀子；伴有咽痛便干者，加土牛膝、木蝴蝶；咽痛便稀者，加火炭母、岗梅；汗多者，加浮小麦；伴有失眠者，加夜交藤、牡蛎、龙骨；伴有伤阴症状（如口干、舌燥、烦热等）者，加知母、制首乌、玄参、麦冬；伴有阳虚、畏寒喜热者，加肉桂、附子；伴有瘀血轻者，加丹皮、丹参，重者加三棱、莪术。

【制法】水煎。

【用法】每天1剂，300毫升/剂，分2次各150毫升服用，于早、午饭后1小时温服。

【功效】健脾益气，清热化湿。

【主治】功能性腹胀（脾胃湿热证）。

【来源】实用临床医药杂志，2019，23（14）

乌朴合剂

【组成】乌药10克，厚朴10克，枳壳10克，法半夏10克，丹参10克，焦山楂10克，炒麦芽10克，炒神曲10克，蒲公英20克，甘草5克。

【加减】胃脘痞满胀连两胁者，加柴胡、素馨花；夹湿者，加苍术；阴虚者加沙参、玉竹；脾虚者加白术、山药；呕恶不食者加藿香、白豆蔻。

【制法】每天1剂，加水800毫升煎成150毫升，复煎。

【用法】分2次口服。

【功效】健脾和胃，理气消痞。

【主治】功能性腹胀（肝胃不和证）。

【来源】新中医，2003（06）

木香顺气丸（颗粒）

【组成】木香，砂仁，醋香附，槟榔，甘草，陈皮，厚朴，枳壳（炒），苍术（炒），青皮（炒），生姜。

【制法】中成药。

【用法】口服，每次1袋，一日2~3次。

【功效】疏肝和胃，行气化湿。

【主治】功能性腹胀（肝郁气滞证）。

【来源】中华中医药杂志，2019，34（09）

柴胡疏肝丸

【组成】柴胡，香附（醋制），青皮（炒），白芍（酒炒），枳壳（炒），厚朴（姜制），槟榔（炒），大黄（酒炒），姜半夏，六神曲（炒），茯苓，豆蔻，甘草，桔梗，山楂（炒），防风，薄荷，紫苏梗。

【制法】中成药。

【用法】口服，每次1丸，一日2次。

【功效】疏肝理气，消胀止痛。

【主治】功能性腹胀（肝郁气滞证）。

【来源】中华中医药杂志，2019，34（09）

气滞胃痛颗粒

【组成】柴胡，延胡索（炙），枳壳，香附（炙），白芍，甘草（炙）。

【制法】中成药。

【用法】开水冲服，一次5克，一日3次。

【功效】疏肝理气，和中止痛。

【主治】功能性腹胀（肝郁气滞证）。

【来源】中华中医药杂志，2019，34（09）

麻仁丸（胶囊、软胶囊）

【组成】火麻仁，苦杏仁，大黄，枳实（炒），厚朴（姜制），白芍（炒）。

【制法】中成药。

【用法】口服，平时一次1~2粒，一日1次；急用时一次2粒，一日3次。

【功效】清热通腑，行气润肠。

【主治】功能性腹胀（脾胃湿热证）。

【来源】中华中医药杂志，2019，34（09）

三黄泻心汤

【组成】大黄（后下）10克，黄连10克，黄芩10克，厚朴15克，枳实15克，六神曲10克，白术10克，茯苓10克，泽泻10克。

【加减】若兼有食积者，可加麦芽15克、焦山楂12克、六神曲15克，以消食和胃；大便不爽者，可加白芍15克、当归10克、木香6克、槟榔15克以调和气血。

【制法】水煎。

【用法】口服，每日1剂，150毫升，一日3次。

【功效】清热祛湿，理气消滞。

【主治】功能性腹胀（脾胃湿热证）。

【来源】中华中医药杂志，2019，34（09）

枳实导滞丸

【组成】枳实（炒），大黄，黄连（姜汁炙），黄芩，六神曲（炒），白术（炒），茯苓，泽泻。

【制法】中成药。

【用法】口服，一次6~9克，一日2次。

【功效】消积导滞，清利湿热。

【主治】功能性腹胀（脾胃湿热证）。

【来源】中华中医药杂志，2019，34（09）

保和丸加减

【组成】山楂10克，法半夏10克，茯苓10克，神曲10克，陈皮10克，连翘10克，莱菔子10克，麦芽10克。

【加减】若胀满明显者加厚朴15克、枳实15克、大黄（后下）10克，以增强其行气消积之力；兼热象明显者加黄芩10克、黄连6克，以清热祛湿；兼有气滞者加香附10克、木香（后下）10克，以行气消胀；兼痰湿者加藿香10克、佩兰10克，以芳香化湿。

【制法】水煎。

【用法】口服，每日1剂，150毫升，一日3次。

【功效】消食和胃，理气化滞。

【主治】饮食停滞证。

【来源】中华中医药杂志，2019，34（09）

半夏泻心汤加减

【组成】黄芩15克，黄连10克，党参15克，法半夏15克，干姜10克，炙甘草10克，大枣15克。

【加减】腹胀甚者加厚朴15克，枳实15克以增强其行气消胀之力；脾虚明显者，加炒白术15克，茯苓15克以增强健脾祛湿之力。

【制法】水煎。

【用法】口服，每日1剂，150毫升，一日3次。

【功效】平调寒热，消胀散痞。

【主治】功能性腹胀（寒热错杂证）。

【来源】中华中医药杂志，2019，34（09）

枳实消痞丸

【组成】枳实，厚朴，黄连，干生姜，甘草，麦芽曲，白茯苓，白术，半夏曲，人参。

【制法】中成药。

【用法】口服，一次6克，一日3次。

【功效】清热消痞，健脾行气。

【主治】功能性腹胀（寒热错杂证）。

【来源】中华中医药杂志，2019，34（09）

香砂六君子汤加减

【组成】党参15克，木香6克，砂仁6克，陈皮12克，法半夏9克，白术12克，茯苓12克，炙甘草6克。

【加减】腹胀明显者，加厚朴15克、枳实15克以增强其行气消胀之力；肠鸣泄泻者，加怀山药15克、葛根12克以增强其健脾升清止泻之力；腹痛喜温、畏寒肢冷者，加干姜6克、桂枝10克以增强其温中散寒之力。

【制法】水煎。

【用法】口服，每日1剂，150毫升，一日3次。

【功效】健脾和中，化湿理气。

【主治】功能性腹胀（脾虚湿阻证）。

【来源】中华中医药杂志，2019，34（09）

补中益气汤加减

【组成】黄芪30克，白术15克，陈皮10克，升麻10克，柴胡5克，党参10克，当归10克，炙甘草5克。

【加减】腹胀明显者，加厚朴15克、枳实15克以增强其行气消胀之力；大便溏泄者，加山药15克、薏苡仁15克、白扁豆15克以增强其健脾渗湿之力。

【制法】水煎。

【用法】口服，每日1剂，150毫升，一日3次。

【功效】健脾和中，化湿理气。

【主治】功能性腹胀（脾虚湿阻证）。

【来源】中华中医药杂志，2019，34（09）

香砂六君丸

【组成】木香，砂仁，党参，白术（炒），茯苓，炙甘草，陈皮，法半夏，生姜，大枣。

【制法】中成药。

【用法】口服，每次12粒，每日3次。

【功效】健脾祛湿，理气和胃。

【主治】功能性腹胀（脾虚湿阻证）。

【来源】中华中医药杂志，2019，34（09）

枳术宽中胶囊

【组成】炒白术，枳实，柴胡，山楂。

【制法】中成药。

【用法】口服。一次3粒，一日3次。

【功效】健脾和胃，理气消痞。

【主治】功能性腹胀（脾虚湿阻证）。

【来源】中华中医药杂志，2019，34（09）

理中汤合平胃散加减

【组成】党参12克，干姜9克，白术9克，苍术9克，厚朴9克，陈皮9克，炙甘草6克。

【加减】若腹痛者，加木香6克；腹胀明显者，加枳实15克；身体沉重，疲倦畏寒者，加附子（先煎）9克；恶心者，去白术，加丁香3克、半夏9克；虚汗者，加黄芪30克。

【制法】水煎。

【用法】口服，每日1剂，150毫升，一日3次。

【功效】温补脾阳，行气消胀。

【主治】功能性腹胀（中焦虚寒证）。

【来源】中华中医药杂志，2019，34（09）

理中丸

【组成】人参，干姜，白术（炒），炙甘草。

【制法】中成药。

【用法】口服，一次8粒，一日3次。

【功效】温中散寒，健脾和胃。

【主治】功能性腹胀（中焦虚寒证）。

【来源】中华中医药杂志，2019，34（09）

麻子仁丸加减

【组成】火麻仁（麻子仁）30克，白芍15克，大黄（后下）10克，枳实15克，厚朴15克，杏仁10克。

【加减】阴虚津亏明显者，加玄参15克、生地黄15克、麦冬15克以增液行舟，润肠通便。

【制法】水煎。

【用法】口服，每日1剂，150毫升，一日3次。

【功效】增液养津，清热润燥。

【主治】功能性腹胀（肠燥津亏证）。

【来源】中华中医药杂志，2019，34（09）

增液承气汤加减

【组成】大黄（后下）10克，芒硝（冲服）10克，玄参15克，生地黄15克，麦冬15克。

【加减】偏于津亏阴亏者，应重用玄参、麦冬、生地黄；偏于积滞者，则重用大黄、芒硝。

【制法】水煎。

【用法】口服，每日1剂，150毫升，一日3次。

【功效】增液养津，清热润燥。

【主治】功能性腹胀（肠燥津亏证）。

【来源】中华中医药杂志，2019，34（09）

消痞建中汤加味

【组成】黄芪60克，生白芍15克，桂枝15克，党参30克，大枣30克，炙甘草15克，干姜15克，麦芽15克，茯苓20克，白术20克，紫苏叶20克，槟榔20克，枳壳25克，柴胡30克。

【加减】嗳气者加法半夏20克、厚朴20克；腹胀甚者，枳壳可酌情用至60克，或加木香20克；乏力显者，可加大黄芪用量至100克；眠差者，予龙骨、牡蛎各15克。

【制法】将所有的药物先用冷水浸泡约30分钟（水要刚好没过药物）。先用大火煮开再小火煎熬分别熬25、15、10分钟三次，每次都要滤出取汁。将以上三次熬药滤出的药汁混合。

【用法】在每日三餐前的半小时温服，每次约100毫升，每日1剂。

【功效】温中健脾、益气为主，辅以疏肝行气、化湿消痞。

【主治】功能性腹胀（脾虚气滞证）。

【来源】成都中医药大学（硕士学位论文），2018

运脾消痞汤

【组成】党参15克，炒莱菔子15克，佛手15克，白术12克，枳实12克，丹参12克，郁金12克，石菖蒲12克，甘草6克。

【加减】若胸膈满闷较甚者，加薤白12克、全瓜蒌15克；心下痞硬、噫气不除者，加代赭石15克；气郁化火、口苦咽干者，合左金丸或加炒栀子6克、川楝子6克；腹满纳差者，加砂仁6克、神曲10克；脾阳虚弱、畏寒怕冷者加附子10克、吴茱萸6克；寒热互结、气机壅塞明显者，加黄芩、半夏各10克，干姜6克。

【制法】每天1剂，水煎取汁300毫升。

【用法】分2~3次服，治疗期间停用西药。

【功效】健脾行气。

【主治】功能性腹胀。

【来源】中国中西医结合脾胃杂志，1999（02）

中满分消汤

【组成】太子参15克，炙黄芪15克，干姜9克，高良姜6克，吴茱萸3克，黄连6克，黄柏3克，炙麻黄6克，益智仁6克，荜澄茄6克，草豆蔻6克，青皮10克，木香10克，厚朴15克，升麻5克，柴胡5克，茯苓15克，泽泻15克，当归10克，半夏9克。

【制法】水煎至300毫升。

【用法】分早晚饭前温服。

【功效】温中散寒，理气消胀，健脾升清，和胃降浊。

【主治】功能性腹胀（虚实夹杂证）。

【来源】湖南中医杂志，2020，36（05）

柴胡疏肝散加减

【组成】柴胡，白芍，香附，藿香，广木香，枳实，白术，旋覆花（包煎），代赭石，甘草。

【制法】水煎。

【用法】口服。

【功效】疏肝解郁，行气导滞。

【主治】功能性腹胀（肝郁气滞证）。

【来源】北京中医药大学（硕士学位论文），2013

龙胆泻肝汤加减

【组成】黄芩，栀子，龙胆草，藿香，茯苓，生白术，生薏仁，广木香，香附，枳实，焦槟榔，砂仁。

【制法】水煎。

【用法】口服。

【功效】清热祛湿，健脾理气。

【主治】功能性腹胀（脾胃湿热证）。

【来源】北京中医药大学（硕士学位论文），2013

参苓白术散加减

【组成】生白术，茯苓，生薏苡仁，苍术，石菖蒲，草豆蔻，炒白扁豆，枳实，厚朴，砂仁。

【制法】水煎。

【用法】口服。

【功效】健脾和中，化湿理气。

【主治】功能性腹胀（脾虚湿阻证）。

【来源】北京中医药大学（硕士学位论文），2013

理中汤加减

【组成】补骨脂，炮姜，白术，党参，草豆蔻，吴茱萸，旋覆花，代赭石，炙甘草，砂仁。

【制法】水煎。

【用法】口服。

【功效】温补脾肾，降逆和中。

【主治】功能性腹胀（脾肾阳虚证）。

【来源】北京中医药大学（硕士学位论文），2013

自拟香槟汤

【组成】广木香10~15克，花槟榔10~15克，软柴胡10~15克，炒白术10~30克，枳壳10~30克，莱菔子30克，小青皮10克。

【加减】大便秘结者去炒白术，加生大黄；脾虚较甚者酌加党参；偶有恶心者加姜半夏；苔白湿重者加砂仁、藿香；兼有腹部隐痛者加桂枝。

【制法】水煎。

【用法】口服。

【功效】疏肝理脾，宽中下气。

【主治】功能性腹胀。

【来源】宁波医学，1995（01）

小承气汤加味

【组成】厚朴24克，枳实9克，大黄（泡开水冲服）9克，炒莱菔子15克，炮干姜6克。

【制法】水煎。

【用法】每日1剂，口服。

【功效】温通气滞。

【主治】功能性腹胀（肠腑气滞证）。

【来源】《脾胃学说临证心得》

五花芍药汤

【组成】玫瑰花6克，佛手花6克，绿萼梅9克，白扁豆花9克，厚朴花9克，生白芍药9克，炙甘草3克。

【加减】将药物用适量清水浸泡30分钟，然后煎煮30分钟，每剂煎两次，将两次煎出的药液混合，每日1剂。

【制法】水煎。

【用法】早晚各服1次。

【功效】疏肝行气，调和肝胃。

【主治】功能性腹胀（肝胃不和证）。

【来源】《中国当代名医验方大全》

舒气汤

【组成】鸡抱出卵壳10克，鸡内金10克，长豇豆壳10克，马蹄金10克，四制香附10克，青皮6克，厚朴6克，广木香（后下）3克。

【制法】先将鸡内金炮制；香附先用姜汁、醋、黄酒、童便炒；青皮醋炒，然后把诸药用清水浸泡30分钟，再煎煮30分钟，每剂煎2次，混匀。

【用法】每日1剂，分2次温服。

【功效】调理脾胃，理气和中。

【主治】功能性腹胀（脾胃不和兼气滞证）。

【来源】《中国当代名医验方大全》

厚朴温中汤

【组成】厚朴12克，陈皮9克，草豆蔻9克，木香6克，干姜9克，茯苓12克，甘草3克。

【制法】水煎。

【用法】每日1剂，分2次服。

【功效】温中散寒，健脾燥湿。

【主治】功能性腹胀（寒湿内聚证）。

【来源】《脾胃新论》

香砂六君子汤加味

【组成】党参12克，白芍12克，茯苓9克，吴茱萸9克，良姜9克，香附9克，陈皮9克，半夏9克，木香6克，砂仁（打碎后下）6克。

【制法】水煎。

【用法】每日1剂，分2次服。

【功效】补中益气，温运健脾。

【主治】功能性腹胀（脾胃虚寒证）。

【来源】《脾胃新论》

滑石藿香汤加味

【组成】藿香9克，厚朴6克，白蔻仁6克，陈皮9克，茯苓12克，猪苓6克，白通草6克，飞滑石18克，竹叶9克，大腹皮6克。

【制法】水煎。

【用法】每日1剂，分2次服。

【功效】清热化湿，行气除胀。

【主治】功能性腹胀（湿热郁结证）。

【来源】《脾胃新论》

柴胡疏肝散加减

【组成】柴胡12克，枳壳9克，白芍9克，香附9克，苏梗9克，炙草3克，陈皮9克。

【制法】水煎。

【用法】每日1剂，分2次服。

【功效】疏肝理气，和胃降逆。

【主治】功能性腹胀（肝气郁滞证）。

【来源】《脾胃新论》

蔡春江经验方（柴枳消痞方）

【组成】柴胡9克，白芍15克，枳壳9克，桔梗6克，旋覆花6克，木瓜30克，鸡矢藤15克，郁金9克，甘草6克。

【制法】水煎。

【用法】日1剂，每日2次，早晚饭前30分钟温服。

【功效】疏肝理气，运脾和胃。

【主治】功能性腹胀（肝胃不和证）。

【来源】华北理工大学（硕士论文），2019

董建华经验方1（自拟金延香附汤）

【组成】金铃子、延胡索、香附、陈皮、枳壳、大腹皮等。

【加减】如气血瘀久，化热化火，可加黄连、吴茱萸清火解郁行气，煅瓦楞子化瘀止酸；若见胃脘胀痛，喜温胃寒者，可加用高良姜、肉桂、干松以行气散寒止痛；如见心烦、喜呕、舌红、苔黄者，可加山栀、黄芩以清热除烦。

【制法】水煎。

【用法】口服。

【功效】活血理气，宽中和胃。

【主治】功能性腹胀（血瘀轻证）。

【来源】中医杂志，1996（03）

董建华经验方2（自拟猬皮香虫汤）

【组成】刺猬皮、炒九香虫、炒五灵脂、金铃子、延胡索、制乳香、制没药、香橼皮、佛手等。

【制法】水煎。

【用法】口服。

【功效】活血化瘀行气。

【主治】功能性腹胀（血瘀重证）。

【来源】中医杂志，1996（03）

顾克明经验方（公英益胃汤）

【组成】蒲公英15克，乌郁金15克，紫苏梗30克，鸡内金30克，川楝子9克，香橼皮9克，炒延胡索9克，金桔叶9克，炒谷芽15克，炒麦芽15克，炒建曲21克，生甘草6克。

【制法】水煎。

【用法】每日早晚各服1次。

【功效】和胃健脾疏肝。

【主治】功能性腹胀（肝胃不和证）。

【来源】江西中医药，2019，50（01）

吉良晨经验方（吉氏消痞片）

【组成】党参，白术，炙甘草，枳实，厚朴，陈皮，神曲，炒二芽，干姜，黄连，法夏等。

【制法】由药剂科制剂室制成片剂，每片含生药1.5克。

【用法】口服，每次4粒，每日3次，疗程为4周。

【功效】补气健脾，行气消痞。

【主治】功能性腹胀（脾虚气滞证）。

【来源】广州中医药大学（硕士学位论文），2005

牛学恩经验方（加味下气汤）

【组成】生麦芽30克，法半夏12克，茯苓15克，薄荷9克，杏仁10克，橘皮15克，川厚朴20克，甘草6克。

【制法】水煎服。

【用法】少量多次频服，每天服用400毫升。

【功效】和中调郁，渗脾湿。

【主治】功能性腹胀（肝郁脾虚证）。

【来源】河南中医药大学（硕士学位论文），2016

苏娟萍经验方（健脾消胀汤）

【组成】太子参30克，炒白术20克，茯苓10克，清半夏12克，陈皮12克，山药10克，厚朴12克，大腹皮10克，枳壳6克，莪术10克，三棱10克，甘草6克。

【制法】免煎剂，水冲400毫升。

【用法】早晚饭前分服200毫升，日1剂。

【功效】益气健脾，行气消胀。

【主治】功能性腹胀（脾虚气滞证）。

【来源】山西省中医药研究院（硕士学位论文），2018

李寿山经验方1（补中消痞汤）

【组成】党参20克，黄芪15克，枳实15克，炒白芍15克，桂枝15克，丹参20克，炙甘草7.5克，姜枣引。

【加减】若胸脘窒闷、气逆咽梗者加香附、苏梗；大便溏泻者加茯苓、炒山药；食少难消者加鸡内金、炒谷麦芽。

【制法】水煎。

【用法】早晚分服。

【功效】理气导滞，补中消痞。

【主治】功能性腹胀（中虚气滞证）。

【来源】辽宁中医杂志，1993（06）

李寿山经验方2（和中消痞汤）

【组成】党参20克，姜半夏15克，黄连5克，炮姜5克，炒白芍15克，蒲公英15克，丹参15克，炙甘草7.5克。

【制法】水煎。

【用法】早晚分服。

【功效】调和寒热。

【主治】功能性腹胀（寒热夹杂证）。

【来源】辽宁中医杂志，1993（06）

李寿山经验方3（清中消痞汤）

【组成】太子参25克，麦门冬15克，制半夏10克，柴胡10克，生白芍20克，炒栀子7.5克，丹皮7.5克，青皮15克，丹参20克，甘草7.5克。

【加减】若口干舌燥者，加黄连、生地；大便干燥者，加火麻仁；头晕目涩者，加枸杞子、甘菊花。

【制法】水煎。

【用法】早晚分服。

【功效】养阴益胃，清中消痞。

【主治】功能性腹胀（气阴两伤证）。

【来源】辽宁中医杂志，1993（06）

张家玮经验方（理中汤加味）

【组成】党参30克，炒白术30克，炙甘草15克，干姜30克，茯苓30克，炒枳壳30克，清半夏15克。

【制法】水煎服。

【用法】分早中晚3次服用，每天1剂。

【功效】温中散寒，健脾消痞。

【主治】功能性腹胀（脾胃虚寒证）。

【来源】环球中医药，2019，12（08）

江杨清经验方1

【组成】柴胡10克，黄芩10克，枳壳10克，香附10克，木蝴蝶10克，鸡内金10克，苏梗10克，白豆蔻6克，陈皮10克，佛手10克。

【加减】烧心者，加黄连6克、吴茱萸3克、连翘15克、蒲公英30克，也可考虑黄连温胆汤加减；胃痛或刺痛者，加郁金15克、徐长卿15克、丹参15克；泛酸者，加左金丸意、瓦楞子15克、浙贝母15克；肠化生或细胞不典型增生者，加石打穿20克，蛇舌草30克、龙葵30克；肝郁伤阴见舌红口干者，加石斛15克、麦冬10克、玉竹15克；寐差梦多者，加炒枣仁20克、生龙齿20克。行气药宜使用性平偏润偏凉之品，如柴胡、佛手片、木蝴蝶、绿萼梅之类，忌用草豆蔻、砂仁、厚朴之类香燥行气。

【用法】口服。

【功效】疏肝和胃。

【主治】功能性腹胀（肝胃气滞证）。

【来源】中国中西医结合消化杂志，2019，27（08）

江杨清经验方2

【组成】苏梗10克，陈皮10克，香附10克，炒白术10克，枳壳10克，砂仁6克，黄连3克，肉桂3克，佛手片10克，生谷麦芽各12克。

【加减】饭后加重者，可考虑增鸡内金10克、山楂12克、神曲12克等消导助运；进食生冷、水果、海鲜等加重者，去黄连，加厚朴10克、草豆蔻10克、木香10克、小茴香10克、荜茇10克；气滞痞胀兼疼痛者，常选香附、莪术。大便偏结属实者，加槟榔10克、酒大黄10克、莱菔子15克。痞满正在心下，或波及胸宇，宜适当加用花类疏肝药，如绿萼梅、代代花、怀牛膝。

【制法】水煎。

【用法】口服。

【功效】疏肝行气。

【主治】功能性腹胀（脾胃气滞证）。

【来源】中国中西医结合消化杂志，2019，27（08）

江杨清经验方3

【组成】柴胡10克，陈皮10克，白芍10克，沉香曲12克，槟榔10克，法半夏10克，大腹皮15克，苏梗10克，枳壳10克。

【制法】水煎。

【用法】口服。

【功效】疏肝行气。

【主治】功能性腹胀（肝脾气滞证）。

【来源】中国中西医结合消化杂志，2019，27（08）

江杨清经验方4

【组成】白豆蔻6克，通草6克，杏仁10克，薏苡仁30克，厚朴（花）10克，法半夏10克，山栀10克，黄芩10克，佩兰10克，茯苓10克。

【加减】寒湿内困之痞可用生姜泻心汤、半夏泻心汤、厚朴温中汤化裁，不宜用黄连、黄芩，常用药物有厚朴10克、砂仁6克、陈皮10克、法半夏10克、茯苓10克、草豆蔻10克、木香6克、藿香10克、六神曲12克、大腹皮10克、炒白术10克。

【制法】水煎。

【用法】口服。

【功效】清热化湿行气。

【主治】功能性腹胀（湿热气滞证）。

【来源】中国中西医结合消化杂志，2019，27（08）

江杨清经验方5

【组成】厚朴10克，砂仁6克，陈皮10克，法半夏10克，茯苓10克，草豆蔻10克，木香6克，藿香10克，六神曲12克，大腹皮10克，炒白术10克。

【制法】水煎。

【用法】口服。

【功效】华湿行气和中。

【主治】功能性腹胀（寒湿内困证）。

【来源】中国中西医结合消化杂志，2019，27（08）

江杨清经验方6

【组成】党参15克，黄芪30克，白术10克，木香6克，砂仁（或白豆蔻）6克（苔白腻偏寒用前者，苔偏黄或淡黄用后者），陈皮6克，法半夏10克，苏梗10克，茯苓10克，六神曲10克。

【加减】如清气不升，见大便不爽，加升麻6克、柴胡6克；兼见嗳气，应使用旋覆代赭汤加味；兼见隐痛不适者，可参入小建中汤或归芪建中汤；兼见便溏者，宜参用参苓白术散；中虚偏寒者，加少许肉桂、小茴香，3~6克即可；偏热郁化热者，加黄连3~6克、连翘10克。正虚明显者，可加用白参片；偏寒者可党参换红参，行气药仅选1~3味，小剂量即可，以防行散耗正，愈疏愈壅；消化乏力在选用消导药时仅用1~2味，剂量宜小，以防耗伤正气。亦见部分患者气阴两虚，常见口干舌燥，大便溏或不畅，苔少，此时用药可删偏燥之白术，加黄精、枸杞、山药之类，切忌使用寒凉滑肠之类如天花粉、麦冬、玄参等滋阴药。此时宜用附子泻心汤，适当加用行气温散之品如干姜、公丁香、桂枝、吴茱萸等。

【制法】水煎。

【用法】口服。

【功效】健脾益气。

【主治】功能性腹胀（中虚气弱或兼脾阳偏衰证）。

【来源】中国中西医结合消化杂志，2019，27（08）

周福生经验方（自拟痞满顺方）

【组成】柴胡12克，白术12克，枳壳12克，太子参30克，茯苓15克，白芍15克，砂仁（后下）10克，陈皮10克，甘草6克。

【加减】痰湿重者加法半夏12克；克夹瘀血者加丹参15克，川芎19克；湿郁化热者加蒲公英20克；大便溏者，加炒白扁豆，薏苡仁各30克。

【制法】水煎。

【用法】每天1剂，分2次服。

【主治】功能性腹胀。

【功效】行气消满。

【来源】新中医，2000（12）

陈绍明经验方1（木香槟榔汤加减）

【组成】木香，槟榔，青皮，陈皮，枳壳，黄连，莪术，黄柏，大黄，香附。

【加减】肝气犯胃治以疏肝理气散结，药用：木香10克，槟榔

15克，青皮、陈皮各10克，枳壳、香附各15克，莪术、黄连各10克，大黄7.5克，大便干燥加大黄10克；气滞血瘀证，治以理气活血化瘀，药用：木香10克，槟榔15克，青皮10克，陈皮、枳壳各15克，莪术10克，香附15克，黄连10克，大黄7.5克，五灵脂、蒲黄各15克；饮食停滞证治以理气消食导滞，药用：木香10克，槟榔15克，青皮10克，陈皮、枳壳各15克，莪术10克，香附15克，黄连10克，大黄7.5克，焦三仙各10克；寒邪客胃证治以温经散寒、理气散痞，药用：木香10克，槟榔15克，青皮10克，陈皮、枳壳各15克，黄连、莪术、香附、附子各10克，干姜5克；肝胃郁热证治以泄热和胃、疏肝理气，药用：木香10克，槟榔15克，青皮10克，陈皮、枳壳、黄连各15克，黄柏、莪术各10克，香附、茵陈各15克，板蓝根20克。

【制法】水煎。

【用法】口服。

【功效】行气导滞，攻积泻热。

【主治】功能性腹胀（实痞证）。

【来源】辽宁中医杂志，1992（11）

陈绍明经验方2（健脾汤）

【组成】人参或党参，茯苓，白术，木香，黄连，甘草，神曲，陈皮，砂仁，麦芽，山楂，山药，肉豆蔻。

【加减】脾胃虚弱治以益气健脾、消食和胃，药用：党参20克，茯苓、白术各15克，甘草10克，陈皮15克，肉豆蔻、木香、黄连、砂仁、炒神曲、炒山楂、炒麦芽各10克；胃阴亏虚治以养阴益胃，健脾理气，药用：党参、茯苓、白术、甘草各10克，陈皮15克，肉豆蔻、木香、黄连、砂仁、神曲、麦芽、山楂各10

克，生地、麦冬、沙参各20克；气虚血瘀治以益气健脾、活血化瘀，药用：党参20克，茯苓、白术、陈皮各15克，肉豆蔻、木香各10克，黄连15克，砂仁、焦三仙各10克，山药15克，丹参20克，桃仁10克，红花15克；水湿内停治以健脾益气、利水除湿，药用：党参20克，茯苓、白术、甘草、肉豆蓉、木香、黄连、砂仁、焦三仙各10克，陈皮15克，山药、大腹皮、泽泻、车前子各20克。

【制法】水煎。

【用法】口服。

【功效】健脾和胃，消食止泻。

【主治】功能性腹胀（虚痞证）。

【来源】辽宁中医杂志，1992（11）

骆洪道经验方（三香消痞汤）

【组成】红木香15克，青木香6克，公丁香3克，黄连3克，乌药10克，半夏10克，失笑散16克，水红花子20克，麦冬12克，白花蛇舌草30克，太子参30克，百合30克，薏苡仁30克。

【加减】嗳气频作者，加旋覆花10克、沉香曲12克；胃纳嘈杂者，加海螵蛸15克、煅瓦楞子30克；胃脘隐痛者，加白芍12克、延胡索10克；胸前处满闷者，减乌药，加桔梗6克、降香10克、郁金12克；纳谷不振者，加鲜石斛20克、鸡内金10克；大便干结者，加全瓜蒌20克、甜苁蓉10克；大便溏者，去水红花子，加参苓白术丸15克、六月雪30克。

【制法】水煎2次。

【用法】每日1剂，温服。服上药期间，停用其他药物。5日为1个疗程。

【功效】行气散结，益气养阴。

【主治】功能性腹胀（气阴两亏、痰瘀互阻证）。

【来源】四川中医，1993（10）

刘奉福经验方

【组成】吴茱萸10克。

【用法】用温开水送服。

【功效】温中下气。

【主治】功能性腹胀（脾肾虚寒证）。

【来源】中医杂志，1995（05）

杨百茀经验方（自拟升降脾胃汤）

【组成】党参10~15克，白术10克，茯苓15克，炙甘草6克，陈皮10克，法夏10克，厚朴10克，枳壳10克，白蔻仁6克，干姜3~6克，黄连3~6克。

【制法】水煎。

【用法】口服。

【功效】健脾燥湿。

【主治】功能性腹胀（脾虚气滞证）。

【来源】中医函授通讯，1992（03）

张宝军经验方1（三仁汤合藿朴夏苓汤化裁）

【组成】白豆蔻10克，苦杏仁10克，炒薏苡仁30克，苍术15克，佩兰15克，厚朴20克，枳壳15克，莲子肉15克，黄连10克，葛根30克，大腹皮20克，莱菔子30克，法半夏10克。

【制法】水煎。

【用法】口服。

【功效】清化湿热，清降胃浊。

【主治】功能性腹胀（脾胃湿热证）。

【来源】光明中医，2018，33（12）

张宝军经验方2（柴胡疏肝散加减）

【组成】柴胡15克，法半夏10克，陈皮12克，川楝子10克，白芍20克，紫苏叶15克，茯神30克，黄芩10克，焦神曲20克，佛手15克，莱菔子30克，牡丹皮10克，枳壳10克。

【制法】水煎。

【用法】口服。

【功效】疏肝和胃。

【主治】功能性腹胀（肝气犯胃证）。

【来源】光明中医，2018，33（12）

张宝军经验方3（葛根芩连汤加减）

【组成】黄连10克，黄芩15克，葛根30克，白豆蔻10克，栀子10克，酒大黄12克，佩兰15克，藿香15克，六一散20克，茯苓30克，厚朴20克，大腹皮20克。

【制法】水煎。

【用法】口服。

【功效】健脾消降导滞。

【主治】功能性腹胀（湿热中阻证）。

【来源】光明中医，2018，33（12）

张杰运经验方1（四逆散加减）

【组成】柴胡，枳实，芍药，甘草。

【加减】兼嗳气、呕吐者，加旋覆花、代赭石；有吐酸者，加煅瓦楞子、海螵蛸、白及、炒白芍；兼胃脘隐痛者，加炒白芍、延胡索；兼食积者，加山楂、神曲、炒莱菔子、枳实；湿热重者，加蒲公英、炒栀子、苍术；胃阴不足者，加石斛、沙参、麦冬；气郁化火者，加左金丸或炒栀子、炒黄芩；兼脾阳不振者，加干姜、高良姜、桂枝。

【制法】水煎。

【用法】口服。

【功效】疏肝理脾。

【主治】功能性腹胀（肝气犯胃证）。

【来源】中国中医药信息杂志，2005（09）

张杰运经验方2（黄芪建中汤）

【组成】黄芪，桂枝，白芍，生姜，炙甘草，大枣，饴糖。

【加减】兼嗳气、呕吐者，加旋覆花、代赭石；有吐酸者，加煅瓦楞子、海螵蛸、白及、炒白芍；兼胃脘隐痛者，加炒白芍、延胡索；兼食积者，加山楂、神曲、炒莱菔子、枳实；湿热重者，加蒲公英、炒栀子、苍术；胃阴不足者，加石斛、沙参、麦冬；气郁化火者，加左金丸或炒栀子、炒黄芩；兼脾阳不振者，加干姜、高良姜、桂枝。

【制法】水煎。

【用法】口服。

【功效】温中健脾和胃。

【主治】功能性腹胀（脾胃虚弱证）。

【来源】中国中医药信息杂志，2005（09）

赵瑞成经验方（四逆二陈汤加减）

【组成】柴胡10克，枳壳10克，白芍10克，陈皮10克，法半夏

9克，茯苓20克，槟榔10克，莱菔子7克，酸枣仁20克，甘草5克。

【制法】水煎。

【用法】口服。

【功效】疏肝健脾，理气消胀。

【主治】功能性腹胀（肝气犯脾证）。

【来源】湖南中医杂志，2020，36（05）

郑世铎经验方

【组成】党参10克，焦槟榔10克，炒白术30克，茯苓15克，枳实15克，甘草6克，厚朴10克，大腹皮10克。

【加减】兼有脾阳虚者加干姜10克；兼有热结膀胱者加萹蓄、瞿麦各10克，兼胸闷者加苏梗10克、瓜蒌10克。

【制法】每日1剂，凉水浸泡30~60分钟，水煎取300毫升。

【用法】分早晚2次，餐后30分钟即温服。

【功效】健脾行气。

【主治】功能性腹胀（脾虚证）。

【来源】甘肃医药，2013，32（02）

张丽平自拟方

【组成】柴胡12克，枳壳12克，陈皮9克，白蒺藜12克，广郁金9克，砂仁10克，茯苓15克，芍药15克，甘草6克，炒山楂10克，莱菔子8克，黄芩6克，当归9克。

【制法】水煎。

【用法】分2次口服。

【功效】疏肝解郁，健脾和胃，行气消胀。

【主治】功能性腹胀。

【来源】中国民间疗法，2004（02）

白昭茂经验方（自拟猪肚汤）

【组成】猪肚1个，黄芪50克，薤白50克，党参30克，大枣30克，白芍30克，白蔻8克，生姜15克，胡椒1.5克。

【制法】先将猪肚洗净，然后再将其余8味药装入猪肚，用线缝牢，入罐，加清水3000毫升，用文火炖3小时，煎汤约2000毫升，取出猪肚内的药，用手将药汁挤出，倒入罐内，去药渣，将猪肚切成碎块，混入汤内煮沸，加盐少许。

【用法】饭前服食，每次一小碗，一日3次。

【功效】健脾益胃，温运中阳。

【主治】功能性腹胀（脾胃虚寒证）。

【来源】四川中医，1990（07）

张伯臾经验方（附子理中汤加味）

【组成】熟附片（先煎）4.5克，桂枝4.5克，党参9克，乌药12克，焦山楂9克，焦神曲9克，小茴香4.5克。

【制法】水煎。

【用法】口服，每日1剂。

【功效】温运化浊。

【主治】功能性腹胀（湿浊内停证）。

【来源】《张伯臾医案》

第二节　外用方

莱菔子烫熨腹部方

【组成】莱菔子（或川厚朴）500克。

【制法】将中药莱菔子（或川厚朴）500克装入碗中，放入家用式微波炉（900W）中，用高火加热2~3分钟或放在铁锅里炒热至70℃后，放置于15厘米×15厘米自制小布袋，袋口扎紧。

【用法】根据患者的情况，备好屏风遮挡（冬天应注意保暖），协助患者充分暴露腹部，然后把布袋放置于患者的中脘处，先顺时针沿脐周旋转反复熨烫致腹部皮肤潮红；再逆时针方向沿脐周旋转反复熨烫致腹部皮肤潮红；接着把布袋放于上脘部，从上至下至气海穴，再从下至上反复熨烫；最后将布袋放于升结肠处沿横结肠、乙状结肠、降结肠、直肠方向，从上至下反复熨烫；如果袋内的药物温度下降变凉，则需再次加热后，继续熨烫致使患者出现肛门排气，感觉腹胀减轻后方可停止。视患者腹胀情况每天熨烫1~3次，3天为1个疗程。给患者熨烫时，开始时速度应快，以防烫伤腹部皮肤，待布袋里的药物温度降到40℃后，再适当减慢速度。

【功效】健脾行气。

【主治】所有功能性腹胀。

【来源】长春中医药大学学报，2009，25（3）

吴茱萸敷脐方

【组成】吴茱萸6克；或吴茱萸3克，肉桂3克。

【制法】磨粉，以醋调。

【用法】将肚脐用消毒棉签蘸0.9%氯化钠溶液洗净，将调好的药物敷于肚脐，上敷一小块塑料薄膜，外敷消毒纱布，胶布固定，敷12小时，1次/天，2次为1个疗程。

【功效】散寒消胀。

【主治】功能性腹胀。

【来源】护理研究，2014，28（10B）

中药敷脐方

【组成】木香、丁香、小茴香、肉桂各等份。

【制法】上药共为末，研细过筛，装入无菌瓶内备用。

【用法】先以热毛巾擦净脐部，然后取适量药末装于纱布袋内，置于脐部，其上加热毛巾热敷，再覆以塑料薄膜保温。为增加疗效，其上可放置热水袋加温，每次外敷30分钟以上，3次为1个疗程。

【功效】温中散寒。

【主治】功能性腹胀。

【来源】中国民间疗法，2004，12（5）

葱白敷脐方

【组成】葱白约3厘米的带须全葱1根。

【制法】捣为葱泥，然后加蜂蜜调和，做成饼状，大小能盖住脐部。

【用法】外敷于脐部，经24小时后取去即可。如效果差可换新葱蜜饼再敷治疗。

【功效】通阳散寒。

【主治】功能性腹胀。

【来源】中国民间疗法，2004，12（7）

第九章 功能性腹泻

概述 功能性腹泻是指持续或反复发生的、不伴有腹痛或腹部不适的稀便或水样便的胃肠道紊乱综合征。功能性腹泻无器质性病理改变，是功能性胃肠病常见的亚型之一。

中医学没有功能性腹泻的病名。结合其临床表现，可归属于“泄泻”“下利”“肠风”等范畴。

临床常见表现是腹泻，便如水样，持续或复发的稀软便，伴或不伴有腹痛为表现。

第一节 内服方

白术散（七味白术散）

【组成】人参二钱五分，白茯苓五钱，白术（炒）五钱，藿香叶五钱，木香二钱，甘草一钱，葛根五钱。

【加减】渴者葛根加至一两；热甚发渴，去木香。

【制法】上咀，每服三钱，水煎。

【用法】口服。

【功效】健脾益气，化湿和中。

【主治】功能性腹泻（脾胃气虚证）。

【来源】《小儿药证直诀》

异功散（五味异功散）

【组成】人参（切去顶）、茯苓（去皮）、白术、陈皮（剉）、甘草各等份。

【制法】上为细末，每服二钱，水一盏，生姜五片，枣两个，同煎至七分。

【用法】食前，温量多少与之。

【功效】温中和气。

【主治】小儿功能性腹泻，不思乳食。

【来源】《小儿药证直诀》

葛根黄芩黄连汤

【组成】葛根半斤，甘草（炙）二两，黄芩二两，黄连三两。

【制法】以水八升，先煮葛根，减二升，内诸药，煮取二升，去滓。

【用法】分温再服。

【功效】解表清里。

【主治】功能性腹泻（大肠湿热证）。

【来源】《伤寒论》

升阳益胃汤

【组成】黄芪二两，半夏（汤洗）一两，人参一两（去芦），炙甘草一两，防风五钱，白芍药五钱，羌活五钱，独活五钱，橘皮（连瓤）四钱，茯苓三钱，泽泻三钱，柴胡三钱，白术三钱，黄连二钱。

【加减】脉涩者宜用半夏；小便利、不渴者勿用茯苓；不利勿用泽泻。服药后，如小便罢而病加增剧，是不宜利小便，当少去茯苓、泽泻。

【制法】咀。每服三钱，生姜五片，枣二枚，去核，水一盏，同煎至二盏，去渣。

【用法】温服，早饭、午饭之间服之。其药渐加至五钱止。

【功效】益气升阳，清热除湿。

【主治】功能性腹泻（脾胃虚弱、湿热滞留证）。

【来源】《内外伤辨惑论》

痛泻要方

【组成】炒白术三两，炒芍药二两，炒陈皮两半，防风一两。

【制法】水煎。

【用法】口服。

【功效】抑木扶土。

【主治】功能性腹泻（肝脾不和证）。

【来源】《丹溪心法》

术茯车前子汤

【组成】白术、茯苓、车前子、泽泻、芍药、陈皮、炙甘草各等份。

【加减】伤食泄黄或食积，加神曲、麦芽、山楂子各八分，黄连七分以消之；腹中窄狭饱闷，再加厚朴、枳实、木香各五分；小便赤涩短少，加猪苓、木通、山栀各五钱；湿泻者，加茵陈、苍术各一钱；若夏秋之间，湿热大行，暴注水泻，加炒黄连、苍术、升麻、木通各五分；发热燥渴，加干葛、石膏各一钱；口渴引饮，加葛根、人参、麦门冬各一钱，升麻、乌梅肉各一分；暑月泻泄，加香薷、浓朴；寒月溏泻清冷，腹痛或伤冷食，加神曲、麦芽、煨干姜各一钱，砂仁、木香、益智各五分；胜湿须加防风、羌活、白芷、苍术、半夏。胃气下陷，加人参、黄芪、升麻、柴胡，以升清气；久泻肠胃虚滑不禁，加肉蔻（煨）、石脂（煅）、诃子（煨）、木香、炒干姜各五分；清晨溏泄，加炒补骨脂、炒茴香、煨肉蔻。

【制法】上咀，每服七钱，水盏半加姜三片、枣一枚，灯心煎七分服。

【用法】口服。

【功效】健脾化湿。

【主治】功能性腹泻。

【来源】《古今医统大全》

平胃散

【组成】苍术（去粗皮.米泔浸二日）五斤，厚朴（去粗皮.姜汁制.炒香）、陈皮（去白）各三斤二两，甘草（炒）三十两。

【制法】上为细末，每服二钱，以水一盏，入生姜二片，干枣二枚，同煎至七分。

【用法】去姜、枣，带热服，空心，食前入盐一捻，沸汤点服亦得。

【功效】燥湿运脾，行气和胃。

【主治】功能性腹泻（湿困脾胃证）。

【来源】《太平惠民和剂局方》

胃苓汤

【组成】甘草，茯苓，苍术，陈皮，白术，官桂，泽泻，猪苓，浓朴。

【制法】上剉。每服五钱，水煎，姜五片，枣二枚。

【用法】口服。

【功效】健脾和中，利水化湿。

【主治】功能性腹泻（脾虚湿胜证）。

【来源】《丹溪心法》

四神丸

【组成】肉豆蔻二两，补骨脂四两，五味子二两，吴茱萸（浸，炒）一两。

【制法】上为末，生姜八两，红枣一百枚，煮熟取枣肉和末丸，如桐子大。

【用法】每服五七十丸，空心或食前白汤送下。

【功效】温肾暖脾，涩肠止泻。

【主治】功能性腹泻（脾肾虚寒证）。

【来源】《证治准绳》

附子理中汤

【组成】大附子（炮，去皮、脐）、人参、干姜（炮）、甘草（炙）、白术各等份。

【制法】上药剉散。每服四钱，用水一盏半毫升，煎取七分，去滓。

【用法】不拘时服。

【功效】补虚回阳，温中散寒。

【主治】功能性腹泻（脾肾阳虚证）。

【来源】《三因极一病证方论》

参苓白术散

【组成】莲子肉（去皮）、薏苡仁、缩砂仁、桔梗（炒令深黄色）各一斤，白扁豆（姜汁浸，去皮，微炒）一斤半，白茯苓、人参（去芦）、甘草（炒）、白术、山药各二斤。

【制法】上为细末。

【用法】每服二钱，枣汤调下，小儿量岁数加减服。

【功效】健脾益气，和胃渗湿。

【主治】功能性腹泻（脾胃虚弱证）。

【来源】《太平惠民和剂局方》

自拟参仙止泻汤

【组成】党参15克，炒白术30克，葛根20克，仙鹤草30克，桔梗20克，茯苓20克，白芷10克，马齿苋20克，栀子10克，黄连10克，薏苡仁25克，乌梅15克，诃子15克，木香5克，槟榔10克，炮姜5克，甘草5克。

【制法】水煎。

【用法】每日1剂，分早晚2次温服，连服4周。

【功效】健脾益气、清热利湿、涩肠止泻。

【主治】慢性功能性腹泻（脾虚湿热证）。

【来源】中国中医药科技，2017，24（01）

复方红土汤

【组成】红药子20克，土茯苓20克，丁香蓼25克，鱼腥草20克，马鞭草15克。

【制法】将以上药物用清水浸泡30分钟，然后水煎20分钟，每剂煎2次。

【用法】分2次温服。

【功效】健脾祛湿，清热解毒。

【主治】功能性腹泻（湿热困脾证）。

【来源】《胃肠病验方500首》

芳化祛湿止泻汤

【组成】鱼腥草20克，白芍20克，黄药子20克，土茯苓20克，茵陈10克，藿香10克，佩兰10克，半夏10克，生姜10克，公丁香10克。

【制法】制法加水煎15分钟，滤出药液再加水，煎20分钟去渣，将两次所煎药液兑匀。

【用法】分2次口服，每日1剂。

【功效】芳香化浊，祛湿止泻。

【主治】功能性腹泻（湿浊困脾证）。

【来源】《胃肠病验方500首》

茶叶干姜散

【组成】陈茶叶60克，干姜30克。

【制法】陈茶叶干姜共研成细末，备用。

【用法】每次服3克，每日2~3次，温开水送服。

【功效】温阳祛寒，收敛止泻。

【主治】功能性腹泻（寒湿困脾证）。

【来源】《胃肠病验方500首》

黄芪建中汤加味

【组成】黄芪60克，党参30克，桂枝15克，白芍15克，大枣30克，干姜15克，炙甘草15克，茯苓20克，白术20克，白附片（先煎1小时）20克，生麦芽15克。

【加减】大便次数多者，茯苓加至30克，猪苓20克；嗳气明显者，加用半夏、厚朴各20克；乏力明显，黄芪可用至60~100克，易党参为生晒参30克；怕冷明显，白附片用至30~50克；腹胀明显，加枳壳20克。

【制法】白附片先煎1小时，加入其余中药一起熬，其中大枣撕开熬，第一次大火煮开后调小火煮10分钟，取汁150~200毫升，然后加开水小火煮20分钟，取汁150~200毫升，再加开水小火煮30分钟，取汁150~200毫升。将三次药汁混匀。

【用法】分3次，饭前1小时服，每次约150~200毫升。每日1剂。

【功效】阳健脾止泻。

【主治】功能性腹泻（脾阳虚证）。

【来源】成都中医药大学（硕士学位论文），2018

加味乌梅汤

【组成】乌梅18克，黄连6克，黄柏6克，细辛3克，花椒3克，干姜9克，肉桂5克，附子9克，党参12克，山药24克，羌活9克，防风5克。

【制法】水煎。

【用法】口服。

【功效】缓肝调中，清上温下。

【主治】功能性腹泻（寒热错杂证）。

【来源】山东中医药大学（硕士学位论文），2012

健脾化湿和肠汤（参苓白术散加减）

【组成】党参15克，茯苓12克，炒白术10克，怀山药15克，薏苡仁15克，苍术10克，砂仁6克，木香10克，葛根15克，炙甘草6克。

【制法】中药复方颗粒剂。

【用法】每日3次，每次1袋，用温开水冲服。

【功效】益气健脾，渗湿止泻。

【主治】功能性腹泻（脾虚湿盛证）。

【来源】陕西中医药大学（硕士学位论文），2015

健脾渗湿汤

【组成】党参10克，白术10克，茯苓10克，甘草6克，薏苡仁10克，仙鹤草10克，泽泻10克，藿香10克，陈皮10克，炒白芍10克，防风10克，五味子10克，吴茱萸6克，肉豆蔻10克，芡实10克。

【加减】若情志不畅者加柴胡、郁金、玫瑰花疏肝理气；若肛门下坠者加葛根、升麻升阳举陷；若夹有不消化食物者加焦山楂、麦芽、神曲、鸡内金消食化滞；若腹胀明显者加厚朴、槟榔行气宽中；若畏寒肢冷者，加肉桂、高良姜；若久泻久利者加石榴皮、诃子涩肠止痢；若伴排便不尽感者加槐花。

【制法】水煎。

【用法】每日1剂，早晚分2次温服。

【功效】健脾渗湿兼顾补肾柔肝。

【主治】功能性腹泻（脾虚湿阻证）。

【来源】湖北中医药大学（硕士学位论文），2019

痛泻要方加味

【组成】痛泻要方加苏叶、荷顶、葛根等。

【加减】（1）兼见身倦，食后则泻，小便短赤，脉缓或濡，称“洞泄”。上方加羌活、葛根、升麻等药升脾阳祛风胜湿。洞泄日久则属脾虚用六君子汤加减，再深一层必损及肾阳以附桂理中汤加减。如病程较长，小便短赤有急胀感，但卧时不胀立时作胀者为气虚下陷，陷者举之常以补中益气汤化裁。小儿脾胃虚弱饮食稍过则积食不化，多以自拟导赤散（茯苓、青皮、白芍、木通、鸡内金、槟榔、谷麦芽、竹茹、灯芯）加葛根、荷顶等升阳益胃药。（2）飧泄日久，必损脾肾阳气，治宜温肾暖脾，轻者常以痛泻要方加苏叶、荷顶、葛根、干姜、吴萸等温中升阳之品，重者用附桂理中汤加味。（3）兼见脱肛，形体消瘦，气短纳差，脉沉细者为气虚下陷之证。以补中益气汤加葛根、荷顶、蔓荆子、芍药等。因无湿邪故不宜用利小便以实大便之法，恐淡渗之品碍阳气升旺。飧泄脉弦，弦为肝病，肝旺脾弱，运化失职则泄。故用培土泻木之法，方中加葛根及祛风药，宗东垣风药胜湿补脾必升清阳之旨。

【制法】水煎。

【用法】口服。

【功效】培中泻木。

【主治】功能性腹泻（肝脾不调证）。

【来源】云南中医杂志，1992（03）

自拟防风败酱散

【组成】防风，败酱，苡仁，延胡索。

【加减】寒湿困脾者，上方合胃苓汤加车前子以和胃渗湿，利小便而实大便；湿热壅盛则合用平胃散加葛根、黄连以清热燥湿，和胃止泻；肝气乘脾所致泄泻，合用四逆散加台乌以疏肝理气，燥湿清热，若气滞夹湿，再合用平胃散以和胃燥湿；脾胃虚弱者，合参苓白术散以健脾止泻，久泄不止，滑脱不禁，酌加芡实、诃子以涩肠止泻；脾肾阳虚，合用四神丸加太子参、白术以温补脾肾，收涩止泻。

【制法】水煎。

【用法】口服。

【功效】燥湿清热，活血祛瘀，消痈排脓。

【主治】慢性功能性腹泻。

【来源】云南中医中药杂志，2001（03）

慢性泄泻方1

【组成】炒白芍10~24克，焦白术10~15克，白茯苓10~20克，广陈皮6~10克，北防风6~10克，广木香（后下）6~10克，西砂仁（后下）6~10克，六月霜20~30克。

【制法】先将上药用适量清水浸泡30分钟，再放火上煎煮30分钟，每日1剂，将两次煎出的药液混合。

【用法】早晚各服1次。

【功效】抑肝扶脾，化湿止泻。

【主治】功能性腹泻（肝郁脾虚、湿浊内蕴证）。

【来源】《中国当代名医验方大全》

慢性泄泻方2

【组成】荆芥炭10克，防风6克，白竹10克，黄芩10克，黄连5克，葛根10克，陈皮6克，木瓜10克，茯苓10克，灶心黄土50克。

【制法】灶心黄土布包与其他药物一起用适量清水浸泡30分钟，再用文火煎煮30分钟，每剂煎2次，将2次煎出汁，药液混合。

【用法】每日1剂，上下午各服1次。

【功效】清热燥湿，疏肝止泻。

【主治】功能性腹泻（湿热蕴肠、肝郁脾虚证）。

【来源】《中国当代名医验方大全》

慢性泄泻方3

【组成】党参12克，白术12克，干姜4.5克，炙甘草6克，熟附片9克，茯苓9克，木香9克。

【制法】用水先煎附片30分钟，后纳诸药，煎取200毫升，和匀。

【用法】每日1剂，分2次温服。

【功效】温肾暖脾，健脾止泻。

【主治】功能性腹泻（脾肾虚寒证）。

【来源】《中国当代名医验方大全》

健脾止泻汤

【组成】党参15克，白术9克，防风9克，乌梅9克，炮姜6克，甘草6克，白芍20克，陈皮8克，枳壳8克，木瓜12克，谷芽12克，麦芽12克。

【制法】水煎。

【用法】口服，每日1剂。

【功效】补脾敛肝，和胃止泻。

【主治】功能性腹泻（脾虚肝郁、气血失调证）。

【来源】《江浙沪名医秘方精粹》

羊皮护根汤

【组成】熟地黄30克，生白术15克，生山药15克，生扁豆15克，炙甘草15克，炮姜3克，吴茱萸3克。

【制法】将上药用清水浸泡30分钟，再入火上煎煮30分钟，每剂煎2次，将2次煎出汁药混合。

【用法】早晚各服1次。

【功效】养脾护肾，安中止泻。

【主治】功能性腹泻（脾肾气阴两亏证）。

【来源】《中国当代名医验方大全》

五圣散

【组成】怀山药150克，石榴皮60克，诃子肉60克，肉桂30克，煨肉果30克。

【制法】将上药共研细末备用。

【用法】每次服5克，每日3次，空腹温开水送服。

【功效】温肾暖脾，收涩止泻。

【主治】功能性腹泻（脾肾虚寒证）。

【来源】《胃肠病验方500首》

槐花煎

【组成】槐花15克。

【制法】槐花用清水浸泡片刻，然后水煎，每剂煎1次。

【用法】每日服2~3剂，不拘时频频饮服。

【功效】清热去湿。

【主治】功能性腹泻（湿热下注证）。

【来源】《胃肠病验方500首》

地锦马齿苋汁

【组成】鲜地锦草250克，鲜马齿苋250克。

【制法】上药用清水洗净，用热开水浸泡片刻，捣烂取汁。

【用法】每日分4次，温开水冲服。

【功效】清热利湿。

【主治】功能性腹泻（湿热蕴肠证）。

【来源】《验方治病10分钟》

三鲜茶

【组成】鲜藿香30克，鲜佩兰30克，鲜薄荷30克。

【制法】将三味原料切碎，稍加煎煮后取汁。

【用法】代茶饮用。

【功效】芳香化浊，和胃化湿。

【主治】功能性腹泻（湿浊困脾证）。

【来源】《常见病验方研究参考资料》

颜正华验方1

【组成】生黄芪15克，党参12克，炒白术10克，炒山药15克，建莲子（打碎）12克，炒薏苡仁30克，茯苓30克，霍山石斛（先下）15克，葛根15克，陈皮6克，砂仁（打碎后下）3克，炒稻芽15克。

【制法】水煎。

【用法】每日1剂。忌食生冷、辛辣、油腻及甘甜厚味。

【功效】功能性腹泻（脾虚津亏）。

【主治】健脾益气，止泻养阴。

【来源】《颜正华学术经验辑要》

颜正华验方2

【组成】生葛根12克，黄芩10克，黄连5克，车前子（包）15克，泽泻10克，大腹皮10克，陈皮10克，炒枳壳6克，茯苓20克，炒神曲12克，炒稻谷芽12克。

【制法】水煎。

【用法】温服。忌食生冷、油腻及辛辣黏滑之物。

【功效】清利湿热，和中健胃。

【主治】功能性腹泻（胃肠湿热证）。

【来源】《颜正华学术经验辑要》

颜正华验方3

【组成】党参10克，炒黄芪12克，炒白术10克，炙甘草5克，炒山药15克，炒薏苡仁30克，茯苓20克，补骨脂（打碎）5克，肉豆蔻（煨）10克，炒白芍10克，陈皮6克，干荷叶10克。

【加减】若脾虚致肝乘，加陈皮，砂仁，炒谷芽。

【制法】水煎。

【用法】温服。忌食生冷、油腻及鱼腥。

【功效】健脾温肾，益气生清。

【主治】功能性腹泻（脾肾两虚、气虚下陷证）。

【来源】《颜正华学术经验辑要》

白光经验方（自拟解郁固肠汤）

【组成】柴胡，香附，陈皮，砂仁，白术，白芍，茯苓，薏苡仁。

【加减】寒湿较重者加藿香、白芷；湿热较重者可加黄连、木香；呕恶、反酸者加黄连、海螵蛸；痛剧且泄后痛减者，加痛泻要方以抑木扶土；老年患者，晨起泄泻，多配合四神丸补肾涩肠；泄泻日久，倦怠乏力者，多加黄芪、党参；泻下便臭如败卵，食滞胃肠者，加山楂、神曲、莱菔子等。

【用法】水煎。

【用法】口服。

【功效】疏肝理气，健脾益气。

【主治】功能性腹泻（肝脾不调证）。

【来源】湖南中医杂志，2015，31（01）

白兆芝经验方

【组成】当归芍药散合焦山楂、丹参、莪术、蒲黄、五灵脂。

【用法】口服。

【功效】化瘀通络。

【主治】功能性腹泻（血瘀证）。

【来源】中国民间疗法，2011，19（03）

陈宝贵经验方

【组成】党参15克，防风15克，白芍15克，陈皮10克，白术10克，藿香15克，木香15克，石榴皮15克，干姜10克，黄连10克。

【制法】水煎。

【用法】口服。

【功效】温中补虚，燥湿涩肠，祛风止泻。

【主治】慢性功能性腹泻。

【来源】吉林中医药，2013，33（06）

陈苏生经验方（四煨汤）

【组成】煨葛根，煨防风，煨肉果，煨木香。

【制法】水煎。

【用法】口服。

【功效】升清辟浊，暖胃和肠。

【主治】慢性功能性腹泻。

【来源】辽宁中医杂志，1986（12）

陈颖经验方

【组成】柴胡6~10克，白芍10~15克，炒枳壳10~15克，党参10~30克，茯苓10克，炒白术12克，炮干姜5克，黄连3克，木香10克，炒神曲10克，煨诃子5克，炒粉葛15克，甘草5克。

【加减】中气下陷者，佐入防风、羌活；久泻气虚及阳，加入少量附片炭、肉桂、补骨脂；气虚无以化生阴液，泄下又复伤阴，伴见纳谷不馨，口干思饮，舌红苔少，脉来濡数，去党参，加太子参、北沙参、山药、扁豆、石斛、芡实、莲肉；肝气疏泄太过，出现横逆之象，基本方中白芍用量应大于柴胡的用量；肝气疏泄不及，肝郁气滞，柴胡的用量要大于白芍用量；若肝郁化热则参以左金丸；阴虚木横，乘脾作泄，应在健脾益气养阴的基础上加入白芍、甘草、乌梅等；若夹有湿热，可加凤尾草、马齿苋等；泄泻日久伤及肾阳者，加炒补骨脂、煨肉果（肉豆蔻）、小茴香、赤石脂等；若命火衰甚者加半硫丸；滑泄不止加石榴皮、罂粟壳等涩肠止泻；症见肾阴亏损者，可用《温病条辨》之人参乌梅汤加芡实、白术、炮姜、煨肉果（肉豆蔻）、黄连等。

【制法】水煎。

【用法】口服。

【功效】疏肝健脾止泻。

【主治】慢性功能性腹泻（肝脾不和证）。

【来源】中华中医药杂志，2010，25（07）

窦金发经验方（运化分利汤）

【组成】苍术10克，白术10克，猪苓10克，茯苓10克，泽泻10克，陈皮10克，藿香10克，木香10克，厚朴10克，车前子10克，荷叶10克。

【加减】如患者脾虚更甚，加大苍术、白术的用量，可至30克；若湿象更甚，增加猪苓、茯苓至30克，车前子和泽泻至15克；热象明显者，加黄芩10克、黄连10克；腹痛明显者，加芍药10克、甘草5克；病程长者，加乌梅炭10克、石榴皮10克；纳差者，加神曲10克、焦山楂10克；形寒肢冷者，加附片10克、补骨脂10克；兼有外感者，加防风15克、荆芥15克。

【制法】水煎。

【用法】口服。

【功效】健脾助运，分利水湿，厚肠止泻。

【主治】功能性腹泻（脾虚湿盛证）。

【来源】安徽中医药大学（硕士学位论文），2016

史方奇经验方（参连建化汤）

【组成】党参6克，黄连3克，黄芩6克，干姜3克，法半夏3克，大枣6克，炙甘草3克，生扁豆10克，泽泻6克。

【加减】病重者党参量可加大，病甚者可用红参，虚极者可用西洋参，不能口服者可用人参注射液静脉注射。

【制法】每剂煎2~3次，再将药汁合而浓缩，如用红参、西洋参，须另煎汁兑服。

【用法】一般采取多次少量喂服法，每次服药10毫升左右，每日7~8次。

【功效】补脾益气，清热化湿。

【主治】小儿慢性功能性腹泻（脾虚证）。

【来源】中国社区医师，2006（18）

付灿鋆经验方1（调中畅气汤）

【组成】党参15克，白术10克，黄芪10克，炙甘草6克，陈皮10克，大腹皮10克，木香6克，荷叶10克。

【加减】腹痛可加炮姜、吴茱萸各3克；肛门坠胀可加升麻、桔梗各6克。

【制法】水煎。

【用法】口服。

【功效】调补中土，宣畅气机。

【主治】功能性腹泻（中虚气滞证）。

【来源】中医药信息，2004（06）

付灿鋆经验方2（乌梅丸加减）

【组成】乌梅10克，花椒6克，干姜6克，桂枝6克，附片10克，党参10克，当归10克，细辛6克，黄连10克，黄柏10克。

【制法】水煎。

【用法】每日1剂，分3次服。

【功效】扶正祛邪，寒热并用。

【主治】功能性腹泻（寒热错杂证）。

【来源】中医药信息，2004（06）

付灿鋆经验方3（暖培脾土汤）

【组成】党参15克，白术10克，茯苓10克，炙甘草6克，炮干姜6克，苍术6克，益智仁10克，葛根10克，山药15克。

【制法】水煎。

【用法】口服。

【功效】补中散寒止泻。

【主治】功能性腹泻（脾阳虚证）。

【来源】中医药信息，2004（06）

付灿鋆经验方4（加味四神丸）

【组成】党参10克，茯苓10克，白术10克，炙甘草6克，补骨脂10克，附子10克，干姜9克，生姜6克，肉豆蔻10克，吴茱萸6克，大枣10克，五味子10克，罂粟壳10克。

【制法】水煎。

【用法】口服。

【功效】温补脾肾，涩肠止泻。

【主治】功能性腹泻（脾肾阳虚证）。

【来源】中医药信息，2004（06）

付灿鋆经验方5

【组成】莲米10克，附片10克，肉桂3克，菟丝子10克，补骨脂10克，吴茱萸6克，益智仁10克，芡实10克。

【制法】水煎。

【用法】口服。

【功效】补火生土。

【主治】不在清晨发生的功能性腹泻（命门火衰证）。

【来源】中医药信息，2004（06）

高建忠经验方（平胃散加减）

【组成】生苍术10克，厚朴6克，陈皮6克，焦山楂10克，炙甘草3克，葶苈子10克。

【制法】水煎。

【用法】口服。

【功效】燥湿运脾。

【主治】功能性腹泻（湿邪困脾证）。

【来源】内蒙古中医药，2014，33（30）

葛惠男经验方1（疏风化滞方以及苏附畅气汤）

【组成】广藿香10~15克，佩兰10~15克，苏梗10~15克，制香附10克，炒薏苡仁20~30克，川厚朴6~10克，姜半夏10克，陈皮3~6克，茯苓15~20克，炙鸡内金10克，麸炒枳实（或枳壳）10克

【加减】痞满，身重苔厚腻者，加苍术10克；大便秽臭不可闻、黏滞难解者，加用黄连6克；腹胀甚者，加大腹皮10克，葛师临证最为推崇大腹皮；腹痛剧烈者，加金铃子散（川楝子10克，延胡索20克）、失笑散（生蒲黄、五灵脂各10克）、炒白芍10克，徐长卿20克；食欲下降、饮食不化者，加炒麦芽、炒谷芽各15克，焦山楂10克，焦六曲12克；久泻肠道脂膜受损者，加乌梅10克，石榴皮15克，诃子10克；神疲气短乏力者，去枳实，加生黄芪15克，太子参10克；畏寒肢冷者，去枳实，加肉豆蔻、制附片各6克，补骨脂10克，干姜3克。

【制法】水煎。

【用法】口服。

【功效】透解湿邪，醒脾畅中。

【主治】功能性腹泻（脾胃伏湿、清阳不升证）。

【来源】陕西中医，2019，40（03）

葛惠男经验方2（苏附畅气汤）

【组成】升麻10克，防风炭10克，炒白扁豆10克，煨木香10克，槟榔10克，炒白芍20克，茯苓20克，白术（麸炒）15克，黄连3克，炒薏苡仁30克，败酱草30克，炙甘草6克，乳香3克。

【加减】痞满、身重、苔厚腻者，去白术、改加苍术10克，

燥湿运脾；口臭苔黄，大便臭如败卵，黏滞难解者，加用败酱草、白头翁各10克，清肠化滞；腹胀甚者，加大腹皮、川厚朴各10克，行气消胀。腹痛剧烈者，加延胡索、徐长卿各20克，活血行气止痛；纳呆不思饮食者，加炒麦芽、炒谷芽各15克，焦山楂10克，焦六曲12克，消食化积；久泻肠道脂膜受损者，加乌梅、诃子各10克，石榴皮15克，涩肠止泻；神疲气短乏力者，去黄连，加生黄芪15克、太子参10克，补气健脾；畏寒肢冷者，去黄连，加肉豆蔻、制附片各6克，补骨脂10克，干姜3克，温中散寒止泻。

【制法】水煎。

【用法】口服。

【功效】疏风健脾，和胃化滞。

【主治】功能性腹泻（脾虚肝旺证）。

【来源】陕西中医，2019，40（03）

顾勤经验方1（黄芪建中汤加减）

【组成】饴糖30克，桂枝9克，芍药18克，生姜9克，大枣6枚，黄芪5克，炙甘草6克。

【制法】水煎。

【用法】口服。

【功效】温中补虚缓急，柔肝理脾、益阴和阳。

【主治】功能性腹泻（中焦虚寒、肝脾不和证）。

【来源】辽宁中医药大学学报，2017，19（05）

顾勤经验方2（补肝汤加减）

【组成】山茱萸30克，炙甘草30克，桂心各30克，细辛（去苗）60克，茯苓60克，桃仁（麸炒，去皮、尖）60克，柏子仁60克，防风60克，川乌头（炮，去皮、脐）15克。

【制法】上药㕮散。

【用法】每服12克，用水225毫升，加生姜5片，大枣3枚，煎至160毫升，去滓，空腹时服。

【功效】补益肝气，疏通气血。

【主治】功能性腹泻（肝经虚寒证）。

【来源】辽宁中医药大学学报，2017，19（05）

顾勤经验方3（四逆散）

【组成】柴胡，枳壳（麸炒），白芍，甘草。

【加减】与健脾法合伍，用于肝郁不疏，脾土不健。

【制法】水煎。

【用法】口服。

【功效】疏肝理脾。

【主治】功能性腹泻（肝郁不疏证）。

【来源】辽宁中医药大学学报，2017，19（05）

郭温润经验方（膈下逐瘀汤）

【组成】灵脂（炒）6克，当归9克，川芎6克，桃仁（研泥）9克，丹皮6克，赤芍6克，乌药6克，延胡索3克，甘草9克，香附4.5克，红花9克，枳壳4.5克。

【制法】水煎。

【用法】口服。

【功效】活血祛瘀，行气止痛。

【主治】慢性功能性腹泻。

【来源】甘肃中医，2004（04）

胡天成经验方1（小和中饮）

【组成】陈皮，厚朴，茯苓，炒扁豆，麦芽，山楂，甘草。

【制法】水煎。

【用法】口服。

【主治】小儿功能性腹泻（伤食证）。

【功效】清导和中分利。

【来源】山西中医学院学报，2002（03）

胡天成经验方2（楂曲胃苓汤）

【组成】山楂，建曲，苍术，陈皮，厚朴，猪苓，茯苓，泽泻，白术，桂枝，甘草。

【制法】水煎。

【用法】口服。

【功效】清导和中分利。

【主治】小儿功能性腹泻（伤食证）。

【来源】山西中医学院学报，2002（03）

胡天成经验方3（葛根芩连汤加味）

【组成】葛根，黄芩，黄连，青蒿，滑石，甘草。

【制法】水煎。

【用法】口服。

【功效】清解暑热分利。

【主治】小儿功能性腹泻（暑热证）。

【来源】山西中医学院学报，2002（03）

胡天成经验方4（薷苓汤加减）

【组成】香薷，厚朴，生扁豆，黄连，茯苓，泽泻，车前子。

【制法】水煎。

【用法】口服。

【功效】清解暑热分利。

【主治】小儿功能性腹泻（暑热证）。

【来源】山西中医学院学报，2002（03）

胡天成经验方5（黄芩滑石汤）

【组成】黄芩，滑石，猪苓，茯苓，大腹皮，白蔻，通草。

【制法】水煎。

【用法】口服。

【功效】利湿清热化浊。

【主治】小儿功能腹泻（暑湿湿热证）。

【来源】山西中医学院学报，2002（03）

胡天成经验方6（桂附理中汤）

【组成】肉桂，附片，党参，白术，炮姜，甘草。

【加减】兼见乳食不化，可酌加焦山楂、麦芽、鸡内金、建曲，消化食积；伤生冷瓜果者，酌加砂仁、草果仁、炮姜以温中散寒去积。若泻下水多，小便短少，当利小便者，一般加茯苓、猪苓、泽泻，有热酌加车前子、木通、滑石、通草。大便带黏液者，酌加黄连、黄芩、白芍、炒地榆以清肠泄热；带风泡、时惊惕者，酌加防风、蝉蜕、白芍、钩藤以祛风定惊。兼腹痛者加广木香、白芍或香附、砂仁以行气止痛。实证腹胀可加大腹皮、陈皮、厚朴、枳实以行气消胀，同时去甘草、白术、扁豆等甘温壅中之品。遇泻下不畅、腹胀者加木香、黄连，乳幼儿可加莱菔子；有积滞者加木香、槟榔；积滞甚者可加大黄；滑泻不禁者，酌情选加乌梅、粟壳（以3克内为宜）、诃子、石榴皮、赤石脂（包煎）以涩肠止泻，收敛固脱；中气下陷、泻下不止或脱肛者，可酌加人参、黄芪、升麻、柴胡以补中益气、升阳举陷。口干口渴者，酌加葛根、乌梅、花粉、麦冬以生津止渴。久利伤阴，唇舌樱红，舌面无苔者加用生晒参（或重用炮参）、乌梅、木瓜。兼呕吐属寒者，选加藿香、紫苏、法夏、陈皮、生姜、砂仁；属热者加黄连、竹茹。兼夹表证者，风寒加苏叶、防风，风热加薄荷、蝉蜕，暑热加荷叶、青蒿。寒热夹杂者，应寒湿并用，通常可加炮姜、黄连。需升提脾气，可酌情选用葛根、荷叶、防风、桔梗。

【制法】水煎。

【用法】口服。

【功效】温补脾肾，补火生土。

【主治】功能性腹泻（肾阳虚证）。

【来源】山西中医学院学报，2002（03）

黄雅慧经验方（参苓白术散加减）

【组成】党参15克，茯苓30克，炒白术15克，白扁豆15克，甘草6克，山药20克，砂仁6克，炒薏苡仁30克，桔梗10克。

【加减】若平素明显乏困不适，党参易为黄芪20克，以加强益气健脾；若兼有面色苍白、经量少，经色淡因气血不足者，加当归15克、熟地黄15克、黄精10克，以益阴养血。脾虚湿热型：合三仁汤加减；若伴口干者，易党参为太子参以补气兼顾清热；湿热偏重者，易车前草为滑石15克，以坚强清热祛湿；口黏甚者，加佩兰15克，以化湿和中。肝郁脾虚型：合痛泻要方加减；若口干、口苦，情绪不畅甚者，加柴胡15克、黄芩10克、白芍15克，以疏肝柔肝；若伴脐周疼痛不适者，加小茴香10克，以温中止痛；若两胁下窜痛甚者，加川楝子10克、郁金10克以行气止痛。脾肾阳虚型：合四神丸加减；若稀水样便甚者，加芡实30克、山药30克，加强补脾止泻；若久泻不止，面白甚者，加诃子10克、当归15克、炒白芍15克，以涩肠止泻，养血和营。

【制法】水煎。

【用法】口服。

【功效】益气健脾渗湿止泻，兼疏肝理气，清热祛湿，益肾温阳。

【主治】功能性腹泻（脾胃虚证）。

【来源】内蒙古中医药，2017，36（19）

唐农经验方（加味附子理中汤）

【组成】江油白附片（先煎2小时）30克，白术15克，茯苓15克，白豆蔻15克，党参30克，肉桂15克，小茴香15克，炙甘草6克，干姜15克。

【加减】若患者口干口苦，加柴胡15克、葛根15克、黄连6克；面色苍白，气虚乏力，中气下陷加黄芪30克；兼有表证加桂枝尖15克；痰湿较重加陈皮15克、法半夏15克；兼有血瘀则加五灵脂15克、丹参15克。

【制法】白附片先用清水浸泡2小时，将浸泡后的白附片另加清水高温煮沸，然后开始计时，熬2小时后加入剩余饮片，再熬30分钟。

【用法】早、中、晚各服1次，每次200毫升，饭后半小时温服。

【功效】健脾温肾，化湿止泻。

【主治】功能性腹泻（阳虚证）。

【来源】广西中医药大学（硕士学位论文），2019

谢旭善经验方（加味五苓散）

【组成】猪苓15克，泽泻30克，炒白术15克，茯苓15克，桂枝9克，升麻6克，芡实15克，干姜6克，羌活6克。

【制法】水煎两遍，取汁300毫升。

【用法】分早晚2次温服。

【功效】温阳化气利水。

【主治】功能性腹泻（脾虚湿盛证）。

【来源】山东中医药大学（硕士学位论文），2018

蒋士生经验方（健脾化湿止泻汤）

【组成】党参15克，炒白术30克，茯苓15克，陈皮10克，薏苡仁20克，怀山药20克，蒲公英20克，黄连10克，木香10克，白蔻仁10克，苍术15克，干姜6克，葛根20克，甘草3克。

【制法】分2次水煎。

【用法】每天1剂，温服。

【功效】健脾燥湿，清热行气止泻。

【主治】慢性功能性腹泻（脾虚湿热证）。

【来源】湖南中医药大学（硕士学位论文），2014

江育仁经验方1（Ⅰ号止泻散）

【组成】苍术炭，山楂炭。

【加减】湿胜的腹泻，常配茯苓、车前子；若兼有风寒表证者，方中加藿香、紫苏；若因夏季感受暑湿者，则加用香薷、鸡苏散以祛暑化湿；若夹积滞，入焦山楂、神曲消积导滞助脾运。

夏秋季多见湿热泻，则用苍术配伍炒黄芩以清肠腑之积热。若湿热腹泻兼表证者，则佐葛根解肌达邪；伴腹痛者，加白芍、甘草以缓急止痛；伴呕吐者，加姜半夏、生姜和胃降逆。若见热郁化火、毒热明显者，宜配炒黄连，加强清热解毒、燥湿止泻之作用。对于迁延性腹泻，加炮姜以温运脾阳；若脾虚及肾、肾阳受损者，则方中配偎益智仁、补骨脂、肉桂等以温扶肾阳。

【制法】水煎。

【用法】口服。

【功效】运脾升清止泻。

【主治】小儿功能性腹泻早期。

【来源】重庆中医药杂志，1988（02）

江育仁经验方2（Ⅱ号止泻散）

【组成】苍术炭，山楂炭，炮姜炭。

【制法】水煎。

【用法】口服。

【功效】温脾助运、燥湿止泻。

【主治】慢性功能性腹泻。

【来源】重庆中医药杂志，1988（02）

李竹亭经验方1

【组成】紫苏4克，白芍4克，荆芥4克，泽泻4克，防风4克，藿香4克，苍术4克，白术4克，陈皮3克，木香5克，甘草1克。

【制法】水煎。

【用法】口服。

【功效】疏散风邪，调和肝脾为主，散寒为辅。

【主治】小儿功能性腹泻（风寒证）。

【来源】新中医，1987（05）

李竹亭经验方2

【组成】荆芥5克，连翘5克，茯苓5克，防风5克，白芍5克，前胡5克，白术5克，薄荷4克，陈皮4克，木香1.5克，黄连1.5克，甘草1克。

【制法】水煎。

【用法】口服。

【功效】疏散风邪，调和肝脾为主，散热为辅。

【主治】小儿功能性腹泻（风热证）。

【来源】新中医，1987（05）

廖贵鑫经验方（自拟天麻二陈汤）

【组成】天麻6克，钩藤3克，细辛1克，京半夏3克，陈皮3克，茯苓6克，砂仁2克，地榆6克，石榴皮3克，乌梅半枚，甘草3克。

【加减】腹泻若见腹痛啼哭，按之则安者，可加杭芍6克；若兼见腹胀微满，完谷不化，时暖气者，可加焦楂6克、麦芽6克；若兼见惊惕不安，山根色青，夜啼不眠者，可加龙骨6克；若兼见呕吐频作，不进乳食者，可加红豆蔻3克、炒荜茇3克；若兼见自汗量多，面白气短者，可加米炒黄芪10克；若兼见咳嗽，流清涕者，去砂仁加贝母3克；若兼见泻下无度，腹壁凹陷如舟，身肤发冷，按之不温者，可加官桂2克补火生土，温阳散寒，罂粟壳2克涩肠止泻，红参10克滋阴益气固脱。

【制法】切忌峻猛，煎煮15分钟即可，只取头剂，以150毫升水，煎取60毫升。

【用法】等分为8次温服，每日1剂服完。

【功效】通阳理气，息风散寒，燥湿健脾，温涩止泻。

【主治】功能性腹泻（脾阳不升兼风痰湿下证）。

【来源】云南中医杂志，1987（01）

刘群英经验方1

【组成】山楂10克，神曲10克，茯苓10克，炒麦芽10克，萹蓄10克，法半夏6克，陈皮6克，厚朴6克。

【制法】水煎。

【用法】口服。

【功效】消食化积，和中止呕。

【主治】小儿功能性腹泻（伤食证）。

【来源】新中医，2002（11）

刘群英经验方2

【组成】葛根10克，厚朴10克，槐花10克，萹蓄10克，白头翁10克，白芍10克，茯苓10克，金银花6克，甘草6克，石榴皮6克。

【制法】水煎。

【用法】口服。

【功效】清热利湿。

【主治】小儿泄泻湿热型。

【来源】新中医，2002（11）

刘群英经验方3

【组成】党参15克，白术10克，茯苓10克，葛根10克，山药10克，木香3克，乌梅3克，甘草6克。

【制法】水煎。

【用法】口服。

【功效】健脾止泻。

【主治】小儿功能性腹泻（脾虚证）。

【来源】新中医，2002（11）

刘韵远经验方1

【组成】藿香、葛根、川连、木香、云苓、六一散等。

【加减】发热无汗，加苏梗6~9克；热重于湿时，以葛根等连汤酌加银花、连翘；湿重于热时，用藿香正气散加减，酌加苍术、桂枝、生姜、猪苓、泽泻；湿热并重常用葛根芩连汤和藿香正气散合方加减，酌加晚蚕沙、木瓜、薏仁、豆卷、吴萸、苍术。

【制法】水煎。

【用法】口服。

【功效】清肠泄热，化湿止泻。

【主治】小儿功能性腹泻（湿热证）。

【来源】北京中医，1992（02）

刘韵远经验方2

【组成】木香，砂仁，草蔻，焦楂，建曲，鸡内金。

【加减】腹胀痛、苔垢加莱菔子或熟大黄。

【制法】水煎。

【用法】口服。

【功效】消食导滞，理脾和胃。

【主治】小儿功能性腹泻（伤食证）。

【来源】北京中医，1992（02）

刘韵远经验方3

【组成】藿香，木香，太子参，五味子，干姜，莲肉。

【加减】肢冷加炮附片、肉桂；久泻不止加芡实、石榴皮；口干、尿少，皮肤松弛，精神萎靡，或烦躁不安，为阴液耗伤，治当酸甘化阴，加乌梅、大枣、白芍；气虚下陷脱肛，加黄芪、升麻。

【制法】水煎。

【用法】口服。

【功效】益气温阳，健脾止泻。

【主治】小儿功能性腹泻（脾肾阳虚证）。

【来源】北京中医，1992（02）

党中勤经验方（自拟疏肝健脾方）

【组成】陈皮12克，防风9克，白术（麸炒）25克，炒白芍18克，山药（麸炒）30克，薏苡仁（麸炒）30克，白扁豆（炒）25克，芡实（麸炒）30克。

【加减】伴少气懒言，舌质淡，苔薄白，脉缓弱者，加党参或人参、黄芪；伴四肢不温，或肢体困重，或周身浮肿，小便不利，舌淡胖，苔白滑，脉沉迟无力者，加桂枝、茯苓、泽泻等温阳化气利水、利小便实大便；伴脘腹重坠，肛门重坠，或脱肛，舌淡苔白，脉弱者，加柴胡、升麻、葛根升阳止泻；伴腹部冷痛，受凉或饮冷则泻，舌淡苔白或白腻，脉迟或濡缓者，加炮姜或干姜、肉豆蔻、徐长卿、乌药温中止泻、行气止痛；腹泻伴口苦，口干，舌红苔黄腻者，加黄连、黄芩、车前子清热燥湿、利湿、生津；寒热错杂者，寒热并用，仿半夏泻心汤或乌梅丸之意用之；泻伴腰酸膝软，五更泄泻者，加肉豆蔻、补骨脂、吴茱萸、五味子等补命门之火，暖土止泻；久泻不止，滑脱不固者，加诃子、乌梅、赤石脂、禹余粮收敛固涩以止泻。

【制法】水煎。

【用法】口服。

【功效】疏肝健脾，祛风胜湿，升阳止泻。

【主治】慢性功能性腹泻。

【来源】中国民间疗法，2019，27（20）

牛学恩经验方（柔肝止泻汤）

【组成】乌梅30克，木瓜30克，土白术15克，茯苓20克，生麦芽20克。

【制法】水煎。

【用法】口服。

【功效】柔肝疏肝，健脾理气，收涩固涩。

【主治】功能性腹泻（肝郁脾虚证）。

【来源】中国民族民间医药，2014，23（19）

刘冬梅经验方（半夏泻心汤）

【组成】半夏（洗）12克，黄芩9克，干姜9克，人参9克，甘草（炙）9克，黄连3克，大枣（擘）12枚。

【制法】水煎。

【用法】口服。

【功效】调和寒热止泻。

【主治】老年慢性功能性腹泻（虚实兼夹、寒热互结证）。

【来源】山西中医，2016，32（02）

梁彦经验方（泻康饮）

【组成】苍术10克，白术10克，茯苓15克，炮姜6克，白芍

15克，木香10克，薏苡仁30克，焦三仙30克，马齿苋30克，蒲公英15克，藿香10克，黄芩10克，陈皮10克，法半夏10克，黄连3克。

【加减】虚则重用白术补脾，实则重用苍术燥湿；若脾虚湿困，脾气下陷，多用葛根、防风、升麻；若脐腹冷痛者，手足不温，多为脾阳虚衰，阴寒内盛，可用理中丸温中散寒；若久泻不止，中气下陷，或兼有脱肛者，可用仿补中益气汤之意加黄芪、党参、升麻，以健脾益气，升阳止泻；久泻反复发作者，还可加乌梅、甘草酸甘敛肝，收涩止泻；若表寒重，可加荆芥、防风；若外寒内湿，饮食生冷，腹痛，泻下清稀，可加纯阳正气丸温中散寒，理气化湿；若湿邪偏重，腹满肠鸣，小便不利，可加用胃苓汤健脾行气祛湿，加藿香、厚朴、茯苓、猪苓、泽泻；夹食滞者，加神曲、山楂、麦芽消食导滞；食积较重，脘腹胀满，泻下臭如败卵，可仿枳实导滞丸之意，加枳实、大黄；若肾阳不足，兼见腰膝酸软，五更泄者，可加四神丸补益肾阳、固本止泻。

【制法】水煎。

【用法】口服。

【功效】健脾运脾升脾。

【主治】功能性腹泻（脾虚湿盛证）。

【来源】北京中医药，2018，37（02）

李培经验方（久泄方）

【组成】党参，炒白术，茯苓，炙甘草，柴胡，炒白芍，枳壳，陈皮，防风。

【加减】若大便质稀，呈水样便兼见小便不利者，加车前子、泽泻利小便以实大便；若泄泻以大便次多并且不成形为主者，加大腹皮、仙鹤草；若大便夹黏液者，重用黄连、白头翁清除湿热；

若兼见喜温饮食，四肢不温者，为脾阳不足，加炮姜温中健脾；如有脓血便者，可加当归、木香等调气活血之品；如大便黏滞不爽，肛门灼热者，是湿郁化热，佐黄连或加用葛根芩连汤清利湿热；如泄泻日久，伤及肾阳或素体肾阳虚，见畏寒怕冷明显，五更泄泻者，加用四神丸以温肾散寒，涩肠止泻。

【制法】水煎。

【用法】口服。

【功效】补脾健运，疏肝理气。

【主治】功能性腹泻（脾虚肝郁证）。

【来源】光明中医，2018，33（11）

孔光一经验方（藿香正气丸、四君子汤、葛根芩连汤和理中汤加减）

【组成】藿香，砂仁，厚朴，苍术，半夏，党参，白术，茯苓，黄连，黄芩，黄柏，炮姜。

【加减】若腹胀者加木香、大腹皮；腹痛加白芍、甘草；食滞加神曲、山楂；便中脓血加白头翁、白芷；咽红者去党参加太子参；损及肾阳者加补骨脂。

【制法】水煎。

【用法】口服。

【功效】健脾化湿清热。

【主治】功能性腹泻（脾虚湿热证）。

【来源】湖南中医药大学学报，2006（05）

李培经验方（升阳益胃汤加味）

【组成】黄芪30克，党参30克，炒白术25克，羌活15克，黄连6克，法半夏25克，炙甘草6克，泽泻25克，陈皮15克，白芍18克，防风15克，独活15克，茯苓15克，竹叶柴胡15克，生姜15克，大枣15克，仙鹤草25克。

【制法】煎药物前冷水浸泡药物，浸泡20分钟，每剂药煮3次，分5次喝，第一煎先用大火，药煮沸后改为中火、小火，第二煎加水适量，火候同第一煎，第三煎同前。煎煮时间为一煎25钟，二煎15分钟，三煎15分钟。

【用法】早、中、晚各服1次，药量200毫升/次，饭前服用。

【功效】益胃升阳，除湿清热止泻。

【主治】功能性腹泻（脾虚湿热证）。

【来源】成都中医药大学（硕士学位论文），2016

徐进康经验方（实脾渗湿方）

【组成】党参10克，白术10克，山药15克，熟米仁15克，茯苓15克，砂仁（后下）6克，木香10克，槟榔10克，防风10克，炒白芍20克，石菖蒲10克，乌药10克。

【加减】久泻肛门重坠者加用葛根、升麻、柴胡；久泻无度，便次频数者加用石榴皮涩肠止泻；泄泻且夹有不消化食物者加用炒山楂、炒六神曲、炒谷麦芽消积导滞；胸胁满闷，嗳气，情志不遂者加用柴胡、郁金、玫瑰花；脾肾阳虚，五更泄泻明显者加用肉豆蔻、补骨脂、吴茱萸。

【制法】水煎。

【用法】每日1剂，分早晚2次各温服。

【功效】益气健脾，厚肠止泻，行气导滞。

【主治】功能性腹泻（脾虚湿盛证）。

【来源】南京中医药大学（硕士学位论文），2014

李鲜经验方（四二五合汤加减）

【组成】党参20克，炒白术15克，茯苓30克，陈皮12克，法半夏9克，猪苓6克，桂枝10克，防风15克，生姜15克，大枣15克，炙甘草6克。

【制法】水煎。

【用法】每日1剂，按照子午流注脾经对应时间与中药分服间隔时间，分2次服用，每次200毫升，服用时间为上午10点和下午4点。

【功效】补气健脾，利湿止泻。

【主治】功能性腹泻（脾虚湿困证）。

【来源】河南中医药大学（硕士学位论文），2018

唐旭东经验方（参苓白术散加减）

【组成】人参，白术，茯苓，甘草，扁豆，薏苡仁，山药，莲子。

【加减】人参价格昂贵，为减轻病人负担，多替换成价格较低的党参；若见气虚乏力较甚者，加黄芪以增强补中益气之功；扁豆、薏苡仁、山药、莲子既可和胃理气健脾，又能渗湿止泻，标本兼顾；砂仁芳香醒脾，促进中焦运化，畅通气机。若纳差食少者，加炒谷芽、炒麦芽、神曲等以消食和胃；若见脘腹胀满甚者，常加用枳壳、枳实、大腹皮、大腹子等品以行气滞；若见舌苔白腻者，常酌加佩兰、白豆蔻、荷梗等芳香化湿之品以醒脾，苍术等品以健脾；若见肝气不畅者，常用药物有苏梗、苏子、香附、柴胡、青皮、陈皮、甘草、枳壳、佛手；若见疼痛者，常加延胡索、川楝子；若见失眠者，选加浮小麦、珍珠粉、珍珠母。

【制法】水煎。

【用法】口服。

【功效】健脾祛湿。

【主治】功能性腹泻（脾胃虚弱证）。

【来源】辽宁中医杂志，2020，47（05）

王伟明经验方1（健脾止泻方加减）

【组成】党参15克，茯苓15克，白术（麸炒）15克，薏苡仁（麸炒）30克，山药（麸炒）15克，芡实（麸炒）30克，白扁豆30克，陈皮12克，莲子12克，砂仁9克，炙甘草6克。

【加减】因“风能胜湿”，故常加防风9克以助化湿；“浊气在下，则生飧泻”，因此常加升麻12克、葛根15克以升清化浊。若腹中冷痛者，加乌药15克以温中散寒；气虚较甚者，加黄芪30克以益气健脾止泻，具体药量随证加减。

【制法】水煎。

【用法】温服，每天1剂。

【功效】健脾和胃，化湿止泻。

【主治】功能性腹泻（脾胃虚弱证）。

【来源】亚太传统医药，2017，13（06）

王伟明经验方2（疏肝健脾汤加减）

【组成】柴胡12克，白芍15克，党参15克，茯苓15克，白术（麸炒）15克，陈皮12克，清半夏9克，炙甘草6克，升麻12克，防风9克。

【加减】若情绪抑郁者，加合欢花12克以助柴胡疏肝解郁；嗳气较甚者，加木香9克、厚朴12克行气降逆；胸胁，乳房胀痛较甚者加川楝子12克、延胡索12克行气止痛，具体药量随证加减。

【制法】水煎。

【用法】温服，每天1剂，并嘱患者怡情逸性。

【功效】疏肝健脾止泻。

【主治】功能性腹泻（肝气乘脾证）。

【来源】亚太传统医药，2017，13（06）

王伟明经验方3（四神丸合四君子汤加减）

【组成】肉豆蔻（煨）15克，盐补骨脂12克，五倍子6克，吴茱萸3克，党参15克，茯苓15克，白术（麸炒）15克，葛根15克，诃子肉15克。

【加减】若腰膝酸软较甚者，加熟地黄12克、山萸肉15克补肾益精；形寒肢冷较甚者，加桂枝12克温阳化气。

【制法】水煎。

【用法】温服，每天1剂，嘱患者注意保暖，规律作息。

【功效】温补脾肾，升阳止泻。

【主治】功能性腹泻（脾肾阳虚证）。

【来源】亚太传统医药，2017，13（06）

牛学恩经验方（乌梅汤加味）

【组成】乌梅30克，木瓜15克，土白术15克，茯苓20克，生麦芽15克，防风12克。

【制法】水煎。

【用法】每天2次，早晚服用。若不耐受，可少量多次频服。

【功效】柔肝疏肝，健脾升阳。

【主治】功能性腹泻（肝郁乘脾证）。

【来源】河南中医学院（硕士学位论文），2015

谢晶日经验方

【组成】太子参，炒白术，茯苓，炒薏苡仁，炒苍术，醋柴胡，炒白芍，佛手，砂仁，陈皮，防风，炙甘草。

【制法】水煎。

【用法】口服。

【功效】益气健脾，化湿止泻。

【主治】功能性腹泻（脾胃虚弱证）。

【来源】黑龙江中医药大学（硕士学位论文），2017

甘爱萍经验方（运脾化湿清热汤）

【组成】茯苓15克，炒白术15克，芡实15克，薏苡仁30克，秦皮10克，椿根白皮10克，马齿苋15克，木槿花10克，黄连5克，丹皮10克。

【制法】每日1剂，水煎至150毫升。

【用法】早晚饭后半小时服用。

【功效】运脾清热化湿。

【主治】功能性腹泻（脾虚湿热证）。

【来源】湖北中医药大学（硕士学位论文），2016

张卫华经验方1（温阳止泻汤）

【组成】附子，炮姜，党参，炒白术，茯苓，甘草，肉桂，赤石脂，乌梅，黄连，丁香，郁金，诃子，防风。

【加减】泻前腹痛加炒白芍、陈皮，含痛泻要方之意，亦可加玫瑰花、代代花、川朴花、合欢花等以抑肝扶脾，调节神经功能。大便挟白色黏冻，擦肛难尽属寒湿成痰，加苍术、半夏、陈皮、桔梗，含平胃二陈汤之意，以燥湿化痰，桔梗提肺气止泻，又能有效地化痰止黏冻样便。腹胀肠鸣加小茴香、藿香、川椒、制川乌，宗痰饮病“当以温药和之”之意。亦可加羌活、防风、细辛，能驱肠中之风，风药多燥，燥能胜湿止泻，能使肠蠕动减慢，减少肠鸣及泄泻次数。里急后重加枳壳、槟榔，理气药能使后重自除。肛门下垂或脱肛加升清提肛之黄芪、升麻、柴胡。纳差加木瓜、鸡内金、炒谷芽。清晨泻则加四神丸：补骨脂、五味子、肉豆蔻、吴茱萸。

【制法】水煎。

【用法】口服。

【功效】温阳健脾，固涩止泻。

【主治】功能性腹泻（脾肾阳虚证）。

【来源】浙江中医杂志，2013，48（04）

张卫华经验方2（少腹逐瘀汤加减）

【组成】小茴香，干姜，延胡索，没药，当归，川芎，官桂，赤芍，蒲黄，灵脂。

【加减】临床可加葛根升清止泻，加防风祛风胜湿，亦可加藿香芳香化湿以利止泻；泻下次频可加收敛之品，如乌梅、诃子、石榴皮之类；气虚加黄芪；阴液亏损可加扁豆、怀山药甘温以复其阴。

【制法】水煎。

【用法】口服。

【功效】温肾止泻，活血化瘀，养血理气。

【主治】功能性腹泻（虚寒瘀滞证）。用此方需具备以下条件：①病程较久；②痛有定处而拒按；③大便黏液；④肠鸣。

【来源】浙江中医杂志，2013，48（04）

经验方1

【组成】芡实粉60克，粳米100克。

【制法】将粳米煮，稀粥，芡实粉水调成糊。

【用法】可常服。

【功效】补脾止泻。

【主治】慢性功能性腹泻。

【来源】《中医验方全书》

经验方2

【组成】干山药片60克。

【制法】研细末，与水调和，加热，用筷子不断搅，加白糖调服。

【用法】口服，每日2~3次克。

【功效】补脾止泻。

【主治】慢性功能性腹泻。

【来源】《中医验方全书》

经验方3

【组成】干莲子10克，党参10克，大枣10枚，粳米30克。

【制法】将党参、莲子研细末，大枣用火略煮，取出后去核皮、切碎，加水与粳米、大枣肉、党参末、莲子末同煮成粥。

【用法】早晚温热服10克。

【功效】补脾止泻。

【主治】慢性功能性腹泻。

【来源】《中医验方全书》

经验方4

【组成】莲（去芯）子40克，山药20克，鸡内金10克，糯米适量。

【制法】同放砂锅中，加水煮熟。

【用法】加白糖调服。

【功效】补脾止泻。

【主治】功能性腹泻（脾虚证）。

【来源】《中医验方全书》

经验方5

【组成】小麦300克。

【制法】倒入铁锅中，摊匀微火烘烤至贴近锅底的下半部分，小麦变成黑色时加水800毫升煮沸，加入红糖50克搅匀。

【用法】口服。热辐射的腹泻，腹痛、食物中毒等急性感染性腹泻忌用。

【功效】健脾散寒。

【主治】功能性腹泻（脾胃虚证）。

【来源】《中医验方全书》

经验方6

【组成】党参30克，白术15~18克，茯苓10克，黄芩9克，车前子9克，苍术9克，柴胡9克，白芍9克。

【制法】共为细末。

【用法】每次9克冲服，每日3次，小儿用量酌减。

【功效】健脾化湿。

【主治】慢性功能性腹泻。

【来源】《中医验方全书》

经验方7

【组成】核桃仁20克。

【用法】嚼服每次10克，每日2次，连服2个月。
【功效】补虚止泻。
【主治】慢性功能性腹泻。
【来源】《中医验方全书》

经验方8

【组成】乌梅9克，诃子15克。
【制法】共研细末，加适量蜂蜜调匀。
【用法】每日分3次服。
【功效】涩肠止泻。
【主治】慢性功能性腹泻。
【来源】《中医验方全书》

经验方9

【组成】硫黄50克，赤石脂50克。
【制法】共研细末。
【用法】每服5克、白开水送服，每日早晚饭前各服1次。
【功效】补火助阳涩肠。
【主治】功能性腹泻（脾肾虚寒证）。
【来源】《中医验方全书》

经验方10

【组成】山药60克，烤馒头1个。
【制法】研细末。将山药煮熟。
【用法】蘸馒头末食之，每日3次。
【功效】健脾。

【主治】慢性功能性腹泻。

【来源】《中医验方全书》

经验方11

【组成】锅巴120克，莲子120克，白糖120克。

【制法】共研细末。

【用法】于饭后1小时以开水冲服，每次4勺，每日3次。

【功效】补脾止泻。

【主治】功能性腹泻（脾虚证）。

【来源】《中医验方全书》

第二节　外用方

松香敷脐方

【组成】松香5克。

【制法】研细末。

【用法】至于膏药上贴于肚脐处，每日1换。

【功效】燥湿实肠胃。

【主治】功能性腹泻（虚寒证）。

【来源】《中医验方全书》

足浴方

【组成】梧桐500克。

【制法】水煎1小时取汤。

【用法】浸洗双足，同时多揉涌泉穴，每日1次。

【功效】顺气和胃。

【主治】功能性腹泻（伤食证）。

【来源】《中医验方全书》

丁桂散灸脐方

【组成】丁香、肉桂、甘松、山柰各等份。

【制法】研细末，加面粉，温水调成药饼，用针刺数孔。

【用法】将药饼按脐上，再将鸡蛋大小的艾炷置药饼上，灸3~5壮，若皮肤灼痛，稍移动药饼。

【功效】温中散寒。

【主治】功能性腹泻（脾胃虚寒证）。

【来源】《胃肠病验方500首》

吴芥散

【组成】吴茱萸10克，白芥子20克。

【制法】上药共研细末，过100目筛，贮瓶备用。

【用法】取吴芥散3克，醋调成硬糊状，将药膏用胶布贴于一侧涌泉穴（男左女右），24小时后揭去，皮肤若无变化，继续敷第2次，若起疱或脱皮，是邪气外达，经约2~3日，待疱破皮脱落后，再做第2次治疗，4次为1个疗程，必要时可做2个疗程。

【功效】温经止泻。

【主治】功能性腹泻（虚寒证）。

【来源】《胃肠病验方500首》

吴硫散

【组成】吴茱萸2克，硫黄1克，冰片少许。

【制法】共研细末，贮瓶中备用。

【用法】上为一次量。取吴硫散一次量，用陈醋调匀敷脐，外以麝香中药膏封贴，每日晚间1次，7日为1个疗程，一般用2~3个疗程。

【功效】温中止泻。

【主治】功能性腹泻（虚寒证）。

【来源】《胃肠病验方500首》

泻停散

【组成】五味子10克，丁香10克，益智仁10克，肉桂10克，肉豆蔻15克。

【制法】将上药培干研磨，备用。

【用法】此方为外用，取适量泻停散，用陈米醋或生姜汁调成糊状。或药末直接添入脐中，外以伤湿止痛膏固定，或以纱布、胶布覆盖固定，每日1次，3次为1个疗程。

【功效】温补脾肾，涩肠止泻。

【主治】功能性腹泻（脾肾阳虚证）。

【来源】《胃肠病验方500首》

温阳止泻方

【组成】肉桂3克，硫黄6克，白胡椒1.5克，鸡内金3克，枯矾6克，五倍子6克，新鲜葱头3~5节。

【制法】除葱头外，其余药物共研细末，贮瓶备用。取葱头导捣烂，与上述药末拌匀，加适量醋酸调成糊状。

【用法】平摊于脐部，用纱布覆盖，并用胶布贴稳，每日敷2小时即可，每日1次，6次为1个疗程。

【功效】温肾散寒，固肠止泻。

【主治】功能性腹泻（肾阳不足证）。

【来源】《胃肠病验方500首》

止泻饼

【组成】山栀7个，杏仁7个，红枣7个，葱头7个，芒硝9克，麦面粉60克。

【制法】将各药捣烂加入面粉，以酒调匀成薄饼，药饼一般约0.3厘米厚。

【用法】将药饼直接贴于骶骨处，盖上纱布后，胶布粘贴固定。每日敷1次，敷1~3次即可痊愈。

【功效】功效清热止泻。

【主治】功能性腹泻（邪热蕴肠证）。

【来源】《胃肠病验方500首》

青黛二号

【组成】青黛2克，黄柏15克，儿茶1克，枯矾0.5克。

【制法】上药研为细面，加水50毫升。

【用法】保留灌肠，每晚1次。

【功效】清利湿热，解毒敛疮。

【主治】功能性腹泻（湿热蕴肠证）。

【来源】《胃肠病验方500首》

诸葛行军散

【组成】生姜1.5克，硝石1克，牛黄15克，雄黄25克，硼砂13克，冰片15克，麝香15克，珍珠15克。

【制法】共研为细末，装瓶密封备用。

【用法】脐孔常规消毒后，取上药适量添入其中，以填满为度，上置姜片1枚（中央用细针刺数个小孔）用枣核大小艾炷放姜片上，灸5~9壮，灸毕药末用膏药固定脐内。

【功效】清热解毒，芳香开窍。

【主治】功能性腹泻（热迫胃肠证）。

【来源】《胃肠病验方500首》

木鳖贴

【组成】木鳖仁5个，丁香5个，麝香0.3克

【制法】上药共研细末，米汤调做膏。

【用法】敷脐中，外以膏药贴紧。

【功效】温化寒湿。

【主治】功能性腹泻（寒湿困脾证）。

【来源】《中医外治法简编》

艾绒隔盐灸脐方

【组成】陈艾叶（干）500克，川乌30克，草乌30克，冰片5克，雄黄30克，薄荷10克，麝香1克，甘草10克，细辛10克，干姜30克，牙皂10克。

【制法】共为细绒，捏成蚕豆大小的艾炷。

【用法】用食盐将肚脐填平，铺成一个直径约6厘米的圆形薄饼，约一分钱硬币厚，上置艾炷灸边收边吹，待其烧尽，再换一壮，连灸数壮至10余壮。

【功效】温里散寒，芳香开窍。

【主治】功能性腹泻（脾胃阳虚证）。

【来源】《胃肠病验方500首》

第十章　功能性便秘

概述　便秘是指与粪便排出障碍有关的一组症状。功能性便秘是指由非器质性原因引起的便秘，又称特发性便秘，可分为排空迟缓型、功能性出口梗阻型和合并或混合型。肛管内外括约肌功能障碍，直肠平滑肌动力障碍，直肠感觉功能损害等因素，都会造成排便梗阻，导致功能性便秘。长期抑郁和焦虑亦可导致功能性便秘。

中西医学对便秘的认识基本一致。

功能性便秘的典型表现是便意少、便次减少、排便艰难费力、排便不畅。

第一节　内服方

麻子仁丸加减

【组成】大黄9克，火麻仁15克，枳实9克，厚朴9克，杏仁9克，郁李仁9克，瓜蒌仁9克。

【加减】津液已伤，可加生地黄30克、玄参15克、麦冬15克；郁怒伤肝、易怒目赤者，加服更衣丸。

【用法】水煎，口服，一日2次。

【功效】泻热导滞，润肠通便。

【主治】功能性便秘（肠道实热证）。

【来源】《中医内科常见病诊疗指南》

六磨汤

【组成】木香9克，乌药9克，沉香（后下）4克，枳实15克，槟榔15克，大黄9克。

【加减】便秘，腹痛，舌红苔黄，加黄芩15克，栀子15克；腹部胀痛甚，加厚朴15克，柴胡9克，莱菔子9克。

【制法】水煎。

【用法】口服，一日2次。

【功效】顺气导滞，攻下通便。

【主治】功能性便秘（肠道气滞证）。

【来源】《中医内科常见病诊疗指南》

黄芪汤

【组成】黄芪15克，火麻仁15克，陈皮15克，当归9克。

【加减】气虚明显者加党参15克、白术15克；气虚下陷、肛门坠胀，合用补中益气汤。

【制法】水煎。

【用法】口服。

【功效】益气润肠。

【主治】功能性便秘（脾虚气弱证）。

【来源】《中医内科常见病诊疗指南》

济川煎

【组成】肉苁蓉15克，牛膝15克，当归9克，升麻9克，枳壳9克，火麻仁15克。

【加减】寒凝气滞，腹痛较甚，加肉桂5克，木香9克；胃气不和，恶心呕吐，加半夏9克，砂仁（后下）6克。

【制法】水煎。

【用法】口服。

【功效】温阳通便。

【主治】功能性便秘（脾肾阳虚证）。

【来源】《中医内科常见病诊疗指南》

增液汤

【组成】玄参15克，麦冬15克，当归9克，石斛15克，沙参15克。

【加减】胃阴不足，口干口渴者，可用益胃汤；肾阴不足，腰膝酸软者，可用六味地黄丸；阴亏燥结，热盛津伤，可用增液承气汤。

【制法】水煎。

【用法】口服。

【功效】滋阴通便。

【主治】功能性便秘（阴虚肠燥证）。

【来源】《中医内科常见病诊疗指南》

益肾通便方

【组成】黄芪15克，当归15克，何首乌30克，肉苁蓉30克，决明子15克，熟大黄9克，枳实15克，黑芝麻15克，桃仁12克，核桃仁15克，杏仁12克。

【加减】肾阳虚较甚者，加肉桂、淫羊藿、山药等；阴虚甚者，加熟地、女贞子、麦冬等；血虚者，加阿胶、玄参、麻仁等；气虚较重加党参、白术、木香等。

【制法】加水煎服100毫升。

【用法】每日1剂，早晚各1次，顿服。

【功效】益肾通便。

【主治】老年功能性便秘（虚证）。

【来源】北京中医药大学（硕士学位论文），2012

自拟升清化浊方

【组成】黄芪10克，升麻10克，熟槨片20克，厚朴20克，苦参10克，蒲公英20克，连翘20克，茵陈30克，延胡索20克，川楝子20克，当归20克。

【加减】胃肠湿热，加用藿香、茯苓、薏苡仁、莱菔子。中气虚弱，加太子参、生山药；若脾虚湿盛者，可加茯苓、薏苡仁；脾肾阳虚加何首乌、肉苁蓉、砂仁、白蔻仁；阴血亏虚加杏仁、桃仁、郁李仁、瓜蒌仁、合欢、远志。

【制法】水煎。

【用法】口服。

【功效】健脾益气，疏利肝胆，润肠通便，清解郁热，利湿化浊。

【主治】功能性便秘（肝郁胃证）。

【来源】辽宁中医药大学（硕士学位论文），2011

便秘方

【组成】麻子仁30克，酒大黄10克，杏仁12克，厚朴10克，枳实30克，生白术60~120克，紫菀12，牵牛子3~10克。

【加减】青春期肠胃郁热便秘加用升麻6克、玄参30克、蒲公英30克等；围绝经期女性心肝血虚、气机失调，加当归12克、肉苁蓉45克，制香附12克，白芍45克；老年人脾肾虚弱、气血不足，重用白术60~120克，加黄芪30克、炒莪术6克、肉苁蓉30克等；有残便感时加用薤白9克。

【制法】水煎。

【用法】早晚分服。

【功效】健脾调气，清热凉血。

【主治】功能性便秘（脾虚，肠燥津亏证）。

【来源】山东中医药大学（硕士学位论文），2012

益气润肠汤

【组成】太子参20克，黄芪20克，郁李仁20克，柏子仁20，白术15克，郁金15克，枳壳15克，乌药15克，甘草5克。

【制法】水煎。

【用法】早晚分服。

【功效】健脾益气，润肠通便。

【主治】功能性便秘（脾气虚证）。

【来源】南京中医药大学（硕士学位论文），2015

自拟温阳通便方

【组成】肉苁蓉20克，淫羊藿20克，肉桂6克，厚朴15克，茯苓20克，薤白20克，半夏10克，当归30克，葛根20克。

【加减】畏寒较甚、手足不温、腹中冷痛、小便清长，加用附子、干姜大补元阳；畏寒喜暖、口淡不渴、腹胀纳差、舌苔白腻，加用苍白术、陈皮、杏仁、白蔻仁、薏苡仁健脾理气化湿；病久舌边见紫气，加用桃仁、丹参、赤芍活血润肠。

【制法】水煎。

【用法】每日1剂，分2次早晚温服。

【功效】湿补脾肾，助运通便。

【主治】功能性便秘（脾肾阳虚证）。

【来源】南京中医药大学（硕士学位论文），2015

枳术丸

【组成】枳实（麸炒黄色，去穰）一两，白术二两。

【制法】上药同为极细末，荷叶裹，烧饭为丸，如梧桐子大。

【用法】每服五十丸，多用白汤下，无时。

【功效】健脾消食，行气化湿。

【主治】功能性便秘（脾胃虚弱证）。

【来源】《脾胃论》

自拟通便汤1

【组成】桃仁20克，芒硝（冲服）8克，枳壳30克，生白术20克，厚朴15克，桂枝15克，干姜10克，炙甘草10克。

【加减】大便干结甚，芒硝加量，可加适量郁金；大便数天1次，便意差，解便不畅，欲解不得者，枳壳、生白术加量；腹胀者加槟榔；腹痛者白芍加量；嗳气、泛酸者加法半夏、厚朴；口苦、口臭者，加法半夏、黄连、黄芩；脸上长痤疮者加连翘、桑白皮、夏枯草；全身乏力、疲倦，临厕无力努挣者加黄芪、党参；畏寒肢冷者可加制附片。

【制法】先浸泡半个小时，水煎服。

【用法】每日1剂，分3次服用，饭前1小时服药。

【功效】健脾行气，软坚通便。

【主治】功能性便秘（脾虚、气滞燥结证）。

【来源】辽宁中医药大学学报，2007（04）

自拟通便汤2

【组成】生黄芪30克，白芍30克，白术30克，黑芝麻30克，麻仁15克，杏仁10克，桃仁10克，黄芩10克，肉苁蓉20克，厚朴10克，枳实10克，升麻3克，酒大黄3~10克，生大黄（后下）3~6克。

【制法】水煎。

【用法】每日1剂，连服2周。

【功效】益五脏，补气血，调阴阳，荡实邪，通腹气。

【主治】老年功能性便秘。

【来源】中国民康医学，2007（24）

自拟润通散

【组成】火麻仁15克，玄参15克，白芍15克，桃仁10克，当归12克，黄芪30克，锁阳15克，瓜蒌15克，胡黄连10克，木香6克，甘草6克。

【加减】燥热内结者加大黄10克（后下）；阳虚甚者加肉苁蓉12克、枸杞12克；纳差且伴大便有黏液者加麦芽15克、谷芽15克、槟榔10克；胸肋胀闷者加柴胡12克、郁金10克。

【制法】水煎。

【用法】每日1剂，分早、晚2次内服，2周为1个疗程。

【功效】健脾益气，滋补肝肾，润肠通便。

【主治】功能性便秘。

【来源】四川中医，2007（07）

脾约丸加减

【组成】火麻仁15克，白芍18~30克，枳实12克，厚朴12克，杏仁12克，大黄6克。

【加减】气虚加太子参15克、黄芪30克；口干加麦门冬12克、玄参10克；腹痛加木香（后下）9克、乌药10克；口渴加芦根15克、花粉15克；腹泻去大黄、火麻仁，改加苍术10克、薏苡仁30克。

【制法】水煎至200毫升。

【用法】每日1剂，早晚分2次服。

【功效】养阴润燥，顺气散结。

【主治】老年功能性便秘。

【来源】广西中医学院学报，2008（01）

益气开秘方

【组成】生黄芪30克，生白术30克，枳实12克，杏仁12克，生地15克，当归15克，生首乌30克。

【制法】水煎100毫升。

【用法】口服，1天2次，4周为1个疗程。

【功效】补益中气，调畅气机。

【主治】结肠慢传输型便秘（气津不足证）。

【来源】上海中医药大学学报，2008（05）

柔肝整肠法

【组成】白芍20克，枳壳10克，火麻仁15克，郁李仁10克，生地15克，厚朴10克，杏仁10克，甘草7克。

【加减】阴虚舌苔干燥者需加麦冬、玄参；年老阳虚者需加肉苁蓉、锁阳；内脏下垂者需加党参、炙黄芪；血虚者需加当归；气虚食少者需加白术；病程较长血瘀者需加桃仁。

【制法】每日水煎1剂，每剂煎煮2次（上下午各1次）。

【用法】取煎汁适量温服，连续服7天为1个疗程。

【功效】柔肝整肠。

【主治】功能性便秘。

【来源】建医药杂志，2009，31（04）

柴胡疏肝散加减

【组成】柴胡10克，枳实10克，白芍10克，陈皮10克，香附10克，川芎10克，云苓15克，白术10克，郁李仁15克，火麻仁15克，熟大黄10克，川楝子10克，郁金10克，炙甘草6克。

【加减】气郁日久，郁而化火，加黄芩、栀子、龙胆草；气滞血瘀，加桃仁、红花；肠燥津，加生地、玄参；脾气虚弱，加党参、黄芪。

【制法】水煎取汁200毫升。

【用法】早晚各100毫升温服。

【功效】疏肝理气，润肠通便。

【主治】女性更年期功能性便秘（肝郁气滞证）。

【来源】湖北中医药大学（硕士学位论文），2010

益气润肠方

【组成】生黄芪30克，当归10克，枳实10克，虎杖15克，大腹皮15克，生白术30克，鸡内金20克。

【加减】伴腹胀，加厚朴；伴口干，加玄参、生地。

【制法】取群药同煎，以冷水400毫升浸泡30分钟后，煎煮20分钟，滤出药液；继续加水至400毫升，煎煮20分钟，滤出药液。将2次药液混合约200毫升。

【用法】分早晚2次空腹温服。

【功效】益气润肠通便。

【主治】功能性便秘（气虚肠燥证）。

【来源】中国中医科学院（硕士学位论文），2010

自拟甘露通幽汤

【组成】柴胡12克，枳壳10克，麦芽30克，生地15克，麦冬15克，熟地15克，当归10克，石斛20克，升麻6克，川朴10克，柏子仁25克，桃仁12克，火麻仁25克，酸枣仁15克，栀子12克，甘草5克。

【加减】无火热者去栀子；兼血虚者加鹿角霜；脾胃虚寒者去栀子、麦冬加砂仁；血瘀明显者加延胡索；阴虚明显者加旱莲草、女贞子；气滞者加香附。

【制法】水煎。

【用法】每日1剂，早晚分服。

【功效】活血育阴润肠。

【主治】中年妇女功能性便秘（肝气不舒、阴虚有瘀证）。

【来源】内蒙古中医药，2010，29（20）

自拟黄芪通便汤

【组成】黄芪30克，党参15克，火麻仁15克，郁李仁15克，白芍20克，白术10克，当归12克，枳壳10克，桔梗10克，甘草10克。

【制法】水煎。

【用法】每日1剂，分早、晚2次内服，3周为1疗程。

【功效】健脾益气，润肠通便。

【主治】功能性便秘（肺脾气虚证）。

【来源】四川中医，2011，29（07）

自拟通腑润肠汤

【组成】党参30克，炒白术60克，柏子仁20克，莱菔子15克，枳壳15克，肉苁蓉15克，黄精15克，牛膝15克，当归15克，杏仁12克。

【制法】煎液每次100毫升。

【用法】口服，每日3次。

【功效】健脾调肝，补肺强肾，通腑润肠。

【主治】慢性功能性便秘。

【来源】四川中医，2012，30（08）

白术芪蓉汤

【组成】生白术60克，生黄芪15克，肉苁蓉30克，郁李仁20克。

【制法】水煎2次，取药液300毫升。

【用法】早晚2次空腹温服，每天1剂。

【功效】补益脾肾，润肠通便。

【主治】老年功能性便秘（脾肾两虚证）。

【来源】环球中医药，2013，6（05）

湿热便秘经验方

【组成】黄芩，龙胆草，旋覆花，代赭石，白术，茯苓，香附，枳实。

【加减】胃中嘈杂，可予黄连、柿蒂；伴有饮食积滞，胃部胀满不舒，矢气酸臭，可加焦三仙。

【制法】水煎。

【用法】口服。

【功效】行气通便，清热利湿。

【主治】功能性便秘（湿热证）。

【来源】北京中医药大学（硕士学位论文），2014

固本通便汤

【组成】生白术45克，黄芪30克，炒桃仁9克，炒杏仁9克，肉苁蓉30克，酒大黄9克，紫菀12克，枳实18克，厚朴18克，升麻6克，香附12克。

【加减】脾肺气虚者重用白术、黄芪以补气；阴血虚弱者增当归、桃仁之量以补血活血；阴虚者加杏仁、桃仁、紫菀、当归等质润之品以滋阴润燥；阳虚者重用肉苁蓉温阳通便；气机不畅者加香附、升麻之量以行气导滞；血瘀者重用桃仁、当归、杏仁等以活血化瘀通腑。

【制法】水煎300毫升。

【用法】早空腹，晚睡前服，每次150毫升，每日1剂，3周为1个疗程。

【功效】补益脾肺，润燥通腑，行气导滞。

【主治】功能性便秘（脾肺气虚、肠道津亏证）。

【来源】山东中医药大学（硕士学位论文），2014

宣肺疏郁润肠法

【组成】桔梗6克，紫菀12克，郁金9克，枳壳9克，枇杷叶12克，甘草3克，瓜蒌仁9克，火麻仁9克，郁李仁9克。

【制法】水煎取汁300毫升。

【用法】每天1剂，分2~3次温服。

【功效】宣肺疏郁润肠。

【主治】功能性便秘。

【来源】湖南中医杂志，2014，30（06）

通便汤

【组成】黄精30克，瓜蒌子30克，炒杏仁15克，决明子30克，柴胡20克，当归20克，桃仁15克，厚朴30克，枳壳20克，槟榔20克，莱菔子30克，肉苁蓉30克，牛膝20克。

【制法】水煎成400毫升左右。

【用法】每日2次，每次200毫升左右，早晚服用。

【功效】调肝理脾，补肺强肾，通腑润肠。

【主治】慢性功能性便秘。

【来源】世界最新医学信息文摘，2019，19（72）

消积导滞汤

【组成】黄精30克，瓜蒌子30克，炒杏仁15克，决明子30克，柴胡20克，当归20克，桃仁15克，厚朴30克，枳壳20克，槟榔20克，莱菔子30克，肉苁蓉30克，牛膝20克。

【制法】水煎成400毫升左右。

【用法】每日2次，每次200毫升左右，早晚服用。

【功效】调肝理脾，补肺强肾，通腑润肠。

【主治】慢性功能性便秘。

【来源】中国医科大学（硕士学位论文），2019

加减黄芪汤

【组成】炙黄芪24克，党参13克，火麻仁14克，郁李仁13

克，桃仁5克，生白术12克，蜂蜜8克，陈皮9克。

【制法】水煎。

【用法】每天服用1剂方药，每天服用2次，早晚各1次。7天为1个疗程。

【功效】肺气润肠。

【主治】老年功能性便秘（气虚证）。

【来源】临床医药文献电子杂志，2018，5（97）

必通汤

【组成】厚朴15克，枳实15克，香附10克，佛手10克，陈皮10克，生白术12克，白芍10克，柴胡10克，杏仁9克，瓜蒌20克，当归12克，神曲10克，甘草6克。

【制法】水煎。

【用法】早晚各1次，空腹温服。

【功效】疏肝健脾，行气导滞，润肠通便。

【主治】功能性便秘（气滞证）。

【来源】山西中医药大学（硕士学位论文），2018

自拟益肾增液汤

【组成】生白术25克，生白芍25克，黄芪20克，生地20克，党参10克，麦冬10克，玄参10克，当归10克，肉苁蓉10克，山茱萸10克，枳壳10克，炒麦芽10克，火麻仁9克，陈皮6克。

【制法】水煎至400毫升。

【用法】1日/剂，分早晚2次服用。连续用1个月。

【功效】健脾益气，补肾填精，润肠通便。

【主治】功能性便秘（脾肾亏虚证）。

【来源】中国卫生标准管理，2015，6（06）

理气通腑汤

【组成】生白术60克，生地12克，升麻12克，莱菔子30克，莪术15克，羌活12克，陈皮12克，半夏9克，赤芍15克，当归30克，肉苁蓉30克。

【制法】水煎。

【用法】饭前20分钟温服，早晚各1次。

【功效】调补中气，通肠导便。

【主治】功能性便秘（中气亏虚、肠道阻滞证）。

【来源】山西省中医药研究院（硕士学位论文），2018

益气健脾通便方

【组成】白术20克，黄芪15克，党参15克，炒枳实15克，当归15克，生首乌10克，陈皮10克，杏仁各10克，肉苁蓉9克，炙甘草6克。

【制法】水煎。

【用法】每日1剂，早晚餐后半小时温服100毫升，连续4周。

【功效】益气健脾通便。

【主治】功能性便秘（气虚证）。

【来源】安徽中医药大学（硕士学位论文），2018

清热润肠导滞方

【组成】生大黄（后下）10克，枳实20克，厚朴20克，火麻仁15克，郁李仁15克，苦杏仁10克，玄参15克，生地黄15克，香橼15克，佛手15克。

【制法】水煎。

【用法】每日1剂，早晚饭前30分钟空腹温服。

【功效】泻热导滞，行气通腑。

【主治】功能性便秘（热积证）。

【来源】黑龙江中医药大学（硕士学位论文），2019

肠润方

【组成】炒白术20克，枳实15克，玄参15克，麦冬15克，火麻仁15克，槟榔10克。

【制法】水煎2次。

【用法】每日1剂，150毫升/次，早、晚餐后半小时温服。

【功效】行气健脾，滋阴润肠。

【主治】功能性便秘（气滞津亏证）。

【来源】福建中医药大学（硕士学位论文），2019

加减温补润下方

【组成】肉苁蓉30克，黄芪30克，白芍30克，何首乌30克，槟榔30克，莱菔子30克，柏子仁30克。

【制法】药物在冷水中浸泡30分钟，且在直火上煎煮，每剂煎煮3次，每次取汁100毫升，最后将3次煎煮的300毫升滤液直火浓缩至一定体积。

【用法】口服。

【功效】滋补肝肾，益精生血，润肠通便。

【主治】慢性功能性便秘（肝肾阴虚证）。

【来源】中华中医药学刊，2014，32（04）

自拟益肾增液汤

【组成】黄芪20克，党参10克，生地黄20克，麦冬10克，玄参10克，当归10克，肉苁蓉10克，山茱萸10克，生白术25克，生白芍25克，枳壳10克，陈皮6克，火麻仁9克，炒麦芽10克。

【制法】水煎2次，取汁400毫升。

【用法】每日1剂，分2次，于早晚餐前服用。

【功效】健脾益气，补肾填精，养血增液，润肠通便。

【主治】老年功能性便秘（脾肾亏虚证）。

【来源】中华中医药学刊，2014，32（04）

枳术汤加味

【组成】白术30克，枳实15克，熟党参10克，茯苓15克，紫菀15克，佛手15克，郁金15克，广东合欢花15克，玄参15克，柏子仁15克，甘草6克。

【加减】若气郁日久化火，症见口苦咽干、苔黄、脉弦数者，加栀子；若气虚明显，可加黄芪、五指毛桃；若郁火伤津出现烦热、口干、舌燥者，予玄参、制首乌、知母；若喜热怕冷，予附子、肉桂；若失眠，加夜交藤；汗多，加浮小麦；瘀血，加丹参、三棱；咽痛便稀，用岗梅、火炭母；咽痛便干，用木蝴蝶、土牛膝；便血者加白及、槐花。

【制法】水煎。

【用法】口服。

【功效】健脾益气，疏肝理气。

【主治】功能性便秘（肝郁脾虚证）。

【来源】广州中医药大学（硕士学位论文），2016

健脾消秘汤

【组成】炙黄芪30克，党参10克，茯苓15克，麸炒白术15克，枳壳10克，厚朴10克，生首乌10克，火麻仁20克，陈皮10克，甘草6克，大枣3枚。

【加减】脘腹痞满、苔白腻，加薏苡仁30克、山药20克、砂仁10克；脘胀纳少，加焦麦芽10克、焦神曲10克；排便困难，腹部坠胀，加柴胡6克、升麻6克；老年腰膝酸软，阳虚怕冷，加肉苁蓉20克、怀牛膝20克、当归10克。

【制法】水煎。

【用法】口服。

【功效】健脾通便。

【主治】功能性便秘。

【来源】光明中医，2015，30（06）

皂角牵牛丸

【组成】炙皂荚子、炒枳壳、砂仁、广木香、牵牛子、莱菔子各等份。

【制法】将上药研细末，炼蜜为丸，每丸约重3克。

【用法】早晚饭前枣汤或米饮送服1丸。

【功效】润燥通便，逐痰涤垢。

【主治】功能性便秘。

【来源】《朱良春临证医案精选》

润肠通便药膳

【组成】玄参6克，白术10克，枳壳6克，大黄3克，当归3克，萝卜50克，何首乌6克，陈皮6克，黑米50克，茯苓6克，芹菜10克，绿豆6克，蜂蜜30克。

【制法】煮熟食用。

【用法】每天2次，每次1剂，共服用1个月。

【主治】老年功能性便秘。

【来源】中国处方药，2016，14（06）

益气润肠汤

【组成】玄参15克，火麻仁30克，郁李仁15克，厚朴15克，枳实15克，炙甘草5克，黄芪20克，白术15克，生地20克，麦冬15克。

【加减】气虚表现明显者，黄芪加量至30克，白术加量至20~30克，或加党参15克、柴胡10克、升麻10克，合为补中益气汤；阴液亏虚明显者，加白芍15克、熟地黄15~20克；瘀血明显，加桃仁10克、当归10~15克；便秘日久迁延不愈，或便秘之势较急，或兼有里热加大黄（后下）10克，或虎杖15克，或番泻叶（焗服）10克；阳虚，加用肉苁蓉；兼矢气不通、腹胀不适等气滞症状，加槟榔15克或苏梗15克。

【制法】水煎2次。

【用法】口服。

【功效】益气滋阴，润肠通便。

【主治】慢性功能性便秘（气阴两虚证）。

【来源】广州中医药大学，2016

单方验方1

【组成】决明子30克。

【制法】水煎。

【用法】分2次服适用。

【功效】泻热通便。

【主治】功能性便秘（实热证）。

【来源】《中医内科常见病诊疗指南》

单方验方2

【组成】番泻叶3~6克。

【用法】开水泡服。

【功效】攻下通便。

【主治】功能性便秘（实证）。

【来源】《中医内科常见病诊疗指南》

张雅丽经验方（益气养阴汤）

【组成】黄芪30克，生地20克，沙参20克，枸杞20克，当归20克，枳实15克，厚朴15克，黑芝麻20克，玉米仁30克，杏仁20克，火麻仁20克，生甘草10克。

【制法】水煎300毫升。

【用法】早晚饭后1小时温服，日1剂。

【功效】益气养阴。

【主治】老年功能性便秘（气阴两虚证）。

【来源】黑龙江中医药大学（硕士学位论文），2014

姚树坤经验方

【组成】旋覆花15克，代赭石20克，龙胆草15克，金钱草30克，黄芩15克，茯苓15克，白术15克，枳实12克，莪术9克，甘草6克。

【加减】热重，酌加黄连、莲子心、苦参等；湿盛，加金钱草、薏苡仁等，或加重原方茯苓剂量；若脾气不升明显，加苍术、炒白扁豆并加重生白术、茯苓用量；当胃气不降严重，则重用旋覆花、代赭石，或酌加柿蒂；如肝郁气滞严重，增厚朴、香附等；若肝郁同时伴有咳嗽痰黄、胸闷不舒、咽痛喉痒等肺气闭郁的征象，加桔梗、射干等；若患者食积明显，加焦三仙；老年患者注意加用顾护气阴、润厥通便之药，如郁李仁、桃仁、山药等；女性患者易肝郁、血虚，需加醋香附、陈皮、柴胡、当归、白芍等。

【制法】水煎。

【用法】早晚分服。

【功效】和胃健脾，清热接湿，行气导滞。

【主治】功能性便秘（湿热证）。

【来源】北京中医药大学（硕士学位论文），2015

张氏益气润肠通便方

【组成】党参15克，炒白术10克，黄芪30克，当归6克，火麻仁15克，玄参15克，杏仁10克，决明子20，柴胡6克，升麻6克，肉苁蓉15克，炒枳壳15克，谷芽20克，麦芽20克等。

【加减】腹胀甚，加厚朴、槟榔；阴虚内热，加知母、麦冬、北沙参；阳虚甚，加怀牛膝、肉苁蓉。

【制法】水煎。

【用法】早晚分服。

【功效】益气养阴，润肠通便。

【主治】功能性便秘（气血亏虚证）。

【来源】南京中医药大学（硕士学位论文），2016

张氏理气泄热通便方

【组成】柴胡10克，炒白芍15克，炒枳实10克，炙甘草6克，生地黄15克，玄参15克，麦冬15克，厚朴10克，大黄（后下）6克，谷芽20克，麦芽20克等。

【加减】腹胀甚，加莱菔子；胃火盛，酌加黄连、黄芩。

【制法】水煎。

【用法】早晚分服。

【功效】疏肝理气，泄热通便。

【主治】功能性便秘（胃肠积热证）。

【来源】南京中医药大学（硕士学位论文），2016

牛兴东经验方1（自拟通便灵方）

【组成】当归15克，生白术30克，女贞子30克，生大黄（后）10克，黄芩15克，代赭石（先）20克，苦杏仁12克，炒莱菔子30克，生甘草10克。

【制法】水煎。

【用法】早晚分服。

【功效】补益肺脾，滋补肝肾，清热养阴，润肠通便。

【主治】慢性功能性便秘。

【来源】北京中医药大学（硕士学位论文），2016

牛兴东经验方2（济川煎加减）

【组成】当归15~20克，牛膝10~15克，肉苁蓉20~30克，泽泻10~15克，升麻6~10克，炒枳实10~15克，生白术30~60克，桃仁10~15克，杏仁10~15克，火麻仁30~60克。

【加减】肠道实热，减少当归、牛膝用量，加用炒大黄5~15克、厚朴10~15克、炒莱菔子30克；脾肾阳虚，加干姜10~15克、制附子6~30克、肉桂10~20克、锁阳10~15克；脾胃气虚型，加黄芪10~30克、郁李仁15~30克、瓜蒌15~30克；阴虚肠燥，加生地10~15克、玄参10~15克、麦冬10~15克。

【制法】水煎。

【用法】早晚分服，疗程一般为2~4周。

【功效】温肾益精，润肠通便。

【主治】功能性便秘。

【来源】北京中医药大学（硕士学位论文），2016

牛兴东经验方3（大黄附子汤）

【组成】炒大黄6~20克，制附子（先煎1小时）10~40克，细辛3~10克。

【加减】积滞较重，加枳实、焦三仙；腹痛甚，喜温喜按，加桂枝、白芍；体虚较甚，加生白术、党参、黄芪。

【制法】附子超过15克，宜先煎附子2小时，再下其他药物煎10~30分钟左右即可。

【用法】温服，日服2~3次，若服第一剂时，患者大便次数较多，个别患者超过4~5次/日，并感轻微腹痛，嘱减少大黄用量，直至大便次数减少乃至正常。

【功效】温阳散寒。

【主治】功能性便秘（阳虚寒盛证）。

【来源】北京中医药大学（硕士学位论文），2016

陆为民经验方

【组成】火麻仁15克，炒枳实10克，炒枳壳10克，厚朴10克，杏仁15克，炒白芍15克，瓜蒌仁15克，决明子25克，炒莱菔子10克，炒当归10克，沉香曲3克，乌药10克。

【制法】水煎。

【用法】日服1剂。

【功效】泻热导滞，润肠通便。

【主治】功能性便秘（胃肠积热证）。

【来源】四川中医，2017，35（2）

杨小平经验方（归脾汤加减）

【组成】党参15克，白术30克，黄芪40克，当归15克，茯苓15克，制远志12克，广木香3克，龙眼肉10克，炒酸枣仁15克，黄芩10克，枳实10克，炙甘草6克，火麻仁6克。

【制法】水煎。

【用法】每日1剂，分2次温服。

【功效】益气养血，润肠通便。

【主治】老年功能性便秘（脾胃虚弱、气血两亏证）。

【来源】中医研究，2017，30（3）

唐旭东经验方

【组成】生地12克，沙参12克，麦冬12克，杏仁10克，火麻仁20克，全瓜蒌20克，枳实12克，槟榔10克，乌药12克，柴胡6克，白芍12克，当归12克，肉苁蓉10克，合欢皮20克，厚朴12克。

【制法】水煎。

【用法】分2次口服，每日1剂。

【功效】行气导滞，润肠通便。

【主治】功能性便秘（气滞肠燥证）。

【来源】中国中医科学院（硕士学位论文），2017

刘维明经验方（自拟健脾通便方）

【组成】生白术30克，半夏10克，茯苓10克，瓜蒌30克，郁金10克，木香15克，大黄10克，芒硝3克，桔梗10克，神曲10克，鸡内金15克，厚朴10克，砂仁6克。

【加减】兼有腹胀，加槟榔、大腹皮；肝郁气滞重，加用柴胡、白芍；脾虚食少，加炒谷麦芽；脾虚甚，加用大剂量生白术；肾阴虚，加首乌、生地；肾阳虚，加肉苁蓉、乌药；久病夹瘀，用桃仁、当归。

【制法】水煎。

【用法】口服。

【功效】燥湿健脾，行气通便。

【主治】功能性便秘（脾虚肠滞证）。

【来源】亚太传统医药，2017，13（11）

梁乃津经验方1（润滑行气汤）

【组成】火麻仁30克，郁李仁15克，柏子仁15克，杏仁15克，郁金15克，枳壳15克，厚朴15克，合欢皮15克，槟榔15克，柴胡10克，木香（后下）10克。

【制法】水煎。

【用法】口服，每日1剂。

【功效】油润滑肠，行气降气。

【主治】功能性便秘（气滞肠道证）。

【来源】广州中医药大学（硕士学位论文），2018

梁乃津经验方2

【组成】生地黄30克，火麻仁30克，黄芪30克，熟地黄20克，玉竹20克，郁李仁15克，柏子仁15克，北杏仁15克，麦冬15克，玄参15克，枳壳15克，厚朴15克，木香（后下）10克。

【制法】水煎。

【用法】口服，每日1剂。

【功效】滋阴生津，润肠通便。

【主治】功能性便秘（虚证）。

【来源】广州中医药大学（硕士学位论文），2018

梁乃津经验方3（温阳通便方）

【组成】黄芪30克，肉苁蓉30克，党参30克，白术30克，火麻仁30克，怀牛膝15克，枳壳15克，郁李仁15克，柴胡10克，石菖蒲10克，升麻6克，木香（后下）10克。

【制法】水煎。

【用法】口服，日1剂。

【功效】温阳通便。

【主治】功能性便秘（脾肾阳虚证）。

【来源】广州中医药大学（硕士学位论文），2018

王顺琴自拟方

【组成】太子参15克，黄芪18克，生白术，火麻仁20克，生地15克，玄参15克，麦冬12克，当归12克，桃仁12克，肉苁蓉15克，莱菔子15克。

【加减】气滞明显，加枳壳、厚朴；内热蕴结，加川大黄；烦躁失眠，加枣仁、丹皮；腹胀，纳差加焦三仙、鸡内金。

【制法】水煎。

【用法】每日1剂，分2次温服，7剂为1个疗程。

【功效】益气健脾，养阴润肠。

【主治】功能性便秘（气虚津亏）。

【来源】内蒙古中医药，2010，29（16）

谭淑文经验方

【组成】党参8~15克，黄芪8~15克，白术3~8克，升麻3~6克，火麻仁8~20克，郁李仁8~15克，肉苁蓉8~15克，熟地黄8~20克，厚朴3~8克，枳实6~15克，槐花8~15克。

【加减】积热甚者改熟地为生地黄并加灯心草2~5克，腹痛甚者加木香3~6克（后下），腹胀甚者加大腹皮6~15克，纳食差甚者加鸡内金3~8克，有虫积者加槟榔6~15克。

【制法】水煎服。

【用法】每天1剂，服5剂后停服3天，再服5剂。

【功效】补益气血，消积导滞。

【主治】小儿功能性便秘。

【来源】实用中医药杂志，2011，27（01）

李乾构经验方1

【组成】生大黄10克，芒硝10克，枳实10克，厚朴10克，黄芩15克，黄连5克，蒲公英20克，连翘15克。

【制法】水煎。

【用法】口服。

【功效】通腑泄热，理气通便。

【主治】功能性便秘（胃肠实热证）。

【来源】北京中医药大学（硕士学位论文），2015

李乾构经验方2

【组成】柴胡10克，白芍20克，枳实10克，炙甘草5克，郁金10克，香附10克，莱菔子30克，虎杖20克。

【制法】水煎。

【用法】口服。

【功效】疏肝解郁，通畅肠道。

【主治】功能性便秘（肝气郁结、肠道阻滞证）。

【来源】北京中医药大学（硕士学位论文），2015

李乾构经验方3

【组成】玄参30克，生白芍30克，茯苓10克，炙甘草5克，生黄芪30克，全瓜蒌20克，紫菀10克，蜂蜜30克。

【制法】水煎。

【用法】口服。

【功效】补气健脾，助运通腑。

【主治】功能性便秘（肺脾气虚证）。

【来源】北京中医药大学（硕士学位论文），2015

李乾构经验方4

【组成】当归15克，生白芍30克，生地黄30克，玉竹20克，生黄芪30克，生首乌20克，草决明20克。

【用法】口服。

【功效】养血补阴，润肠通便。

【主治】功能性便秘（血虚阴亏证）。

【来源】北京中医药大学（硕士学位论文），2015

李乾构经验方5

【组成】火麻仁20克，郁李仁20克，柏子仁15克，瓜蒌20

克，杏仁10克，桃仁10克，炒莱菔子30克，玄明粉5克。

【制法】水煎。

【用法】口服，每日1剂。

【功效】滋润肠道，滑下通便。

【主治】功能性便秘（大肠燥结证）。

【来源】北京中医药大学（硕士学位论文），2015

李乾构经验方6

【组成】玄参30克，麦冬15克，生地20克，桑椹15克，肉苁蓉20克，知母10克，黄柏10克。

【制法】水煎。

【用法】口服，每日1剂。

【功效】增补津液，养阴通便。

【主治】功能性便秘（阴虚肠燥证）。

【来源】北京中医药大学（硕士学位论文），2015

李乾构经验方7

【组成】党参15克，生白术30克，干姜10克，炙甘草10克，黑附片5克，桂枝10克，肉苁蓉30克，草决明15克。

【制法】水煎。

【用法】口服，每日1剂。

【功效】湿肾健脾，散寒通便。

【主治】功能性便秘（脾肾阳虚证）。

【来源】北京中医药大学（硕士学位论文），2015

李乾构经验方8

【组成】玄参30克，生白术30克，茯苓10克，炙甘草5克，

火麻仁20克，全瓜蒌20克，枳实10克，杏仁10克。

【加减】肝气郁滞，加白芍、柴胡；大肠湿热，加虎杖、芒硝、酒大黄；阴虚较重，加生地、麦冬；兼血虚，加当归、黑芝麻；兼脾肾阳虚，加肉苁蓉、乌药、怀牛膝；见大便黏滞，伴有厚重感，加槟榔、厚朴；气虚，排便无力，加黄芪、升麻；兼有腹痛者，加三七粉、郁金、延胡索。

【制法】水煎。

【用法】口服，每日1剂。

【功效】健脾润肠。

【主治】功能性便秘（脾虚肠燥证）。

【来源】北京中医药大学（硕士学位论文），2015

李乾构经验方9

【组成】**玄参30克，生白术30克，茯苓15克，甘草6克。**

【加减】阳气虚大便数日未行、临厕努挣、乏力气短，加生黄芪、当归、肉苁蓉、升麻；老年便秘佐滑利润肠之品，如杏仁、火麻仁、生地等。

【制法】水煎。

【用法】早晚分服。

【功效】补虚润燥。

【主治】功能性便秘（脾虚兼大肠津亏证）。

【来源】北京中医药大学（硕士学位论文），2016

李乾构经验方10

【组成】**玄明粉50克。**

【制法】加入500克热蜂蜜中拌匀。

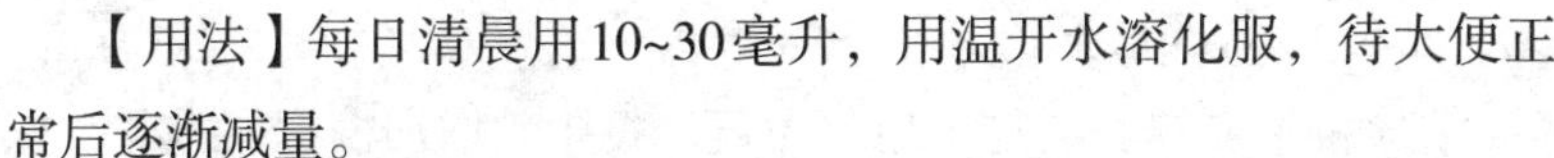

【用法】每日清晨用10~30毫升，用温开水溶化服，待大便正常后逐渐减量。

【功效】泻热通便。

【主治】功能性便秘（实热证）。

【来源】北京中医药大学（硕士学位论文），2016

杜长海经验方

【组成】沙参20克，生地黄15克，当归15克，麦冬20克，制何首乌15克，白芍10克，火麻仁10克，郁李仁20克，桃仁10克，枳壳6克。

【加减】热积秘，用火麻仁10~15克、郁李仁10~15克；寒积秘，用附片6~15克、火麻仁10~15克；气滞秘，用木香6~10克、乌药10~15克；气虚秘，用炙黄芪20~40克、生白术30~60克；血虚秘，用当归20~40克、桃仁10~15克、火麻仁10~15克；阴虚秘，用生地黄10~15克、沙参10~20克、当归10~20克；阳虚秘，用肉苁蓉10~15克、牛膝10~15克、附片6~10克；矢气较多，腹胀满不适，加瓜蒌30克、大腹皮20克。

【制法】水煎。

【用法】温服，每日1剂。

【功效】滋阴润肠通便。

【主治】功能性便秘（阴血不足证）。

【来源】中国中医药现代远程教育，2020，18（06）

申庆民自拟方

【组成】制何首乌30克，生黄芪30克，生白术30克，天冬20克，当归20克，麦冬20克，黄精20克，柏子仁20克，肉苁蓉20

克，桔梗12克，枳壳12克，杏仁12克。

【加减】燥热，增加生地、大黄；腹胀，增加槟榔、木香、枳实；肾虚，增加党参。

【制法】水煎。

【用法】1天服用2次。

【功效】润肠滋阴，养血益气。

【主治】老年慢性功能性便秘。

【来源】中国医药指南，2019，17（31）

奚肇庆验方

【组成】太子参15克，黄芪12克，全当归12克，生地黄12克，熟地黄12克，木香7克，醋香附10克，炒青皮8克，陈皮8克，炒枳壳10克，白术（麸炒）10克，炒白芍10克，刘寄奴12克，路路通12克，甘草4克，肉苁蓉12克，鹿茸片2克，仙茅10克，淫羊藿10克，升麻6克。

【制法】水煎。

【用法】1剂/天，水煎，早晚分服。

【功效】养血柔肝，安神通便。

【主治】功能性便秘（肝血不足证）。

【来源】长春中医药大学学报，2019，35（03）

颜正华经验方

【组成】何首乌15克，黑芝麻15克，柏子仁15克，郁李仁（打碎）15克，生白术20克，枳实10克，槟榔12克，全瓜蒌30克，陈皮10克，丹参15克。

【加减】二诊诸症减轻，唯纳食乏味乏力依旧，去丹参，加决

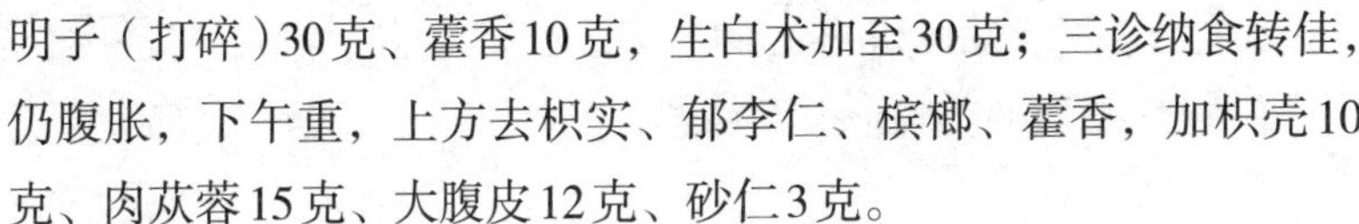

明子（打碎）30克、藿香10克，生白术加至30克；三诊纳食转佳，仍腹胀，下午重，上方去枳实、郁李仁、槟榔、藿香，加枳壳10克、肉苁蓉15克、大腹皮12克、砂仁3克。

【**制法**】水煎。

【**用法**】口服。

【**功效**】益精润肠健脾行气清热。

【**主治**】老年功能性便秘（脾虚肠燥、气滞夹热证）。

【**来源**】《颜正华学术经验辑要》

赵恩俭老年便秘方

【**组成**】黄芪30克，银花20克，威灵仙10~20克，白芍20克，麻仁20克，肉苁蓉20克，厚朴3~10克，当归20克，大黄3~10克（以上用量可根据病情稍适加减）。

【**制法**】水煎。

【**用法**】口服。此方可连服，待大便调顺再停药。

【**功效**】益气养阴，润肠导滞。

【**主治**】老年功能性便秘（虚证）。

【**来源**】《首批国家级名老中医效验秘方》

周仲英验方

【**组成**】生何首乌15克，当归12克，肉苁蓉15克，桑椹子15克，生地黄12克，火麻仁15克，桃仁10克，郁李仁15克，决明子15克，炒枳实20克，全瓜蒌15克，川百合12克，知母10克。

【**制法**】常法煎服。

【**用法**】口服，日1剂。

【**功效**】养血润燥，润肠通便。

【主治】功能性便秘（血虚肠燥证）。

【来源】《周仲英临证医案精选》

颜德馨经验方1

【组成】升麻9克，白术9克，黄芪15克，生大黄6克，火麻仁9克，郁李仁9克，生首乌15克，锁阳9克，半硫丸（吞）9克，甜苁蓉9克。

【制法】水煎。

【用法】口服。

【功效】升清降浊，润肠通幽。

【主治】老年功能性便秘（虚证）。

【来源】《国医大师颜德馨》

颜德馨经验方2

【组成】柴胡9克，枳实9克，白芍12克，白术15克，甘草4.5克，当归9克，桃仁9克，佛手4.5克。

【制法】水煎。

【用法】口服。

【功效】调理肝脾，润肠通便。

【主治】功能性便秘（肝脾不调证）。

【来源】《国医大师颜德馨》

颜德馨经验方3

【组成】淡丛蓉15克，炙乌梅4.5克，生首乌9克，全当归9克，乌芝麻9克，桃仁9克，生白术9克，柿霜9克，蒲公英9克，山栀9克。

【制法】水煎。

【用法】口服。

【功效】功能性便秘（育阴健脾证）。

【主治】肠燥津枯，大腑不行。

【来源】《国医大师颜德馨》

邓氏温胆汤

【组成】竹茹10克，枳实6克，橘红6克，胆星（或法半夏）10克，云苓15克，甘草6克，玄参10克，肉苁蓉15克。

【制法】用净水750毫升（三碗），煎煮200毫升（大半碗）；复渣用净水500毫升（两碗），煎煮200毫升（大半碗）。

【用法】两天1剂，每天一服，复渣明天再服。

【主治】功能性便秘（气虚痰浊证）。

【来源】《国医大师邓铁涛》

第二节　外治法

葱白热敷方

【组成】葱白适量。

【制法】用醋炒葱白至极热，用布包熨肚脐部。

【用法】用布包熨肚脐部，凉后再炒再熨。

【功效】温散寒节，温运通便。

【主治】功能性便秘（阴寒积滞证）。

【来源】《中医内科常见病诊疗指南》

大承气汤加味冲粉水调外敷方

【组成】芒硝30克，枳实30克，厚朴30克。

【加减】里热炽盛加龙胆草30克；腹胀气滞加苏子30克，莱菔子30克；腹中冷痛加小茴香30克，艾叶30克。

【制法】用粉碎机打成细粉，用开水调成糊状。

【用法】放置于纱布上，直接外敷神阙穴，每24小时更换1次，3剂为1个疗程。

【功效】清热通下。

【主治】老年功能性便秘。

【来源】云南中医中药杂志，2008（02）

中药敷脐方1

【组成】芒硝9克，皂角1.5克。

【制法】各研细末混合调匀。

【用法】用纱布包裹敷神阙穴外用胶布固定，并不时给药包滴水少许使之湿润。

【功效】清热通便。

【主治】功能性便秘（热结证）。

【来源】《中医内科常见病诊疗指南》

中药敷脐方2

【组成】大黄，芒硝，枳实，厚朴，乳香，没药，牵牛子，槟榔，皂角刺，冰片。

【制法】将上述中药加上附加剂制成糊状药膏。

【用法】适量敷在脐部，用丝棉纸敷垫覆盖固定后，再用热水袋热敷10分钟，隔日换药1次。

【功效】清热通便，行气化瘀。

【主治】慢性功能性便秘（湿热瘀结证）。

【来源】四川中医，2009，27（01）

中药敷脐方3

【组成】大黄，芒硝，枳实，厚朴，乳香，没药，槟榔，皂角刺，冰片，附子，干姜。

【制法】将上述中药加上附加剂制成糊状药膏。

【用法】适量敷在脐部，用丝棉纸敷垫覆盖固定后，再用热水袋热敷10分钟，隔日换药1次。

【功效】温阳化瘀通便。

【主治】慢性功能性便秘（阳虚瘀结证）。

【来源】四川中医，2009，27（01）

中药敷脐方4

【组成】大黄50克，芒硝30克，枳实30克，厚朴30克。

【加减】腹胀气滞，加苏梗30克、莱菔子30克、木香30克；腹中冷痛，加小茴香50克、香叶30克、砂仁30克、丁香10克。

【制法】诸药用粉碎机打成细粉，用适量开水调成糊状纱布包裹。

【用法】直接外敷神阙穴，取艾条一根点燃至于艾盒中，放于神阙穴上，隔药灸，每次30分钟。

【功效】通便。

【主治】老年功能性便秘。

【来源】中国社区医师，2014，30（25）

中药敷脐方5

【组成】大黄、木香、槟榔、紫苏梗、薄荷各0.5克。

【制法】研磨后用水调为糊状。

【用法】外敷脐部神阙穴，用合适大小的敷料覆盖之后用胶布固定。每天1次，治疗5天为1个疗程。

【功效】宽肠理气，疏肝解郁。

【主治】功能性便秘。

【来源】医药论坛杂志，2018，39（12）

中药热敷方

【组成】大黄、朴硝、小茴香、白芷、苍术、丁香、肉桂、莱菔子、葱白、生姜各等份，细辛适量。

【制法】将上述中药放入煎锅内熬制30分钟，将汤液倒入广口保温壶中备用。

【用法】将毛巾剪成3块，每块约10厘米×10厘米大小，待药液温度在40~45℃之间时，将3块毛巾同时浸于汤壶中，将壶置于患者身旁，取出1块趁热平整放于患者脐部神阙穴，注意观察患者对温度反应，以患者脐部发热且能耐受为宜，若患者无过热反应，再将剩余2块药巾展开，叠放于神阙穴。用手轻拍3~5分钟，待药巾温度低于40℃以下，抽掉底层毛巾，再次浸入药液，放置于最上层。热敷的时间最好选在早5~7点或13~15点进行。中药热敷疗法每日进行1次，每次15~20分钟，共28天。

【功效】通便。

【主治】功能性便秘。

【来源】现代生物医学进展，2014，14（04）

中药干热熨方

【组成】葱白3节（每节约5~10厘米），小茴香3克。

【制法】将葱白、小茴香捣碎后放入20厘米×15厘米棉布袋

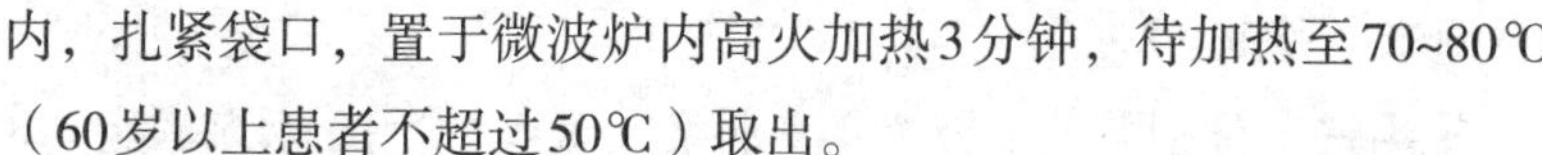

内，扎紧袋口，置于微波炉内高火加热3分钟，待加热至70~80℃（60岁以上患者不超过50℃）取出。

【用法】调节好室温，注意保暖，然后暴露患者腹部皮肤；操作者戴好手套，以患者肚脐为中心沿着直肠的走向来回推熨或回旋运转。操作时用力均匀，开始时用力较轻，速度稍快，随着药袋温度的降低，力量增强，同时速度减慢。药熨过程中注意观察患者腹部皮肤情况，防止烫伤。中药热熨每日2次，每次15分钟，10天为1个疗程。

【功效】通便。

【主治】危重症卧床患者发生的功能性便秘。

【来源】护理实践与研究，2014，11（09）

中药穴位贴敷方

【组成】麻子仁，白芍，大黄，杏仁，枳实，厚朴，冰片。

【制法】上药用粉碎机粉碎后，用蜂蜜调成糊状，分成蚕豆大小，置于剪好的敷料中心。

【用法】贴于神阙、天枢、足三里等穴。每次贴敷6~8小时，每日1次。排便正常后每周贴敷2~3次，1个月为1个疗程。

【功效】润肠通便。

【主治】功能性便秘。

【来源】中国肛肠病杂志，2018，38（07）

黄芪汤加减外敷方

【组成】黄芪20克，炒白术10克，麻子仁5克，陈皮5克，炙何首乌2.5克，冰片少许。

【制法】均匀混合后，以醋调和成膏状，制成大小1.5厘米 ×

1.5厘米，厚度0.3厘米。

【用法】分别贴敷于神阙穴、涌泉穴（双），用贴敷贴固定约8小时，每日1次；小于3岁小儿敷贴时长不超过4小时。

【主治】儿童功能性便秘（脾虚气弱证）。

【来源】山东中医药大学（硕士学位论文），2018

第十一章　上消化道出血

概述　上消化道出血是指屈氏韧带以上的消化道出血，包括食管、胃、十二指肠及胰胆等病变引起的出血，胃空肠吻合术后的空肠上段病变出血亦属此范围。常见病因有消化性溃疡、急性胃黏膜病变、上消化道肿瘤和服用非甾体类抗炎药等，其他还有贲门黏膜撕裂、Dieulafoy病、胆道出血、全身性疾病等。

上消化道出血属于中医学“吐血”“便血”等范畴。

上消化道出血典型表现是呕血与黑便。临床表现与出血部位、失血速度及原发病或伴发病有关。

内服方

甲字十灰散

【组成】大蓟，小蓟，荷叶，扁柏叶，茅根，茜草根，山栀，大黄，牡丹皮，棕榈皮各等份。

【制法】上各烧灰存性，研极细末，用纸包，碗盖于地上一夕，出火毒。

【用法】用时先将白藕捣汁，或萝卜汁磨京墨半碗，调服五钱，食后服下，如病势轻，用此立止，如血出成升斗者，用后药止之。

【功效】凉血止血。

【主治】上消化道出血之呕血、吐血、咯血、嗽血。

【来源】《十药神书》

乙字花蕊石散

【组成】花蕊石（火煅，存性）。

【制法】研为粉，不拘多少。用童便一盅，顿温调末三钱，甚者五钱。

【用法】食后服下，男子用酒一半，女人用醋一半，与童便和药服。

【功效】化瘀止血。

【主治】上消化道出血（瘀滞证）。

【来源】《十药神书》

泻心汤

【组成】大黄30克，黄连30克，黄芩30克。

【加减】汉三七（冲）6克、白及15克、海螵蛸18克、仙鹤草40克，治疗上消化道出血。

【制法】纳入黄连、黄芩，以水3升，煮取1升。大黄宜用粉末冲服，止血效果好。

【用法】一日分3次内服。

【功效】泻火止血。

【主治】吐血、衄血（血热证）。

【来源】中国社区医师，2011（36）

泻心汤合十灰散

【组成】黄连8克，大黄8克，大蓟10克，小蓟10克，黄芪10克，丹皮10克，丝茅草10克，香柏10克，茜草根10克，甘草5克。

【制法】水煎服。

【用法】每日服用1剂。

【功效】泻火，祛瘀止血。

【主治】上消化道出血。

【来源】内蒙古中医药，2017（6）

柏叶汤

【组成】柏叶三两，干姜三两，艾三把。

【制法】以水五升，取马通汁，合煮取一升。

【用法】一日分两次温服。

【功效】温通胃阳，消瘀止血。

【主治】吐血（阳虚证）。

【来源】《金匮要略》

四黄汤

【组成】黄芪15克，黄连9克，生地黄30克，大黄15克。

【制法】共细末过200目筛，分作30克为1包，用时取1包，加水200毫升，煮沸20分钟过滤去渣凉服。

【用法】每天2包，分4次服。

【功效】凉血止血。

【主治】上消化道出血（血热证）。

【来源】《名方妙用》

黄土汤

【组成】甘草三两，干地黄三两，白术三两，附子三两，阿胶三两，黄芩三两，灶中黄土半斤。

【制法】以水八升，煮取三升。

【用法】分温二服。

【功效】温阳健脾，养血止血。

【主治】吐血、衄血（脾阳虚证）。

【来源】《伤寒卒病论》

黄连阿胶汤

【组成】黄芩10克，黄连10克，白芍15克，阿胶（烊化兑入）10克，白及15克，藕节15克，仙鹤草30克，紫珠草15克，三七末（分冲）3克，甘草6克。

【加减】若头昏、神疲乏力者加生黄芪、太子参各15克；吐酸者加乌贼骨、瓦楞子各15克；呕吐者加代赭石15克，半夏10克；胃脘胀痛者加砂仁6克，丹参、灵脂、延胡索各10克；大便秘结者加生大黄（后下）1~3克；食欲不振者加焦山楂、炒鸡内金各10克。

【制法】每日1剂，两煎兑匀。

【用法】分2次温服，服时每次药汁中加入鸡子黄1枚。

【功效】益气敛阴止血。

【主治】上消化道出血。

【来源】甘肃中医，1990（01）

复方五倍子液

【组成】五倍子，诃子，明矾。

【制法】复方制剂。

【用法】口服或抢救时予胃管注入。

【功效】收敛止血。

【主治】上消化道出血，对溃疡黏膜糜烂出血效果最佳。

【来源】《名方妙用》

鲜大蓟方

【组成】鲜大蓟500克。

【制法】捣烂用纱布包好压榨取汁（干者用50克研成细末代），加白糖适量冷开水送服。

【用法】每日3次。

【功效】凉血止血。

【主治】吐血、咯血（血热妄行证）。

【来源】《名方妙用》

鲜小蓟方

【组成】新鲜小蓟若干或小蓟根30克。

【制法】新鲜小蓟若干，洗净切碎，布包绞汁。或小蓟根30克，水煎3~4沸。

【用法】鲜小蓟每服一大碗；小蓟根煮水，取清汤一大茶盅饮之，每日3次。

【功效】凉血止血。

【主治】咯血、吐血、衄血（血热证）。

【来源】《名方妙用》

童便方

【组成】童便。

【用法】日服一盏。

【功效】滋阴降火。

【主治】上消化道出血（阴虚火旺证）。

【来源】《名方妙用》

血余干藕方

【组成】血余炭125克，干藕片250克。

【加减】对于外伤出血，口鼻腔及牙龈出血，可配成软膏外用，或将血余炭粉撒涂于患处。

【制法】加水适量，煎煮2次，每次1小时，将两次煎液合并过滤，文火浓煎至100毫升。

【用法】每次服10毫升，日服2次。重症每次服15~20毫升，日服3~4次，必要时每4小时服1次，直至出血停止。

【功效】收敛止血。

【主治】上消化道出血。

【来源】《名方妙用》

生地大黄汤加味

【组成】生地黄30克，大黄10克，白芍10克，当归5克，代赭（打碎先煎）30克。

【制法】水煎内服，另取红参10克，浓煎。

【用法】少量失血者徐徐饮服，多量出血者则1次顿服。

【功效】养阴凉血，逐瘀泻热。

【主治】咯血、鼻出血、牙出血、吐血热瘀互结证。

【来源】《名方妙用》

大黄地榆甘草粉

【组成】大黄粉，地榆粉，甘草粉。

【制法】以3：2：1的比例混匀。

【用法】每服4克，日服3~4次，首服倍量。大便隐血转阴时停服。

【功效】凉血止血。

【主治】上消化道出血。

【来源】《名方妙用》

五倍子液

【组成】五倍子提取物。

【用法】内镜下出血灶局部喷洒治疗。

【功效】收敛止血。

【主治】各种疾病引起的上消化道出血。

【来源】《名方妙用》

止血I号方

【组成】生大黄粉3~5克，红参粉适量，炮姜粉适量。

【用法】冲服，一日3次温服。

【功效】温中补虚，逐瘀止血。

【主治】上消化道出血（脾胃虚寒证）。

【来源】《名方妙用》

止血II号方

【组成】生大黄粉3~5克，黄连粉适量。

【用法】冲服，一日3次温服。

【功效】清利湿热，逐瘀止血。

【主治】上消化道出血（脾胃湿热证）。

【来源】《名方妙用》

止血粉

【组成】土大黄、生蒲黄、白及适量。

【制法】研末。

【用法】冲服，一日3次。

【功效】化瘀降火。

【主治】胃与十二指肠溃疡出血。

【来源】《颜德馨医案医话集》

犀角地黄汤加味合紫雪丹

【组成】犀角，地黄，芍药，丹皮，大黄，羚羊角，生蒲黄，紫雪丹。

【制法】犀角地黄汤加大黄、羚羊角、生蒲黄水煎，吞服紫雪丹。

【用法】一日3次。

【功效】凉血散血，化瘀止血。

【主治】出血性中风合并上消化道出血症。

【来源】《颜德馨医案医话集》

乌及汤加减

【组成】白及15克，浙贝母12克，丹参15克，黄连12克，厚朴8克，桂枝8克，三七粉6克，粉甘草8克，煅瓦楞20克，乌贼骨30克。

【加减】对于患腹胀痛者加入延胡索12克、檀香6克以及槟榔10克；对于便血、吐血患者加大白及以及浙贝母的计量；对于恶心呕吐者加入槟榔10克、木香10克以及竹茹12克；肋下痛者加入柴胡10克、槟榔10克以及制香附12克。

【制法】水煎。

【用法】每日2剂，每次口服30毫升。

【功效】缓急止痛，敛阴止血。

【主治】消化性溃疡出血。

【来源】航空军医，2015（4）

自拟大黄黄芪荷芷汤

【组成】**大黄粉6克，荷叶4克，白芷3克，黄芪3克。**

【加减】肝火犯胃型上消化道出血减少1克荷叶用量，脾虚失调型上消化道出血改用黄芪6克、荷叶5克、大黄3克。

【制法】磨粉，混在一起，分3剂。

【用法】早、中、晚各服1包，冲服。

【功效】健脾养胃，凉血止血。

【主治】上消化道出血（胃热壅盛证）。

【来源】北京中医，2004，23（2）

清胃止血汤

【组成】**生大黄、丹皮、棕榈炭、赤石脂、乌贼骨各10克，白芍20克，生山栀12克，地榆、白及各15克，干姜8克。**

【加减】吐血不止者，去山栀，加三七粉（冲服）2克、艾叶10克；脘胀满闷、大便黑者，去干姜，加大小蓟各15克；面色苍白、四肢厥冷者，加红参4克、麦冬10克。

【制法】水煎浓缩至50~100毫升。

【用法】吐血后半小时内多次频服。

【功效】柔养肝阴，泻火清热，散瘀止血。

【主治】消化道溃疡并发大出血。

【来源】中国中医急症，1997，6（1）

自拟健中止血汤

【组成】饴糖30克，附子10克，桂枝10克，生姜10克，枳壳10克，砂仁10克，吴茱萸10克，藕节炭15克，仙鹤草10克，三七粉3克，黄芪20克，党参20克，当归15克，芍药20克，炙甘草5克。

【制法】水煎取汁300毫升。

【用法】早晚分2次温服。

【功效】温中止血。

【主治】上消化道出血（中焦虚寒证）。

【来源】中国卫生产业，2014（05）

和胃宁络汤

【组成】乌贼骨15克，大白芍10克，炙甘草3克，炒地榆15克，茜草根10克，紫珠草15克。

【加减】中脘闷胀，嗳气时痛，加制香附10克、佛手片5克；口苦吞酸，心中嘈杂，加川黄连3克、淡吴萸0.5克；心中挛痛，咽干舌红，加川石斛12克、麦冬10克、太子参12克；头晕气短，面黄神疲，加党参10克、炙黄芪10克、白术10克；挟痰饮，呕逆头晕，加制半夏、茯苓；偏热者加竹茹、代赭石；挟食滞，苔垢腹胀加六神曲、陈皮。

【制法】水煎。

【用法】每日1剂，分早晚2次服。

【功效】收敛止血，制酸止痛。

【主治】上消化道出血。

【来源】江苏中医药，1981（01）

白及三七散

【组成】白及50克，地榆50克，大蓟50克，侧柏叶30克，乌贼骨40克，三七50克，檵木50克。

【制法】共研粉。

【用法】每次服250~400克。每日2次，调为冲剂，由胃管注入或口服。

【功效】收敛止痛止血。

【主治】上消化道出血（瘀热证）。

【来源】现代中西医结合杂志，2001，10（18）

儿茶合剂

【组成】方剂1：儿茶150克，明矾75克；方剂2：儿茶50克、明矾25克，共为细末，分成20包。

【制法】加水1500毫升，煎成200毫升。

【用法】每次日服30毫升，一日3~4次。粉剂每次口服1包，一日1~2次。

【功效】清热止血。

【主治】上消化道出血（血热证）。

【来源】中国实用外科杂志，1981（05）

温阳健脾汤加减

【组成】炙黄芪12克，炒白术12克，吴茱萸9克，茯苓10克，炮姜炭6克，藕节炭15克，白芍15克，熟地黄15克，炙甘草6克。

【加减】严重血虚者加当归身13克；明显气虚者加党参14克；脘腹胀痛甚者加枳实壳、木香各10克；吞酸吐呕者加海螵蛸15克；反胃呕吐甚者加生姜3克、姜半夏8克、竹茹6克。

【制法】水煎。

【用法】早晚每次200毫升，每日2次。

【功效】温阳健脾，止血。

【主治】上消化道出血（脾阳虚证）。

【来源】中国医药指南，2012（7）

大黄和三七粉

【组成】大黄10克，三七粉5克。

【制法】研细末。

【用法】口服，每日3次，出血停止后改为每日2次。

【功效】凉血化瘀止血。

【主治】脓毒症并上消化道出血。

【来源】中国中西医结合急救杂志，2006，13（6）

黄白香乌散

【组成】大黄、白及、降香、乌贼骨以4∶2∶2∶2比例混匀。

【制法】粉碎过100目筛。

【用法】一次服用4.5克，每日2次。

【功效】清热化瘀，止血生肌。

【主治】上消化道出血（瘀热证）。

【来源】江西中医药，1996（04）

黑虎汤

【组成】白及30克，旱莲草30克，侧柏炭2克，地榆炭20克（小儿酌减）。

【加减】如气脱加红参，血热妄行可加生地炭。

【制法】水煎服。

【用法】每日1剂或2剂。

【功效】止血。

【主治】急性上消化道出血。

【来源】河南中医，1981（05）

清胃汤加味

【组成】生黄芪15克，怀山药15克，生薏米15克，川黄连6克，生大黄10克，乌贼骨15克，白及30克，地榆炭15克，三七粉（冲服）1克。

【加减】可合逍遥散加味以疏肝解郁。

【制法】水煎服。

【用法】每日1剂，一日2服。

【功效】清胃泻火，益气止血。

【主治】上消化道出血（胃热证）。

【来源】中医药临床杂志，1993（04）

葛根芩连汤

【组成】葛根15克，黄芩10克，黄连6克，地榆炭30克，干姜2~3克，木香5克，白芍15克。

【制法】水700毫升煎至350毫升。

【用法】每日1剂，每日2次，冷服。

【功效】清热化湿，凉血止血。

【主治】上消化道出血（脾胃湿热证）。

【来源】《伤寒论》

补络补管汤

【组成】龙骨（捣细）30克，生牡蛎（捣细）30克，萸肉（去净核）30克，三七（研细，药汁冲服）6克。

【加减】服之血犹不止者，可加赭石细末15~18克。

【制法】水煎。

【用法】每日1剂，分3次温服。

【功效】止血消瘀。

【主治】肝炎后肝硬化合并上消化道出血，及咳血、吐血久不愈者。

【来源】现代中医药，2011（4）

血府逐瘀汤

【组成】桃仁12克，红花9克，当归9克，生地黄9克，川芎5克，赤芍6克，牛膝9克，桔梗6克，柴胡3克，枳壳6克，甘草3克。

【制法】水煎100毫升。

【用法】每天分2次口服。

【功效】活血化瘀，行气止痛。

【主治】门脉高压性食管静脉曲张出血。

【来源】中国中西医结合杂志，2005（6）

白及枇杷丸加味

【组成】白及60克，炙枇杷叶30克，藕节30克，阿胶珠（烊化）30克，海蛤粉20克，生地黄10克。

【制法】白及、枇杷叶、藕节、生地黄共研为末，海蛤粉炒成珠，阿胶烊化，混合为丸，每丸9克。

【用法】噙化白及枇杷丸9克，6小时重复1次。

【功效】温中补虚，养阴止血。

【主治】应激性溃疡导致的上消化道出血（UGH）。

【来源】浙江中医杂志，2000，35（3）

归脾汤

【组成】人参3克，炙黄芪15克，炒白术9克，茯苓9克，当归9克，炒枣仁9克，桂圆肉9克，远志6克，木香3克，炙甘草4.5克，生姜2片，大枣3枚。

【加减】发热，加柴胡、栀子；补血止血，加熟地、阿胶；惊悸不眠，加夜交藤、柏子仁、龙骨、牡蛎；崩漏不止，加黑地榆、阿胶；咳嗽，加紫菀、桔梗；心脏衰弱，加五味子、麦冬；咳血，加大小蓟、藕节、仙鹤草；子宫出血，加阿胶、艾叶、白芍；再生障碍性贫血，加补骨脂、枸杞、鹿茸。

【制法】水煎服。

【用法】每日1剂，分3次温服。

【功效】补益气血，健脾养心。

【主治】上消化道出血（脾不统血证）。

【来源】《济生方》

龙胆泻肝汤

【组成】龙胆草12克，栀子9克，黄芩9克，柴胡6克，生地黄12克，泽泻9克，当归5克，车前子10克，木通9克，甘草5克。

【加减】头痛眩晕，加菊花、天麻；咯血衄血，加牡丹皮、侧柏叶；带下黄臭，加黄柏、薏苡仁、椿根皮；大便秘结，加大黄、芒硝；肝肿黄疸，加茵陈、茯苓、川七；急性青光眼，加玄参、羌活；目赤肿痛，加川芎、菊花；泌尿系感染，加萹蓄、瞿麦、白茅根、连翘。

【制法】水煎。

【用法】每日1剂，分3次温服。

【功效】泻肝胆实火。

【主治】上消化道出血（肝胆火热上炎证）。

【来源】《医宗金鉴》

侧柏理中汤

【组成】侧柏叶15克，大熟地15克，生白术6克，炮姜炭1.5克，蕲艾炭1.5克，生甘草0.9克，炙甘草0.9克，热童便（半茶杯乘热和药冲服）。

【制法】水煎。热童便半茶杯，乘热和药冲服。

【用法】每日1剂，分3次温服。

【功效】温阳止血。

【主治】上消化道出血（肝火犯肺、脾不统血证）。

【来源】《张聿青医案》

溃疡止血散

【组成】粉剂：乌贼骨、白及、三七按3：2：1的比例。溃疡止血方（汤剂）：黄芪15克，太子参12克，白术6克，炙甘草5克，当归6克，白芍10克，阿胶珠、地榆炭、侧柏炭各10克，乌贼骨12克，煅龙骨、煅牡蛎各15克。

【制法】每日1剂。粉剂研极细末；汤剂水煎。粉剂与汤剂并用。

【用法】粉剂：每服5~10克，日服2~3次，温开水送下。汤剂水煎服，分3次温服。

【功效】益气健脾，收敛止血。

【主治】上消化道出血（中阳不足、气不摄血证）。

【来源】《金匮名医验案精选》

温降汤

【组成】白术9克，清半夏9克，生山药18克，干姜9克，生赭石（轧细）18克，生杭芍6克，川厚朴4.5克，生姜6克。

【制法】水煎服。

【用法】每日1剂，分3次温服。

【功效】温胃降逆。

【主治】吐血、衄血（胃阳不足证）。

【来源】《医学衷中参西录》

附子理中汤加味

【组成】西党参24克，冬术30克，姜炭6克，炙甘草9克，附子9克，茯苓9克，童便2杯。

【加减】初用止血加童便、茯苓，继而宁血和营加阿胶、三七，善后养血补血加当归。

【制法】水煎。

【用法】每日1剂，温服。

【功效】温中散寒。

【主治】吐血、咳血（中焦虚寒证）。

【来源】《范文虎医案》

独梅汤

【组成】乌梅5枚。

【加减】加甘草，成乌梅甘草汤；加人参，成参梅汤；独梅汤与四物汤结合，则成乌梅四物汤；与参芪结合，则成参芪乌梅四物汤等。

【制法】水煎，加冰糖30克冲服。

【用法】每日1剂，分3次温服。

【功效】敛肝和胃。

【主治】上消化道出血（肝阴不足，虚火上炎证）。

【来源】《医门八法》

黄芪建中汤

【组成】黄芪一两半，桂枝三两，芍药六两，甘草二两，生姜三两，大枣十二枚，饴糖一升。

【制法】水煎服，各药用量需根据目前常规剂量酌减。

【用法】每日1剂，分3次温服。

【功效】温中补气。

【主治】反流性食管炎、慢性萎缩性胃炎、胃溃疡、慢性阻塞性肺病稳定期、胃癌等病症引起的出血。

【来源】《金匮要略》

小柴胡汤

【组成】柴胡半斤，黄芩三两，人参三两，半夏半升，甘草三两，生姜三两，大枣（擘）十二枚。

【加减】由外感风寒传入半表半里，加荆芥、防风；外感风热传入半表半里，加桑叶、枇杷叶；肝火上逆，加龙胆草；肝逆犯胃、气郁化火，加生石膏、焦山栀；肝肾阴亏肝火上亢，加生地、丹皮；邪热犯及营血，加紫草、生地；脉沉紧者，宜加附子；胃溃疡者，宜加海螵蛸；脉弦细无力，宜加当归；气血两虚者，倍用党参、红枣；胃肠湿浊者，加藿香；痔疮者，加木棉花。

【制法】上药七味，以水四升，煮取二升，去滓，再煎取一毫升。

【用法】每日1剂，日3服。

【功效】疏肝理气。

【主治】上消化道出血等多种疾病所造成的疼痛。

【来源】《伤寒论》

刘氏三炭方

【组成】蒲黄炭，五灵脂炭，荆芥炭。

【加减】用归脾汤加上述三炭，临床应用效果非常明显。

【制法】水煎。

【用法】口服，一日3次温服。

【功效】凉血收敛止血。

【主治】恶性肿瘤所致上消化道出血。

【来源】《名方妙用》

第十二章　复发性口腔溃疡

概述　复发性口疮，即复发性口腔溃疡，又称复发性阿弗他溃疡、复发性阿弗他口炎，是一种临床常见的口腔黏膜疾病，以口腔黏膜散在或多发性溃疡为主要临床表现，溃疡中心稍凹陷，表面呈淡黄色，周围黏膜充血呈红晕状，伴局部口腔黏膜剧烈灼痛感。

复发性口腔溃疡属中医学“口疮”“口疡”“口糜”“口疳”“咽中疮”等范畴。

第一节　内服方

黄贵华经验方1（潜阳封髓丹加减）

【组成】黄柏10克，肉桂5克，干姜10克，白附片15克，醋龟甲30克，西砂仁15克，炙甘草10克，饴糖10克，菟丝子30克，淫羊藿15克，补骨脂15克。

【加减】喉咙疼痛、口干加木蝴蝶；下肢酸软加牛膝。

【制法】水煎。

【用法】每天1剂，口服。

【功效】收浮阳、调水火，和肾中阴阳。

【主治】复发性口腔溃疡（阴虚火旺证）。

【来源】湖南中医杂志，2020，36（04）

黄贵华经验方2（自拟藿香化浊方）

【组成】藿香20克，苍术15克，焦山楂15克，焦神曲15克，陈皮15克，半夏15克，白豆蔻15克，砂仁15克，茯苓15克。

【加减】热盛者，可加菊花、蒲公英等清热解毒药；湿气重者，可加入壮药中化浊能力强的鸡屎藤；口干喜饮者，可加木蝴蝶。

【制法】水煎。

【用法】每天1剂，口服。

【功效】清热利湿，调理脾胃。

【主治】复发性口腔溃疡（脾胃湿热证）。

【来源】湖南中医杂志，2020，36（04）

胡运莲经验方（连朴清胃方合玉屏风散加减）

【组成】川连6克，厚朴10克，法半夏10克，焦栀子10克，草豆蔻10克，陈皮10克，茯苓10克，黄芪10克，防风10克，白术10克，甘草6克。

【加减】口干者加玄参、麦冬以养阴生津，腹满嗳气则舒者加柴胡、枳实疏肝理气，畏寒肢冷者加干姜以温胃和中，食欲不振者加焦山楂健脾开胃。

【制法】水煎取汁400毫升。

【用法】早晚饭后服。

【功效】清热利湿，健脾益气。

【主治】脾虚胃热证。

【来源】黑龙江中医药，2017，46（03）

宋平经验方（温胆汤加味）

【组成】清半夏10克，竹茹15克，枳实10克，陈皮10克，茯苓20克，茵陈20克，重楼10克，龙胆草10克，天葵子10克，白及5克，连翘30克，鸡内金10克，苍术10克，泽泻20克，甘草10克。

【加减】若溃疡疼痛剧烈者，加延胡索、白芷、乳香、没药以行气活血止痛；若伴口舌干燥者，加玄参、玉竹、麦冬、百合以生津止渴；伴纳呆、脘腹胀满者，加砂仁、厚朴、苏梗、莱菔子、沉香以开食欲、畅中行气；若老年头目昏沉眩晕者，加天麻钩藤饮以补益肝肾；若为绝经前后诸症者，情志不舒、着急易怒，可加栀子豉汤或柴胡疏肝散以开郁结、除烦热。

【制法】水煎。

【用法】每天1剂，口服。

【功效】清热化痰，清热解毒，凉血活血化瘀。

【主治】复发性口腔溃疡（脾胃湿热证）。

【来源】亚太传统医药，2018，14（05）

赵凤林经验方1（导赤散加减）

【组成】生地黄15克，通草15克，黄芩15克，生甘草6克，竹叶12克。

【加减】郁郁寡欢甚者，加郁金15克、佛手15克，以疏肝解郁；乳房胀痛者，加香附15克、浙贝母15克，以条达肝气、软坚散结；口干、口渴甚者，加生石膏20克，以清热益气、生津止渴；头昏、目眩者，加天麻15克、钩藤15克、石决明30克，以平肝息风、重镇潜阳。

【制法】水煎。

【用法】每日1剂，分3次饭后2小时温服。

【功效】清心利水，兼以养阴。

【主治】复发性口腔溃疡（心经热盛证）。

【来源】世界中西医结合杂志，2016，11（12）

赵凤林经验方2（知柏地黄汤加减）

【组成】熟地黄20克，山药15克，茯苓15克，山茱萸10克，泽泻10克，牡丹皮10克，知母15克，黄柏15克。

【加减】耳鸣者，加石菖蒲12克，以开耳窍，止“蝉鸣”；腰膝酸软肾甚者，加杜仲15克、核桃仁20克、补骨脂15克，以补肝肾、强腰膝，即取“青娥丸”补肾强骨之用；视力下降甚者，加杭菊花12克、枸杞20克，以明目；骨蒸潮热者，加鳖甲20克、龟板20克、青蒿15克，取“青蒿鳖甲汤”养阴透热之功。

【制法】水煎。

【用法】每日1剂，分3次饭后2小时温服。

【功效】滋水培元。

【主治】复发性口腔溃疡（肾阴亏虚证）。

【来源】世界中西医结合杂志，2016，11（12）

赵凤林经验方3（甘草泻心汤加减）

【组成】炙甘草20克，法半夏12克，黄芩10克，黄连6克，干姜10克，人参20克，大枣6枚。

【加减】纳呆、便溏者，加白术15克、茯苓15克、薏苡仁20克，以健脾益胃、培土制水，又可获利小便实大便之效；腹痛、腹泻，痛即泻，泻后痛减者，常合用痛泻要方以扶土抑木、柔肝止痛、健脾止泻；口渴、痞塞甚者，加生龙骨20克、生牡蛎20克，以清热养阴生津、软坚散结消痞；头昏、目眩者，加黄芪30克、升麻8克，以升清阳达头面而止昏眩。

【制法】水煎。

【用法】每日1剂，分3次饭后2小时温服。

【功效】和调气血。

【主治】复发性口腔溃疡（胃气不和证）。

【来源】世界中西医结合杂志，2016，11（12）

孙玉信经验方（温解汤）

【组成】黄芩10克，黄连10克，黄柏6克，制附子10克，干姜10克，僵蚕10克，蝉衣10克，生薏仁30克，砂仁（后下）10克，桔梗10克，甘草6克。

【制法】水煎。

【用法】每日1剂，早晚分服。

【功效】温阳化湿，清热解毒。

【主治】复发性口腔溃疡（心脾阳虚证）。

【来源】亚太传统医药，2017，13（10）

牛阳经验方1（甘露消毒丹加减）

【组成】陈皮15克，厚朴12克，滑石20克，清半夏12克，淡竹叶10克，茵陈15克，木通10克，菖蒲15克，郁金15克，党参12克，连翘12克，浙贝母15克，射干10克，杏仁12克，白蔻仁15克，薏苡仁30克，薄荷6克，甘草10克。

【制法】水煎。

【用法】每日1剂，口服。

【功效】清热利湿，解毒收疮。

【主治】复发性口腔溃疡（湿热蕴阻证）。

【来源】陕西中医药大学学报，2016，39（06）

牛阳经验方2（泻心导赤散加减）

【组成】黄连12克，生地黄15克，通草10克，甘草6克。

【加减】尿少者，加车前子、滑石利尿泄热；口渴甚者，加石膏、天花粉清热生津。

【制法】水煎。

【用法】每日1剂，口服。

【功效】清心凉血，泻火解毒。

【主治】复发性口腔溃疡（心火上炎证）。

【来源】陕西中医药大学学报，2016，39（06）

牛阳经验方3（六味地黄丸加减）

【组成】熟地黄15克，山茱萸12克，山药20克，茯苓20克，牡丹皮15克，泽泻12克，生甘草10克。

【加减】心阴不足者，加麦冬、五味子养心安神；脾阴不足者，加石斛、沙参养脾生津。

【制法】水煎。

【用法】每日1剂，口服。

【功效】滋阴降火，补气养阴。

【主治】复发性口腔溃疡（心火上炎证）。

【来源】陕西中医药大学学报，2016，39（06）

梅国强经验方（自拟口疮溃疡基本方）

【组成】银柴胡10克，南、北沙参各10克，胡黄连10克，地骨皮10克，海蛤粉10克，飞青黛（包）10克，法半夏10克，化橘红10克，茯苓30克，丹参30克，丹皮10克，赤芍10克。

【加减】口腔溃疡急性发作期，因湿热、痰瘀、毒邪互结所致者亦不少见，可酌情加用二妙散、四土汤、白英、半枝莲、蛇舌草等以利湿解毒。口疮日久，瘀血内停，脉络不通，腐肉不去，新肉难生，在基本方上加忍冬藤、金刚藤等以滋阴清火，化瘀活血，清热通络。年高体弱，劳倦内伤，脾虚气陷，阴火上乘，上熏于口则发为溃疡；气血亏耗，疮疡难敛。治疗可在基本方的基础上加黄芪生脉饮、理中汤、肉桂等，以滋阴清火、化瘀活血、扶正敛疮。

【制法】水煎。

【用法】每日1剂，分3次餐后温服。

【功效】滋阴清火，化瘀活血。

【主治】复发性口腔溃疡（虚火内灼、痰湿内蕴、瘀血内阻证）。

【来源】浙江中医药大学学报，2016，40（08）

张善举经验方（玉女煎加减）

【组成】生石膏20克，生地20克，知母12克，麦冬20克，川牛膝18克，制附子3克，肉桂3克，土茯苓30克，地肤子15克，白鲜皮30克，蒲公英15克，金银花15克。

【加减】便秘者加三棱10克、莪术10克；头痛者加川芎10克、白芷10克；口干渴者加天冬20克。

【制法】水煎。

【用法】每天1剂，分早晚温服。

【功效】清胃热，滋肾阴，引火归原。

【主治】复发性口腔溃疡（胃火炽盛、肾阴亏虚证）。

【来源】中医临床研究，2015，7（02）

黄雅慧经验方1（三仁汤加减）

【组成】生薏苡仁30克，白豆蔻10克，杏仁10克，姜半夏12

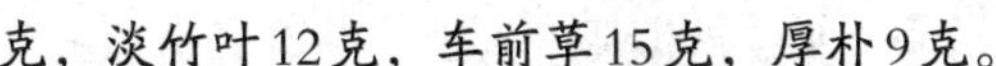

克，淡竹叶12克，车前草15克，厚朴9克。

【加减】大便黏滞不畅加木香、秦皮行气导滞，大便秘结加枳实、瓜蒌仁润肠通便，口干加生地黄、麦门冬、知母养阴生津。

【制法】水煎2次，取汁400毫升。

【用法】每日1剂，分早、晚2次温服。

【功效】清热利湿，宜畅湿浊。

【主治】复发性口腔溃疡（脾胃湿热证）。

【来源】河北中医，2015，37（05）

黄雅慧经验方2（养阴益胃汤加减）

【组成】北沙参15克，麦门冬15克，生地黄30克，玉竹15克，川牛膝10克，知母15克，牡丹皮15克。

【加减】肠道津亏严重可加入增液汤以增水行舟，病情较顽固者，可适当添加滋补肾阴的药物。

【制法】水煎2次，取汁400毫升。

【用法】每日1剂，分早、晚2次温服。

【功效】滋补胃阴。

【主治】复发性口腔溃疡（胃阴不足证）。

【来源】河北中医，2015，37（05）

黄雅慧经验方3（六君子汤加减）

【组成】陈皮12克，白术15克，太子参15克，半夏12克，茯苓20克，木香6克，砂仁6克，甘草6克。

【加减】肠道津亏严重可加入增液汤以增水行舟，病情较顽固者，可适当添加滋补肾阴的药物。

【制法】水煎2次，取汁400毫升。

【用法】每日1剂，分早、晚2次温服。

【功效】燥湿运脾，理气和中。

【主治】复发性口腔溃疡（脾胃虚弱证）。

【来源】河北中医，2015，37（05）

陈洁经验方（清心莲子饮合导赤散加减）

【组成】莲子心10克，黄芩10克，麦冬10克，地骨皮10克，茯苓10克，车前子15克，炙甘草9克，生地黄20克，淡竹叶10克，生甘草6克，生麦芽10克，生黄芪10克，柴胡12克，拳参10克，丹参20克。

【加减】便干，加用玄参、栀子清热通便。

【制法】免煎颗粒，水冲服。

【用法】每天1剂，早晚饭后30分钟分服。

【功效】清心泻火，养阴利湿。

【主治】复发性口腔溃疡（心火炽盛证）。

【来源】湖南中医杂志，2015，31（07）

张磊经验方（血府逐瘀汤加减）

【组成】当归10克，生地黄10克，桃仁12克，红花10克，生白芍15克，炒枳壳10克，柴胡9克，川芎9克，桔梗6克，怀牛膝10克，龙胆草10克，黄芩10克，延胡索10克。

【加减】头眩目晕，易怒烦躁，少腹隐痛者，加丹参、郁金、白芍柔肝理气。阴虚明显者加麦冬、女贞子、墨旱莲等滋补肝肾之品。

【制法】水煎服。

【用法】每日1剂。

【功效】活血化瘀理气，清泻肝火。

【主治】复发性口腔溃疡（气滞血瘀、肝郁化火证）。

【来源】中华中医药杂志，2019，34（09）

王汉明经验方（愈口宁）

【组成】土茯苓15克，蒲公英20克，白花蛇舌草15克，白及6克，茯苓30克，炒白术12克，玄参10克，生地黄12克，赤芍10克，牡丹皮12克，甘草10克。

【制法】水煎。

【用法】分早晚2次温服，每日1剂。

【功效】解毒凉血，益气敛疮。

【主治】复发性口腔溃疡（心脾积热证）。

【来源】中西医结合研究，2019，11（04）

史欣德经验方（知柏地黄丸合潜阳封髓丹）

【组成】熟地黄24克，山药12克，山茱萸12克，牡丹皮10克，泽泻10克，茯苓12克，知母10克，黄柏10克，砂仁5克，龟甲10克，肉苁蓉10克，生甘草6克，熟附子5克。

【加减】若伴见牙龈充血发红、刷牙出血、心烦易怒、肩紧胸闷，提示兼有肝血不足、肝火偏旺，当用六味地黄丸合加味逍遥丸。若伴见严重失眠（特别是入睡难）、心烦易怒、小便黄赤、大便稀溏，提示心火偏旺、心肾不交，可用六味地黄丸合交泰丸。若兼鼻衄大便干结、小便黄赤、气秽，合用导赤散。若同时伴见口臭、牙龈肿痛、大便臭秽解而不畅、平时多肉食，提示兼有食积，宜用六味地黄丸合保和丸。若伴见口渴欲饮、多汗，小腹不适或拘急，小便不利，或饮一溲一，或夜尿频，足冷，右尺脉弱，提示肾虚气化不利，宜用金匮肾气丸。少量的桂枝、附子可以助肾之气化，兼可引火下行。

【制法】免煎颗粒。

【用法】每日1剂，早晚各1袋，开水冲服。

【功效】滋阴降火，清热利湿。

【主治】复发性口腔溃疡（阴虚火旺、湿热气阻证）。

【来源】上海中医药杂志，2019，53（04）

胡珂经验方1（甘草泻心汤加减）

【组成】甘草12克，法半夏10克，干姜6克，黄连6克，黄芩6克，党参10克，薏苡仁30克，黄芪15克，大枣4个。

【制法】水煎服。

【用法】每日1剂，口服。

【功效】清热化湿，益气健脾。

【主治】复发性口腔溃疡（脾胃虚弱、湿热困脾证）。

【来源】实用中西医结合临床，2019，19（02）

胡珂经验方2（甘露饮加减）

【组成】生地黄12克，熟地黄12克，麦冬15克，石斛10克，茵陈10克，黄芩10克，枳壳10克，枇杷叶10克，栀子10克，甘草10克。

【制法】水煎服。

【用法】每日1剂，口服。

【功效】养阴益胃，清热化湿。

【主治】复发性口腔溃疡（胃阴不足、湿热蕴脾证）。

【来源】实用中西医结合临床，2019，19（02）

胡珂经验方3（补中益气汤加减）

【组成】黄芪30克，党参15克，白术10克，当归10克，柴胡6克，升麻6克，黄柏3克，知母3克，琥珀（冲服）6克，甘草10克。

【制法】水煎。

【用法】每日1剂，口服。

【功效】补中升阳，清降阴火。

【主治】复发性口腔溃疡（脾胃虚弱、阴火上乘证）。

【来源】实用中西医结合临床，2019，19（02）

苏娟萍经验方（黄连汤加减）

【组成】党参12克，黄连6克，干姜10克，桂枝10克，半夏10克，肉桂1克，山茱萸10克，石菖蒲15克，远志30克，栀子10克，甘草15克，苍术12克。

【加减】若患者大便干，则佐以莱菔子、大腹皮等理气通便之药；若患者大便稀，则加薏苡仁、苍术等健脾祛湿止泻之药。

【制法】水煎。

【用法】每日1剂，早晚饭前服。

【功效】平调寒热，健脾益气。

【主治】复发性口腔溃疡（寒热错杂证）。

【来源】世界最新医学信息文摘，2018，18（88）

李建武经验方1（柴胡桂枝汤合甘草泻心汤加减）

【组成】柴胡10克，桂枝10克，黄芩10克，黄连10克，姜半夏20克，生炙甘草10克，党参10克，大枣10克，白术10克，茯苓15克，枣仁10克，川芎6克，生龙牡15克，生姜5片。

【制法】水煎。

【用法】每日1剂，口服。

【功效】寒温并用，辛开苦降。

【主治】复发性口腔溃疡（寒热错杂证）。

【来源】中医临床研究，2018，10（05）

李建武经验方2（潜阳封髓丹合四逆汤加减）

【组成】附子10克，砂仁10克，黄柏10克，生炙甘草各10克，熟地黄30克，吴茱萸6克，党参20克，白芍12克，干姜10克，黄连3克。

【制法】水煎。

【用法】每日1剂，口服。

【功效】温肾潜阳。

【主治】复发性口腔溃疡（脾肾阳虚证）。

【来源】中医临床研究，2018，10（05）

毛宇湘经验方

【组成】生石膏15克，栀子9克，防风12克，藿香15克，甘草9克。

【加减】若兼口疮疮面疼痛难忍，可加细辛、秦艽，以促进疮面的愈合；胃热较甚，口渴饮冷者，可重用石膏，加玄参、天花粉以清热生津；齿衄者，加牛膝以导血热下行；口臭者，加茵陈、藿香以芳香化浊；口腔黏膜红肿较甚，可用连翘、板蓝根等清热解毒；胃中积热势必耗损阴血，故加生地黄凉血滋阴，牡丹皮、白茅根清热凉血，赤芍凉血活血。

【制法】水煎。

【用法】每日1剂，早晚各1次温服。

【功效】泄脾胃伏火。

【主治】复发性口腔溃疡（脾胃伏火证）。

【来源】环球中医药，2018，11（01）

冀爱英经验方

【组成】生甘草21克，黄连6克，黄芩12克，清半夏18克，干姜6克，党参15克。

【加减】口苦、溲赤、心中懊恼者，加龙胆草、赤小豆等，伴见大便不通、口干舌燥者，常加大甘草、黄连用量，加用白术、大黄等。口腔溃疡发作时较疼痛，常加少许活血化瘀之品，如三七、丹参等。

【制法】水煎。

【用法】每日1剂，口服。

【功效】清热利湿，健脾和胃。

【主治】复发性口腔溃疡（湿热内蕴证）。

【来源】中国卫生标准管理，2017，8（01）

赵鸣芳经验方（半夏泻心汤加减）

【组成】姜半夏12克，黄连5克，炒黄芩12克，党参12克，细辛3克，升麻6克，干姜5克，甘草6克，大枣15克。

【制法】水煎，去渣再煎。

【用法】每日1剂，口服。

【功效】和胃降逆，平调寒热。

【主治】复发性口腔溃疡（寒热错杂证）。

【来源】实用中医药杂志，2016，32（12）

龙祖宏经验方1（清热泻脾散加减）

【组成】炒栀子10克，茯苓15克，炒黄连10克，黄芩15克，石膏15克，生地15克，灯心草6克，升麻5克，淡竹叶10克，甘草5克，玄参15克。

【制法】水煎。

【用法】每日1剂，早晚分服。

【功效】清心泻脾。

【主治】复发性口腔溃疡（心脾积热证）。

【来源】中国民族民间医药，2015，24（18）

龙祖宏经验方2（三才封髓丹加减）

【组成】天冬15克，生地30克，党参15克，黄柏10克，砂仁10克，炙甘草10克，蜂房10克，白芷15克，细辛6克，桔梗10克，龟板15克。

【制法】水煎。

【用法】每日1剂，早晚分服。

【功效】滋阴降火。

【主治】复发性口腔溃疡（阴虚火旺证）。

【来源】中国民族民间医药，2015，24（18）

龙祖宏经验方3（潜阳封髓丹加减）

【组成】附片20克，肉桂10克，细辛6克，炙龟板10克，砂仁10克，炒黄柏10克，白芷10克，蜂房10克，炙甘草10克。

【制法】水煎。

【用法】每日1剂，早晚分服。

【功效】纳气归肾，引火归原。

【主治】复发性口腔溃疡（阳虚浮火证）。

【来源】中国民族民间医药，2015，24（18）

罗珊珊经验方1（导赤散合丹栀逍遥散加减）

【组成】生地15克，通草10克，淡竹叶10克，丹皮20克，栀子15克，柴胡10克，薄荷15克，杭芍15克，茯苓15克，白术15克，当归15克，银花15克，连翘15克，蒲公英15克，甘草3克。

【制法】煎煮取汁300毫升。

【用法】日分3次，温服。

【功效】清心降火，疏肝解郁。

【主治】复发性口腔溃疡（心肝郁热证）。

【来源】中国民族民间医药，2015，24（18）

罗珊珊经验方2（黄芪生脉六君汤加减）

【组成】黄芪30克，太子参30克，麦冬15克，五味子10克，陈皮10克，茯苓15克，法夏10克，白术15克，女贞子15克，旱莲草15克，银花15克，连翘15克，甘草3克。

【制法】煮取汁300毫升。

【用法】日分3次，温服。

【功效】益气养阴，扶正固本。

【主治】复发性口腔溃疡（气阴两虚证）。

【来源】中国民族民间医药，2015，24（18）

周凌经验方

【组成】皂角刺15克，连翘25克，生白术40克，枳实25克，姜厚朴25克，茯苓30克，白僵蚕20克，黄柏20克，佩兰20克，泽泻20克，川芎25克，香附15克。

【制法】水煎。

【用法】口服，每日1剂。

【功效】清利湿热，健运脾气。

【主治】复发性口腔溃疡（湿热内蕴证）。

【来源】黑龙江医学，2015，39（10）

王伟明经验方（半夏泻心汤加减）

【组成】半夏9克，黄连9克，黄芩9克，干姜6克，党参15克，山药15克，玄参12克，柴胡12克，白芍15克，合欢花15克，夜交藤15克，肉桂3克，甘草6克。

【制法】水煎300毫升。

【用法】分早、晚2次温服，每日1剂。加用锡类散外涂。

【功效】平调寒热，清上温下。

【主治】复发性口腔溃疡（寒热错杂证）。

【来源】云南中医中药杂志，2014，35（05）

肖延龄经验方（连柏地芍汤加减）

【组成】黄连10克，黄柏10克，连翘10克，牡丹皮10克，赤芍10克，苍术15克，生薏苡仁30克，生地黄10克，当归15克，白芍15克，生地榆15克，茵陈10克，紫草30克，大青叶10克，生甘草10克，白芷10克，白及10克。

【加减】心脾郁火者，加竹叶、知母；肝胆火旺者，加炒栀子、黄芩；脾胃虚弱者，加炒白术、生黄芪；肾阴虚甚者，加天冬、女贞子；脾胃虚寒者，加干姜、砂仁；肾阳虚者，加肉桂、炙附子；湿热甚者，加虎杖、土茯苓；虚火旺者，加功劳叶、知母；血瘀甚者，加三棱、莪术；火热甚者，加生石膏、金银花。溃疡发生在舌尖处，可重用川连清心泻火。溃疡发生在舌边，可加龙胆草清肝泄热。溃疡在牙龈，可加重黄柏用量。疼痛剧烈者，加炙乳香、炙没药、细辛。疮口久不愈合，且反复发作者，加白蔹、五味子。

【制法】水煎。

【用法】口服，每日1剂，分早晚服。

【功效】清热祛湿，养阴凉血。

【主治】复发性口腔溃疡（阴虚血瘀、血分湿热证）。

【来源】中华中医药杂志，2014，29（07）

罗才贵经验方（少阴甘桔汤加减）

【组成】桔梗15克，甘草5克，川芎15克，黄芩20克，柴胡15克，羌活15克，升麻10克，玄参20克，生地20克，玉竹15克，石斛15克，焦栀子15克，淡豆豉15克。

【制法】水煎服。

【用法】口服，每日1剂。

【功效】清热泻火，滋阴生津。

【主治】复发性口腔溃疡（肾胃阴虚、胃火旺盛证）。

【来源】湖南中医杂志，2016，32（10）

李培经验方

【组成】当归15克，生地25克，白芍18克，川芎、黄芩各15克，黄连10克，黄柏、栀子、升麻各15克，肉桂4克，建曲25克。

【加减】若患者病情反复，情志不畅，心烦易怒，胸胁闷痛，影响饮食，可酌加四逆散与四君子汤合用；若见大便秘结、牙龈肿痛、口臭等胃热炽盛实者，加生石膏、知母、酒大黄清泻胃火；若见口干舌燥、五心烦热、口疮夜间痛甚、舌红无苔、脉细数等阴虚内热症状明显者，加玄参、麦冬、知母、熟地黄滋阴生津，清降虚火；若见大便溏、舌红、苔厚腻等湿重者，加藿香、佩兰、紫苏梗、滑石化湿；若见神疲倦怠、失眠多梦、食少腹胀之心脾两虚者，加茯神、酸枣仁、白术、枳实以健脾安神。

【制法】水煎。

【用法】口服，每日1剂。

【功效】清热除湿，养血活血。

【主治】复发性口腔溃疡（脾胃阴火证）。

【来源】实用中医内科杂志，2013，27（22）

沈舒文经验方（自拟方清泄伏火汤）

【组成】玄参15克，天门冬12克，生地黄12克，石斛15克，麦冬10克，知母10克，黄连6克，竹叶10克，白茅根30克，生甘草5克。

【用法】口服，每日1剂。

【功效】养胃滋阴、清心泻火。

【主治】复发性口腔溃疡（胃阴不足、心火上炎证）。

【来源】河南中医，2013，33（11）

张志发经验方（芪甲消疡汤）

【组成】生黄芪、炙黄芪各30克，生白芍15克，炮穿山甲3克，大黄6克，薏苡仁20克，白芷15克，白及10克，青黛10克，蒲公英10克，栀子10克，生甘草10克。

【制法】水煎。

【用法】口服，每日2次，早晚温服。

【功效】补气通络，清利心脾。

【主治】复发性口腔溃疡（脾肾气虚、络脉瘀滞证）。

【来源】山东中医杂志，2013，32（10）

高忠英经验方1（保元汤加减）

【组成】黄芪25克，党参12克，白术15克，苍术15克，肉桂10克，土茯苓20克，陈皮10克，升麻10克，当归10克，巴戟天10克，淫羊藿12克，甘草10克。

【制法】水煎。

【用法】口服，每日1剂，分2次服。

【功效】益气温阳，化湿降浊。

【主治】复发性口腔溃疡（中阳不振、湿毒上扰证）。

【来源】北京中医药，2012，31（4）

高忠英经验方2（和胃汤加减）

【组成】太子参25克，苍、白术各15克，吴茱萸5克，黄连6克，海螵蛸20克，浙贝10克、天花粉10克，连翘15克，郁金10克，枳壳10克，升麻10克，肉桂6克。

【制法】水煎。

【用法】口服，每日1剂，分2次服。

【功效】健脾和胃，化湿升清。

【主治】复发性口腔溃疡（脾虚胃燥、湿浊上犯证）。

【来源】北京中医药，2012，31（4）

许爱英经验方

【组成】黄芪25克，白术10克，茯苓15克，姜半夏10克，姜黄连5克，黄芩10克，煨木香9克，生薏苡仁25克，赤小豆15克，蜂房8克，白花蛇舌草15克，甘草15克。

【制法】水煎。

【用法】口服，每日1剂，分2次服。

【功效】健脾化湿，清热解毒。

【主治】复发性口腔溃疡（湿邪困脾、郁久化热证）。

【来源】中医学报，2011，26（11）

沈英森经验方（口炎灵）

【组成】生石膏15克，知母10克，玄参10克，生地黄10克，麦冬10克，赤芍10克。

【加减】如咽喉不利，疼痛者加桔梗、牛蒡子、浙贝母以行气利咽，清热止痛；大便不畅者加枳实、火麻仁、大黄以泻下导滞，润肠通便；口舌疼痛比较重者加延胡索、白芍行气养阴，缓急止痛；纳呆、腹胀者加鸡内金、谷芽、柿蒂、砂仁以醒脾健胃，消食降逆；舌尖红肿、小便灼痛者加竹叶、黄连、灯芯草以清心泻火，利尿止痛；有外感发热证候者加薄荷、钩藤以宣利肺气，清热解表；失眠多梦者加酸枣仁、生龙骨、生牡蛎以重镇降逆，养心安神。

【制法】水煎。

【用法】口服，每日1剂，分2次服。

【功效】清热泻火，养阴生津。

【主治】复发性口腔溃疡（胃阴不足、虚火上炎证）。

【来源】新中医，2011，43（5）

姜春华经验方

【组成】生地30克，玄参12克，天冬9克，麦冬9克，石斛9

克，白芍12克，太子参15克，生黄芪6克，银花12克，连翘12克，川连3克，天花粉12克，苦参9克。

【制法】水煎。

【用法】口服，每日1剂，分2次服。

【功效】养阴益气，清解热毒。

【主治】复发性口腔溃疡（气阴素虚、热毒蕴伏证）。

【来源】北京中医，1983，（1）

李振华经验方

【组成】白术10克，茯苓15克，陈皮10克，旱半夏10克，香附10克，砂仁6克，嫩桂枝5克，白芍12克，郁金10克，小茴香10克，乌药10克，枳壳10克，焦三仙各10克，甘草3克。

【加减】寒盛者，加干姜、附子；呃逆、嗳气偏寒者，加丁香、柿蒂；偏热者，加刀豆子、柿蒂；脾虚便溏者，加泽泻、薏苡仁、苍术；运化无力而便秘者，加火麻仁。

【制法】水煎。

【用法】口服，每日1剂，分2次服。

【功效】益气健脾，疏肝和胃。

【主治】复发性口腔溃疡（脾虚肝郁、胃气郁滞证）。

【来源】中医研究，2010，23（1）

周平安经验方（甘草泻心汤加减）

【组成】生甘草10克，半夏9克，黄连6克，黄芩10克，干姜6克。

【加减】常加银花、连翘、竹叶以透邪热外达，加紫花地丁、紫草、蒲公英以清热凉血解毒，加知母、生石膏以清胃泄热，加盐知母、盐黄柏以清上炎之虚热，加川牛膝、肉桂以引火归原，加细辛、白芷以止痛而促进疮面愈合，加丹皮、玄参以凉血养阴，加藿香、佩兰以芳化湿热，加枳壳、川芎以行气活血，加酒大黄以通便泻热，加女贞子、旱莲草以补肝肾之阴，加当归、生地以养血滋阴，加党参、生黄芪以补益中气。

【制法】水煎。

【用法】口服，每日1剂。

【功效】清热解毒，调和脾胃。

【主治】复发性口腔溃疡（阴阳失调、寒热并存证）。

【来源】北京中医药，2010，29（4）

石恩骏经验方（自拟方滋肾解毒汤）

【组成】山萸肉9克，山药15克，熟地15克，干姜3克，茯苓12克，丹皮6克，熟附片3克，生甘草30克（或生甘草皮10克）。

【加减】热毒稍重者，可加白花蛇舌草，半枝莲清热解毒而不伤正。

【制法】水煎。

【用法】口服，每日1剂。

【功效】养阴清热，引火归原。

【主治】复发性口腔溃疡（肾阴不足、火不归原证）。

【来源】北京中医药，2010，29（11）

李乾构经验方1（自拟清热泻火汤）

【组成】黄芩15克，黄连5克，生甘草5克，莲子心3克，野菊花10克，赤白芍各10克，生黄芪15克。

【加减】兼见舌尖生疮、心悸烦急、尿赤涩痛之心火旺者，加竹叶、木通、连翘心，甘草改甘草梢，以清心降火；兼见便秘口

 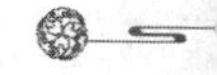

臭、牙龈肿痛、面红灼热之胃热炽盛者，加生石膏、知母、虎杖，升麻以清泻胃火；兼见发热咳嗽、咽喉肿痛之肺热蕴结者，加桑白皮、杏仁、桔梗、连翘以清肺止咳；兼见心烦易怒、胸胁闷痛、经期症重之肝郁蕴热者，加柴胡、郁金、龙胆草、栀子以疏肝泻火。

【制法】水煎。

【用法】口服，日1剂。汤药头煎二煎内服，三煎用作口腔含漱，每日3~4次，症状重者可局部含化西黄清醒丸或梅花点舌丹或六神丸。

【功效】清热泻火，生肌疗疮。

【主治】复发性口腔溃疡（心脾蕴热证）。

【来源】江西中医药，2008，39（8）

李乾构经验方2（自拟滋阴降火汤）

【组成】玄参20克，麦冬15克，生熟地各10克，生甘草5克，知母10克，黄柏10克，丹参15克，熟大黄3克，生黄芪15克。

【加减】兼见纳呆便溏、白带量多、舌苔白腻之脾湿蕴结者，加薏苡仁、苍白术、茯苓、全车前以健脾化湿；兼见神疲倦怠、失眠多梦、食少腹胀之心脾两虚者，加茯神、酸枣仁、白术、枳实以健脾安神；兼见头晕目眩、两胁灼痛、腰酸乏力之肝肾阴虚证，在滋阴降火汤的基础上加山茱萸、泽泻、茯苓、当归以滋补肝肾；素体阳虚或年老体弱，过食生冷，伤及阳气，以致肾阳虚弱，无根之火上浮发生口疮者，宜加附子、巴戟天、肉苁蓉温补肾阳，合用肉桂以引火归原。

【制法】水煎。

【用法】口服，每日1剂。

【功效】滋阴生津、清降虚火。

【主治】复发性口腔溃疡（阴津亏虚，虚火上扰证）。

【来源】江西中医药，2008，39（8）

马凤琴经验方1（甘露消毒丹、清胃散合五味消毒饮加减）

【组成】生石膏20克，生地15克，升麻6克，黄连10克，丹皮10克，龙胆草10克，黄芩10克，紫草15克，连翘15克，陈皮15克，茵陈15克，蒲公英15克，炙内金15克。

【制法】水煎。

【用法】口服，每日1剂。

【功效】清热解毒敛疮，消肿止痛。

【主治】复发性口腔溃疡（实热火毒证）。

【来源】环球中医药，2009，2（4）

马凤琴经验方2（甘露饮、知柏地黄汤合参苓白术散加减）

【组成】天门冬10克，麦冬10克，茵陈15克，黄芩10克，石斛15克，黄连10克，竹叶6克，天花粉10克，玉竹10克，炒白术15克，仙鹤草30克，知母10克，黄柏10克，丹皮10克，生地黄15克，阿胶10克。

【制法】水煎。

【用法】口服，每日1剂。

【功效】养阴清热降火，扶正敛疮。

【主治】复发性口腔溃疡（湿热伤阴、阴虚火炎证）。

【来源】环球中医药，2009，2（4）

李合国经验方（甘草泻心汤加减）

【组成】甘草片、太子参、柿蒂各30克，厚朴20克、黄芪、刺猬皮、枳壳各15克，黄芩片12克，干姜10克，白及6克，黄连

片3克，生姜3片，大枣（去核）3枚。

【加减】若湿热明显、口中有异味者，可加广藿香芳香化湿；大便黏腻者，可加滑石粉、薏苡仁淡渗利湿，配合黄连、黄芩清热燥湿，湿热自从三焦分消；脾虚湿盛、热候不显、大便不成形者，可加麸炒白术燥湿健脾止泻；同时易太子参为党参，党参性偏温燥，用之可增温中阳、健脾运之力；脾虚失运、升降失司而见痞满者，可加枳壳、厚朴，两药伍用行气宽中除胀，复中焦气机升降；脾虚生滞者，多见纳呆纳少、稍食即饱，轻者佐鸡内金，重者可再加焦三仙，以健脾和胃，消食化滞；中焦虚寒，见胃痛隐隐、绵绵不休者，可加炒白芍配合甘草缓急止痛，加桂枝温脾散寒；若病程较久、见舌质暗者，可少佐活血之品，加三棱、莪术；化热者，加丹参、牡丹皮；舌体两侧溃疡明显者，加龙胆草清泻肝火；舌尖溃疡或舌尖红者，加丹参、淡竹叶清心火。

【制法】水煎。

【用法】口服，每日1剂。

【功效】辛开苦降，寒热并用。

【主治】复发性口腔溃疡（寒热错杂、中焦虚弱、湿热蕴结证）。

【来源】中国民间疗法，2020，28（01）

朱启勇经验方1（清胃散加减）

【组成】升麻10克，黄连12克，当归15克，生地黄15克，牡丹皮15克，鱼腥草30克，射干15克，黄芩12克，青果10克，木蝴蝶3克，薄荷10克，白及15克，焦山楂15克，甘草6克。

【加减】若伴有咳嗽痰多等支气管炎症状，可加苦杏仁、前胡、平地木、鱼腥草、金荞麦等；若伴咽痛，热毒较盛者，加鱼腥草、黄芩、挂金灯、射干、山豆根等；伴咽干、咽痒，加麦冬、蝉蜕、木蝴蝶、青果、薄荷等；伴纳差加焦山楂、鸡内金、麸炒枳壳。

【制法】水煎。

【用法】口服，每日1剂。

【功效】清胃降火，通腑泄热。

【主治】复发性口腔溃疡（胃热证）。

【来源】中国中医药信息杂志，2020，27（02）

朱启勇经验方2（甘露饮加减）

【组成】生地黄15克，熟地黄15克，天冬12克，麦冬12克，黄芩12克，枇杷叶30克，枳壳15克，茵陈10克，石斛10克，白及10克，肉桂10克，炙甘草3克。

【加减】临证可酌加小剂量肉桂以引火归原。肉桂为补火助阳之药，肾为先天之本，真阴真阳寓于其中，若真阴不足，则阳无以依附，虚阳外浮，本证加肉桂可使阳附于阴，以阳养阴，以求阴平阳秘。若兼心脾积热者加炒栀子、黄连、淡竹叶，若兼中焦虚寒者加党参、白术、生姜，兼肾阳虚者加淫羊藿、补骨脂，兼有便秘者加火麻仁、郁李仁等。

【制法】水煎。

【用法】口服，每日1剂。

【功效】养阴清热。

【主治】复发性口腔溃疡（肺阴虚损证）。

【来源】中国中医药信息杂志，2020，27（02）

朱启勇经验方3（六君子汤加减）

【组成】党参15克，白术15克，茯苓15克，法半夏15克，陈皮10克，炒谷芽12克，炒麦芽12克，焦山楂12克，神曲10克，白及10克，炙甘草3克。

【加减】若兼气阴两虚者，加南沙参、北沙参、天冬、麦冬、玉竹、百合、石斛等，兼食少纳呆者，加山楂、神曲、炒谷芽、炒麦芽等，兼咳嗽痰多痰湿者，加枇杷叶、紫苏叶、薏苡仁、葶苈子、白扁豆等。

【制法】水煎。

【用法】口服，每日1剂。

【功效】健脾燥湿理气。

【主治】复发性口腔溃疡（脾虚证）。

【来源】中国中医药信息杂志，2020，27（02）

陆为民经验方1

【组成】郁金10克，石菖蒲10克，陈皮10克，法半夏10克，茯苓15克，茯神15克，黄连3克，姜竹茹10克，炒枳壳10克，炒僵蚕10克，姜厚朴10克，熟大黄3克，金钱草15克，乌梅炭15克，沉香曲3克。

【制法】水煎。

【用法】口服，每日1剂，分3次饭后服。

【功效】清泄胆热，运脾通降。

【主治】复发性口腔溃疡（胆胃郁热、肝郁脾虚证）。

【来源】浙江中医药大学学报，2019，43（11）

陆为民经验方2

【组成】党参10克，生白术10克，麸炒白术10克，茯苓15克，甘草3克，炒山药15克，桔梗6克，砂仁（后下）3克，醋乌梅10克，沉香曲3克，焦山楂15克，炒薏仁15克，莲子肉10克。

【制法】水煎。

【用法】口服，每日1剂，分3次饭后服。

【功效】健脾升阳，运脾通降。

【主治】复发性口腔溃疡（脾胃气虚、虚火上炎证）。

【来源】浙江中医药大学学报，2019，43（11）

陆为民经验方3

【组成】黄连5克，川牛膝15克，生石膏（先煎）30克，知母6克，麸炒苍术10克，姜厚朴10克，陈皮10克，法半夏10克，茯苓15克，茯神30克，肉桂（后下）3克，佩兰15克，草果10克，石菖蒲10克，沉香曲3克。

【制法】水煎。

【用法】口服，每日1剂，分3次饭后服。

【功效】健脾化湿，滋阴降火，运脾通降。

【主治】复发性口腔溃疡（阴虚湿热、心肾不交证）。

【来源】浙江中医药大学学报，2019，43（11）

吴耀南经验方1（玉女煎合导赤散加减）

【组成】煅石膏30克，知母15克，牛膝15克，熟地黄12克，麦冬15克，黄柏12克，五倍子12克，炙黄芪12克，炒白术12克，生蒲黄（布包）20克，甘草9克，生地黄15克，淡竹叶6克，大黄（后下）10克。

【制法】水煎。

【用法】口服，每日1剂，分3次饭后服。

【功效】清胃热，资肾阴，泻心火。

【主治】复发性口腔溃疡（胃火炽盛、心肾不交证）。

【来源】中医临床研究，2019，11（29）

吴耀南经验方2（玉女煎合知柏地黄丸加减）

【组成】煅石膏30克，知母15克，牛膝15克，熟地黄12克，麦冬15克，黄柏12克，五倍子12克，生蒲黄（布包）20克，甘草9克，山茱萸9克，山药15克，牡丹皮12克，泽泻12克，茯苓12克，龙骨（先煎）40克，牡蛎（先煎）40克。

【制法】水煎。

【用法】口服，每日1剂，分3次饭后服。

【功效】清胃热，资肾阴，泻心火。

【主治】复发性口腔溃疡（胃火炽盛、肾阴亏虚证）。

【来源】中医临床研究，2019，11（29）

张伯礼经验方（八珍汤合交泰丸加减）

【组成】党参15克，茯苓15克，苍术15克，当归15克，吴茱萸5克，黄连10克，川芎15克，白芷15克，代赭石20克，白芍20克，葛根20克，菊花15克，槐米15克，牛膝12克，肉桂4克，附子10克，生煎柏子仁30克，何首乌藤30克，珍珠母30克。

【制法】水煎3次，混合后分4份。

【用法】两日1剂，早晚温服。

【功效】补益气血，滋阴降火，引火归原。

【主治】复发性口腔溃疡（脾肾两虚、心肝血虚证）。

【来源】天津中医药大学学报，2019，38（05）

张士卿经验方（蒿芩清胆汤加减）

【组成】青蒿10克，黄芩10克，茯苓10克，陈皮6克，法半夏10克，枳壳10克，淡竹茹10克，苍术、白术各10克，滑石（包）10克，儿茶6克，青黛（包）10克，制大黄3克，焦山栀子10克，焦神曲、焦山楂、焦麦芽各10克，藿香10克，甘草3克。

【制法】水煎。

【用法】口服，每日1剂，早晚分服。

【功效】清胃泻火，和胃化湿。

【主治】复发性口腔溃疡（胃热湿浊证）。

【来源】甘肃中医，2008，26（1）

何新慧经验方（半夏泻心汤加减）

【组成】生甘草10克，黄连8克，黄芩18克，生地18克，金银花18克，肉桂3克，红藤30克，土茯苓15克，半夏8克，茯苓15克，炒白术10克，细辛8克。

【加减】若疼痛比较明显，常伍以细辛能疗牙齿疼，攻痈疽毒疮；若舌苔浊腻，湿邪并重者，加半夏、茵陈等；若热毒偏盛者，加活血凉血清热之品，如红藤、栀子、丹皮等。

【制法】水煎。

【用法】口服，每日1剂，早晚分服。

【功效】补益脾胃，养阴清热泻火。

【主治】复发性口腔溃疡（寒热错杂证）。

【来源】江苏中医药，2007，39（7）

袁金声经验方（半夏泻心汤加减）

【组成】法半夏10克，黄连12克，黄芩20克，怀牛膝15克，生石膏30克，蒲公英20克，败酱草20克，生大黄（后下）5克，生甘草10克，知母20克。

【制法】水煎。

【用法】日1剂，口服；同时予以大黄黄连泻心汤（大黄10克，黄连10克，黄芩10克，生甘草10克）开水渍之须臾，绞去滓，频频含漱。

【功效】清泻法。

【主治】复发性口腔溃疡（心脾积热证）。

【来源】河南中医，2007，27（8）

薛伯寿经验方（甘草泻心汤、封髓丹合升降散加减）

【组成】生炙甘草各15克，黄连8克，黄芩10克，法半夏8克，干姜6克，党参10克，大枣30克，黄柏10克，砂仁4克，珍珠母15克，蝉蜕4克，僵蚕8克，姜黄6克，炒栀子8克，竹叶5克，薄荷（后下）6克。

【制法】水煎。

【用法】口服，每日1剂。

【功效】扶土泻火，升清降浊，潜镇浮火法。

【主治】复发性口腔溃疡（寒热错杂、虚实兼见证）。

【来源】中国中医药信息杂志，2006，13（3）

劳绍贤经验方（泻黄散加减）

【组成】藿香、防风、知母各12克，石膏30克，山栀子、黄柏、麦冬各10克，怀牛膝、干地黄各15克，砂仁5克，甘草6克。

【加减】湿热者加用藿香、砂仁、黄柏、薏米等清湿热，阴虚者加石斛、麦冬、太子参、干地黄等滋阴。

【制法】水煎。

【用法】口服，每日1剂。

【功效】扶土泻火，升清降浊，潜镇浮火。

【主治】复发性口腔溃疡（脾胃伏火夹湿证）。

【来源】陕西中医，2006，27（3）

彭培初经验方（自拟黏膜方）

【组成】柴胡9克，淡芩9克，知母9克，连翘9克，玄参9克，制大黄9克，佛手片9克，八月札9克，半枝莲15克，白花蛇舌草15克，石上柏15克。

【加减】失眠者加酸枣仁、柏子仁；便秘者加火麻仁、苁蓉、锁阳。

【制法】水煎。

【用法】口服，每日1剂。

【功效】清泻伏火。

【主治】复发性口腔溃疡（心火上炎证）。

【来源】黑龙江中医药，2005（2）

张民庆经验方

【组成】生熟蒲黄各15克，升麻6克，黄连3克，熟地15克，白术15克，党参15克，丹参10克，茯苓15克，知母10克，牛膝15克，麦冬10克，煅人中白（先煎）6克，诃子肉10克。

【加减】肾阴亏虚者加山药、山茱萸、女贞子、薏苡仁；心脾积热者加石膏、黑山栀、淡竹叶、天花粉、制大黄、黄芩；脾胃虚寒者加干姜、附子；肝郁气滞者加香附、柴胡、川芎、延胡索。

【制法】水煎。

【用法】口服，每日1剂，分2次服用。

【功效】清心脾（胃）热。

【主治】复发性口腔溃疡（脾热阴虚证）。

【来源】江苏中医，2001，22（7）

李任先经验方1（四君子汤加减）

【组成】党参18克，白术，茯苓，佛手，砂仁（后下）各12克，陈皮6克，生地20克，栀子12克，丹参20克，炙甘草6克。

【加减】挟寒者，加黄芪30克、沉香（后下）12克；兼停饮者，加半夏12克、桂枝10克；脘腹胀痛者，加七叶莲30克、救必应15克；湿邪较重者加苍术15克、厚朴10克；食滞者加内金15克、神曲15克或麦芽30克。

【制法】水煎。

【用法】口服，每日1剂，分2次服用。

【功效】健脾益气，佐以清热，调气和中止痛。

【主治】复发性口腔溃疡（脾胃虚弱、兼有郁热证）。

【来源】中国医药学报，2001，16（5）

李任先经验方2（四逆散加减）

【组成】柴胡、白芍、玄参、生地、白术、茯苓、砂仁（后下）、佛手各12克，党参18克，救必应、黄芩各15克，炙甘草6克。

【加减】若肝郁化火者，加丹皮、山栀各15克；兼瘀血者，加丹参、王不留行各15克；大便不通加麻仁20克；泛酸口臭加枳实、内金、布渣叶各10克，继以玉女煎加减，养阴益胃。

【制法】水煎。

【用法】口服，每日1剂，分2次服用。

【功效】疏肝解郁，调气止痛。

【主治】复发性口腔溃疡（胃阴不足、兼肝郁化火证）。

【来源】中国医药学报，2001，16（5）

赵法新经验方（枳术消积丸加减）

【组成】枳壳15克，生白术30克，柴胡12克，黄芩15克，白头翁30克，连翘20克，蒲公英30克，马齿苋30克，吴萸连15克，苏梗20克，槟榔15克，厚朴15克，甘草10克。

【制法】水煎。

【用法】口服，每日1剂，分2次服用。

【功效】疏肝健脾、消积清热。

【主治】复发性口腔溃疡（肝郁脾虚、积热化火证）。

【来源】亚太传统医药，2020，16（04）

许公岩经验方（胡连汤）

【组成】胡黄连12克，当归10克，生甘草12克。

【加减】若舌苔白厚腻，加泽泻30克，以驱除蕴积之水；若其人下唇红肿或舌质红，可加公英15克；痰涎壅盛，则加入半夏曲15克、桔梗12克；脾湿偏重者加苍术12克；如服后腹泻不畅，可酌情胡黄连加量至15克，直至口疮愈合。

【制法】水煎。

【用法】口服，每日1剂，分2次服用。

【功效】推化湿浊。

【主治】复发性口腔溃疡（湿浊内阻证）。

【来源】《首批国家级名老中医效验秘方》

徐治鸿经验方（养阴清热汤）

【组成】生地15克，熟地15克，白芍12克，天冬10克，麦冬

10克，黄芩12克，丹皮12克，玄参12克，栀子10克，桔梗12克，山药12克，地骨皮12克，女贞子12克，生甘草12克。

【加减】临证时可选用生龙骨、生牡蛎以加强平肝潜阳收敛之功；知母、黄柏加强滋阴降火之力，并清中下焦之热；或加茯苓、泽泻以增加健脾淡渗利湿之效，加升麻升举清阳并解毒。

【制法】水煎。

【用法】口服，每日1剂，分2次服用。

【功效】滋阴清热。

【主治】复发性口腔溃疡（阴虚火旺证）。

【来源】《首批国家级名老中医效验秘方》

第二节　外用方

口腔溃疡外用方

【组成】吴茱萸、青黛、西瓜皮（晒干）炒焦各等份。

【制法】上药加冰片少许研末。

【用法】用蜂蜜调和涂于患处。

【功效】寒热同调，消炎止痛。

【主治】复发性口腔溃疡（寒热错杂证）。

【来源】中国民间疗法，2014，22（6）

熊胆眼药水方

【组成】十六角蒙脱石粉、青黛粉等份适量，熊胆眼药水。

【制法】用十六角蒙脱石粉、青黛粉等份适量，再以熊胆眼药水调成稀糊状。

【用法】涂于创面，每日3次，随用随调。

【功效】清热解毒，化腐生肌，消炎镇痛。

【主治】复发性口腔溃疡（火热郁结证）。

【来源】中国中医药信息杂志，2006，13（4）

中药漱口水

【组成】甘草6克，薄荷6克，黄芩10克，藿香10克，荆芥10克，白芷10克，连翘10克，土牛膝20克，大青叶30克，金银花30克。

【制法】水煎成汁。

【用法】口腔含漱，每天6次，每次50毫升，每次1~5分钟。

【功效】清热凉血，滋阴泻火。

【主治】复发性口腔溃疡（阴虚内热证）。

【来源】安徽卫生职业技术学院学报，2020，19（3）

愈溃散

【组成】大黄60克，冰片6克，青黛30克，黄芩40克，白及、五倍子、天南星、皂角刺各20克。

【制法】上药共研细末，装入瓶中备用。

【用法】用时把药面直接撒在溃疡面上，每2小时1次。

【功效】清热泻火，收敛生肌。

【主治】复发性口腔溃疡（火热内盛证）。

【来源】陕西中医，1994，15（2）

第十三章　肠梗阻

概述　肠梗阻是由于病理因素发生，肠内容物在肠道中通过受阻，为临床常见急腹症之一。肠梗阻按照其发病原因可分为机械性肠梗阻、动力性肠梗阻、血运性肠梗阻三类。典型表现是腹痛（呈阵发性剧烈绞痛）、呕吐、腹胀、便秘和停止排气以及全身症状。肠梗阻的治疗方法取决于梗阻的病因、性质、部位、病情和患者的全身情况。但不论采取何种治疗方法，纠正肠梗阻所引起的脱水、电解质和酸碱平衡的紊乱，行胃肠减压以改善梗阻部位以上长段的血液循环以及控制感染等皆属必要。对于一般单纯性机械性肠梗阻，尤其是早期不完全性肠梗阻，可行非手术治疗。早期长套叠长扭转引起的肠梗阻，亦可在严密的观察下先行非手术治疗，动力性肠梗阻，除非伴有外科情况，不需手术治疗。

中医学没有肠梗阻这个病名，根据其临床表现，可归属于“腹痛”“肠结”“关格”“便秘”等范畴。

第一节　内服方

柴胡疏肝散加味

【组成】柴胡12克，白芍12克，香附10克，枳壳10克，厚朴10克，陈皮6克，川芎10克，木香10克，延胡索12克，大黄（后下）15克，丹参15克，佛手6克，法夏10克，炙甘草6克。

【加减】腹痛剧烈者加川楝子10克、乌药10克；寒盛者加肉桂5克、干姜10克；热盛者加黄连10克；气血两虚者加人参10克、当归15克。

【制法】每日1剂，将上药加清水300毫升，浸泡30分钟，武火煮沸后再以文火煎30分钟，得药液120毫升。

【用法】待药液微温后嘱患者徐徐饮下，药渣复煎，再加清水300毫升，煎法如上，分早、晚温服。一般以连服5天为1个疗程。

【功效】疏肝解郁，理气止痛，宽中通腑。

【主治】粘连性肠梗阻。

【来源】湖南中医杂志，2010，26（03）

自拟肠梗阻汤

【组成】柴胡30克，白术10克，茯苓15克，枳实10克，枳壳10克，大腹皮30克，槟榔30克，陈皮10克，木香9克，丹皮10克，赤芍药15克，红花10克。

【制法】水煎。

【用法】口服，每日1剂。

【功效】行气通下。

【主治】粘连性肠梗阻经手术治疗后又再次发生肠梗阻（多为气结型肠梗阻）。

【来源】内蒙古中医药，2007（06）

肠通方

【组成】莱菔子、厚朴、枳实、木香、酒大黄、黄芩、芦根等。

【加减】气机壅滞加丹参、檀香、砂仁、槟榔等；实热内结加黄连、败酱草、马齿苋、蒲公英等；脉络瘀阻加丹参、桃仁、当归等；气阴两虚加黄芪、生地黄、玄参、麦冬等。

【制法】水煎。

【用法】口服，每日1剂。

【功效】通降泄热，行气导滞，化瘀生津。

【主治】不完全性肠梗阻。

【来源】中国中医药现代远程教育，2013，11（03）

肠粘连缓解汤

【组成】厚朴10克，炒莱菔子30克，木香10克，桃仁12克，乌药10克，番泻叶10克，芒硝6克，赤芍10克。

【加减】若体虚加党参15克、白术10克；若腑实加生大黄15克，若呕吐剧烈加生姜10克、旋覆花（包煎）10克、赭石（先煎）20克。

【制法】水煎。

【用法】首先采取禁食，胃肠减压，静脉补液，维持水、电解质与酸碱平衡，其次采用中药肠粘连缓解汤口服。

【功效】理气化瘀。

【主治】粘连性肠梗阻。

【来源】光明中医，2010，25（12）

川朴木香汤

【组成】川朴，木香，大黄，芒硝，厚朴，枳实，莱菔子，桃仁，赤芍。

【制法】水煎。

【用法】口服，每日1剂。

【功效】活血化瘀，行气导滞，降逆止痛，调理升降。

【主治】腹部手术后粘连性肠梗阻。

【来源】湖北中医杂志，2015，37（03）

大承气汤

【组成】大黄30克，枳实15克，厚朴15克，桃仁15克，赤芍30克，槟榔15克，炒莱菔子30克，芒硝30克。

【加减】对粘连性肠梗阻可加入桃仁、赤芍；蛔虫性肠梗阻可加川楝子、延胡索等。

【制法】加水煎至250毫升。另取第二煎药液约500毫升。

【用法】口服或胃管注入大承气汤。另取第二煎药液约500毫升，做药物保留灌肠，若注药后3~4小时梗阻不缓解者，可重复给药一次。

【功效】峻下热结。

【主治】各种类型的肠梗阻。

【来源】光明中医，2004（02）

番泻叶泡水

【组成】番泻叶20克。

【制法】用开水250毫升泡15分钟。

【用法】饮下。服药后2小时仍未解便，再用番泻叶20克，按上法冲泡饮下。

【功效】通腑泻下导滞。

【主治】急性肠梗阻。

【来源】新中医，1996（03）

自拟行气通结汤

【组成】川大黄（后入）20克，木香20克，芒硝（冲服）20克，大白20克，冬瓜仁（捣）30克，公英30克，枳实10克，砂仁10克。

【加减】恶心呕吐者加半夏；肠内停留液体过多者加甘遂2克

冲服；发热中毒炎症较重者加金银花，或配合输液纠正电解质紊乱，必要时加用抗生素消炎。

【制法】水煎。

【用法】口服，每天1剂或2剂。

【功效】通气除胀，泻下散结。

【主治】肠梗阻，单纯性肠梗阻疗效更佳。

【来源】湖南中医杂志，1995

化瘀通腑祛黏汤

【组成】桃仁10克，红花10克，川芎10克，赤芍10克，当归10克，生地10克，川牛膝10克，大黄（后下）15克，芒硝（冲）2克，枳实10克，厚朴10克，炒莱菔子15克，延胡索30克，川楝子10克，柴胡10克，桔梗10克，甘草10克，木香15克。

【制法】水煎取汁300毫升。

【用法】每日1剂，分2次温服。

【功效】化瘀行气，通腑。

【主治】粘连性肠梗阻。

【来源】河北中医药学报，2009，24（01）

活血通气饮

【组成】桃仁20克，地骨皮20克，冬瓜仁20克，乌药20克，赤芍20克，当归20克，三棱15克，槟榔片15克，莪术15克，乳香15克，没药15克，大黄15克，木香10克。

【加减】腹痛较剧烈加大腹皮、川楝子；呕吐频繁加姜半夏、生代赭石。中焦阻塞型：加草豆蔻20克、枳壳15克、藿香10克；气滞血瘀型：加芒硝、莱菔子、川楝子各20克；寒凝湿阻型：加厚朴、泽泻各20克，木通15克；热郁食积型：加使君子、川楝子、枳实各15克。

【制法】加水500毫升煎成200毫升的药液。

【用法】确诊后立即进行常规的保守支持疗法，同时即给活血通气饮1剂。每3小时经胃管注入50毫升，分4次注完，夹闭胃管2小时，嘱患者尽量下床活动；患者服2~6剂即出现腹部肠鸣音增强，开始排气，应注意观察患者腹部情况，只要无明显加重的腹痛及腹肌紧张等腹膜炎体征，可继续服直到梗阻全部解除。

【功效】活血通气，行气散结。

【主治】粘连性肠梗阻和机械性肠梗阻，或不完全性肠梗阻。

【来源】中医药信息，2000（04）

大承气汤加味

【组成】大黄20克，芒硝15克，枳实15克，厚朴10克，莱菔子20克，赤芍15克，桃仁10克。

【加减】发热重加金银花、连翘、虎杖。

【用法】口服，每日1剂。

【功效】清下热结。

【主治】急性肠梗阻（热结证）。

【来源】光明中医，2010，25（06）

温脾汤

【组成】附子10克，干姜6克，大黄10克，党参10克，当归10克，芒硝10克，甘草6克。

【加减】积滞甚者，去党参加枳实；腹胀重加厚朴、木香。

【用法】口服，每日1剂。

【功效】温下寒结。

【主治】急性肠梗阻（寒结证）。

【来源】光明中医，2010，25（06）

大陷胸汤加味

【组成】甘遂末2克，厚朴15克，大黄15克，枳实10克，莱菔子15克，桃仁10克，赤芍15克。

【用法】口服，每日1剂。

【功效】逐水通结。

【主治】急性肠梗阻（水结证）。

【来源】光明中医，2010，25（06）

新加黄龙汤

【组成】生地黄10克，玄参15克，当归10克，大黄10克，芒硝10克，党参10克，麦冬15克，甘草6克，生姜10克。

【用法】口服。

【功效】扶正通下。

【主治】急性肠梗阻（虚结证）。

【来源】光明中医，2010，25（06）

柴芩承气汤加减

【组成】柴胡15克，黄芩15克，枳实12克，厚朴12克，木香12克，牡丹皮12克，赤芍20克，生大黄（后下）15~20克，芒硝（冲服）15~20克。

【用法】口服，每日1剂。

【功效】清肝利胆，通腑泻下，行气开结。

【主治】肠梗阻。

【来源】中国中医药现代远程教育，2010，8（10）

复方小承气汤加减

【组成】大黄（后下）12克，厚朴12克，枳实10克，党参15克，白术10克，云苓10克，甘草10克，黄芩15克，黄连10克，黄柏15克，玄参15克，生地黄15克，延胡索10克。

【用法】口服，每日1剂。

【功效】通腑泄热，行气止痛。

【主治】粘连性小肠梗阻。

【来源】中国中医药现代远程教育，2008，6（7）

单味大黄汤

【组成】大黄20克。

【制法】煎煮成药汤约200毫升。

【用法】待凉后每次胃管内注入50毫升，每小时1次，密切观察肠蠕动情况，单味大黄剂量每日成倍递增而药汤量不变。

【功效】缩短病程。

【主治】早期炎性肠梗阻。

【来源】中国中医药现代远程教育，2009，7（8）

小承气汤

【组成】大黄12克，厚朴6克，枳实9克。

【制法】水煎去渣取药汁200毫升。

【用法】口服，每日1剂。在入院后6小时内加用小承气汤，连续6天。

【功效】清热淡痞。

【主治】慢性不全性粘连性肠梗阻。

【来源】中国中医药现代远程教育，2010，8（9）

加味大承气汤

【组成】生大黄（后下）30克，厚朴20克，炒枳壳20克，芒硝（冲服）20克，虎杖根30克，桃仁12克，赤芍12克，莱菔子30克，大腹皮12克，姜半夏12克，苦杏仁12克，决明子30克，瓜蒌仁30克，芦荟3克，败酱草30克。

【制法】水煎。

【用法】口服，也可以胃管注入或者保留灌肠。

【功效】祛瘀通腑，理气化浊。

【主治】麻痹性肠梗阻。

【来源】中国中医急症，2008（10）

升降散加减

【组成】白僵蚕10克，蝉蜕10克，姜黄10克，大黄10克。

【加减】伴有明显胀气者加用川厚朴、枳壳。伴有面色萎黄，舌质暗、有瘀点，脉弦涩等症者，加用黄芪、川芎、桃仁。伴手术部位红肿，小腹疼痛拒按，舌红苔黄，脉数有力等症者，加用金银花、野菊花、蒲公英。伴有胸闷，大便不畅，舌苔厚腻，脉濡等症者，加用枳实、神曲。若腹痛引及两胁者，可加柴胡、郁金。

【制法】水煎取汁300毫升。

【用法】每日1剂，分3次温服。

【功效】行气散郁，攻下热结，清热泻火。

【主治】粘连性肠梗阻。

【来源】内蒙古中医药，2015，34（10）

四磨汤加减

【组成】木香6克，乌药6克，沉香6克，陈皮6克，槟榔9克，生姜9克，大黄（后下）9克，枳壳15克，茯苓15克。

【制法】水煎。

【用法】每日1剂，分3次口服或自胃管内注入并夹管1~2小时，也可以保留灌肠治疗。一般临床观察时间为24~48小时。

【功效】调肝行气破滞。

【主治】术后炎性肠梗阻。

【来源】陕西中医，2009，30（09）

提壶揭盖法

【组成】麻黄6克，桔梗10克，杏仁10克，紫菀15克，升麻6克，前胡10克，桑白皮15克，木香15克，生大黄（后下）15克，芒硝（冲）10克，枳实10克，厚朴10克，生地黄10克，炒莱菔子30克，桃仁10克，赤芍药15克，黄芪20克。

【制法】水煎2次，浓缩200毫升。

【用法】分2次口服或胃管注入，注入后持续夹管2小时，2次间隔5~6小时。

【功效】宣肺通下，行气活血。

【主治】粘连性肠梗阻。

【来源】河北中医，2011，33（09）

加味大承气汤加减

【组成】厚朴30克，枳实12克，大黄（后下）、莱菔子、赤芍各15克，芒硝（冲服）10克，木香、甘草各9克。

【加减】主症为腹痛时发作，腹胀不甚者，上方去赤芍，加陈皮、苦楝根皮。蛔虫团引起的梗阻上方去莱菔子、赤芍，加乌梅、槟榔、使君子、花椒以安蛔止痛。症见腹痛多发生在脐周或下腹部，阵发绞痛或持续性钝痛，呕吐剧烈，胀满拒按，腹部呈不规则隆起，脉弦紧，表现为早期肠扭转者，可重用炒莱菔子、厚朴，去枳实加桃仁、枳壳，以行气活血、通里攻下。主症腹痛点较固定或有形可见，阻截在上呕吐频繁，阻截在下腹胀则甚，早期尚可有大便及矢气，有手术史多为粘连性梗阻，加桃仁、乌药、番泻叶以行气通腑，活血化瘀为主。

【制法】日煎1剂，每次100毫升。

【用法】每日服2次。可经胃管注入，胃肠减压后将中药1次或2次注入，关闭胃管2~3小时观察，一般给药4小时之内可有不同程度的腹痛加剧，大部分病人于几次腹痛发作过后，症状见好转。如发现肠鸣音亢进或有便意时，可配合灌肠以诱导排便。

【功效】通腑导滞、理气行瘀。

【主治】急性肠梗阻。

【来源】中医药学报，2003（05）

通腑合剂

【组成】陈皮10克，乌药15克，莱菔子15克，桃仁15克，赤芍15克，大黄15克，枳实12克，厚朴12克。

【制法】水煎取汁300毫升备用。

【用法】经鼻胃管注入通腑合剂150毫升左右，闭管30分钟后开放，每6小时重复一次；或经肛管经肛门低压灌注通腑合剂300毫升，每6小时重复一次，直至肛门排气、排便，腹痛、腹胀缓解。然后改用口服通腑合剂50毫升，每天3次，以巩固疗效。

【功效】活血化瘀，通里攻下，清热解毒。

【主治】术后粘连性肠梗阻。

【来源】湖北中医杂志，2003（03）

通滞化瘀理气法

【组成】生大黄15克，延胡索15克，败酱草15克，莱菔子15克，川厚朴12克，生白芍12克，枳实12克，桃仁12克，蒲公英20克，木香10克，生甘草10克。

【加减】呕吐甚加法半夏12克，柿蒂10克；伴发热、食欲不振、苔黄腻者重用败酱草30克，蒲公英35克；体虚气短加黄芪20克，太子参15克。

【制法】水煎。

【用法】共3剂，口服，每日1剂。梗阻症状缓解后腑气顺畅，原方去大黄，减莱菔子，加党参15克、生白术20克。再进1~5剂。

【功效】通滞化瘀理气。

【主治】粘连性肠梗阻。

【来源】山西中医，2012，28（05）

通里散结汤

【组成】大黄（后下）12克，知母12克，肉桂6克，当归9克，白术9克，芍药9克，枳壳9克，茯苓12克，泽泻6克，川楝子6克，黄连6克，炙甘草6克。

【加减】寒邪凝滞证加干姜9克、紫苏6克以温中散寒；湿热内结证加栀子6克、厚朴9克以燥湿化热，导滞消痞；瘀血内停证加桃仁12克、红花12克、延胡索9克以祛瘀活血，养血止痛；脾胃阳虚证加党参12克以益气补中；加用饴糖12克、大枣3枚可甘温补中止痛。

【用法】每日1剂，分2次早晚服用。

【功效】软坚润燥，破结除满。

【主治】非绞窄性肠梗阻。

【来源】中医学报，2017，32（10）

宣白承汤气汤加减

【组成】**生大黄，生石膏，杏仁，瓜蒌皮，芒硝（冲服）。**

【加减】腹胀明显、恶心者可加入厚朴、陈皮、木香；胸腹痞满、呃逆、暖气，可加入柴胡、枳实、香附；腹痛腹胀明显者可加入赤芍、白芍、当归；腹部虚胀，少气乏力者可加入党参、白术。

【制法】水煎取汁300毫升。

【用法】每日1剂，分3次温服。同时予西医常规治疗。

【功效】行气通腑。

【主治】粘连性肠梗阻。

【来源】内蒙古中医药，2013，32（30）

自拟粘连松解汤

【组成】**木香10克，番泻叶10克，枳实10克，厚朴10克，香附12克，赤芍10克，没药10克，泽兰15克，甘草6克。**

【加减】气滞型，加乌药10克、莱菔子15克；血瘀型，加乳香10克、莪术12克、桃仁10克；积滞型，加大黄10克、槟榔12克；湿热型，加红藤15克、白花蛇舌草30克；腹痛重，加白芍15

克、延胡索10克。

【制法】水煎。

【用法】口服，每日1剂。伴有不全性肠梗阻或肠梗阻者，配合基础方加大黄、槟榔煎水400~600毫升灌肠处理，每日1次。

【功效】行气活血、破积行滞，祛瘀通腑。

【主治】预防术后粘连性肠梗阻发生。

【来源】中国中医药现代远程教育，2011，9（16）

补中益气汤合增液汤、五仁丸加减

【组成】太子参15克，黄芪15克，白术12克，陈皮10克，升麻10克，甘草6克，当归15克，生地15克，麦冬15克，玄参15克，火麻仁10克，杏仁10克，郁李仁10克，厚朴10克。

【制法】水煎。

【用法】每日1剂，分3次温服。并用党参、黄芪、蒲公英、芦根、紫花地丁、天花粉等中药煎水灌肠，每次260毫升，每日1次，以益气活血、清热解毒。

【功效】水行舟法，补中益气。

【主治】肠梗阻。

【来源】中西医结合研究，2014，6（03）

自拟肠结通下汤

【组成】木香15克，厚朴15克，炒莱菔子15克，乌药10克，桃仁10克，赤芍10克，芒硝（冲服）10克，番泻叶（后下）10克。

【制法】每日1剂，水煎取汁200毫升。

【用法】胃管给药：每次100毫升，由胃管注入，给药后应夹闭胃管1~2小时，早晚各1次。灌肠：每次200毫升保留灌肠，每日治疗1次。

【功效】泻下导滞，行气止痛，活血化瘀。

【主治】粘连性肠梗阻（气滞血瘀证）。

【来源】长春中医药大学（硕士学位论文），2013

自拟通畅汤

【组成】大黄20克，枳实30克，厚朴30克，炒莱菔子30克，薤白20克，甘草5克。

【加减】腹痛剧烈者加延胡索、川楝子；恶心呕吐者加枇杷叶、水竹茹、法半夏；寒盛者加荜澄茄、乌药、肉桂；热盛者加黄芩、黄连、黄柏；气血双亏者加人参、当归。

【制法】第1次加清水1200毫升，煎煮至400毫升，第2次加水1000毫升，煎煮至400毫升，合并煎液。

【用法】分2次口服。同时纠正水电解质失衡、胃肠减压和使用抗生素等。

【功效】行气消滞，荡浊畅肠。

【主治】粘连性肠梗阻。

【来源】湖南中医药导报，2001（01）

自拟粘连汤

【组成】乌药15克，青皮15克，延胡索15克，川牛膝30克，木瓜20克，党参20克。

【制法】水煎。

【用法】每日3次口服，每服150毫升。1个月为1个疗程，一般3~6个疗程收效。

【功效】行气止痛，活血化瘀。

【主治】不完全肠梗阻，如手术后肠粘连腹痛。

【来源】辽宁中医杂志，2006（06）

甘遂通结汤

【组成】甘遂（冲）1克，桃仁9克，赤芍15克，生牛膝9克，厚朴15克，生大黄（后下）15~24克，木香9克。

【制法】水煎成200毫升。

【用法】分次口服或经胃肠减压管注入。

【功效】行气活血，逐水通下。

【主治】较重的肠梗阻，积液较多者。

【来源】《实用内科学》

复方大承气汤1

【组成】川朴15克，炒莱菔子30克，枳实9~15克，桃仁9克，生大黄（后下）9~15克，芒硝（冲）9~15克。

【制法】水煎成200毫升。

【用法】分次口服或经胃肠减压管注入。

【功效】通里攻下，行气活血。

【主治】一般肠梗阻气胀较明显者。

【来源】《实用内科学》

复方大承气汤2

【组成】生大黄（后下）15克，芒硝（冲）9克，厚朴9克，枳实9克，甘草3克，木香9克，番泻叶15克，莱菔子30克，桃仁9克，赤芍9克。

【制法】水煎。

【用法】每日2剂，分4次口服或胃管注入，大便通畅后停服。

【功效】通里攻下，行气散结。

【主治】单纯性机械性肠梗阻（胃肠痞结证）。

【来源】《脾胃新论》

肠功能恢复汤

【组成】党参10克，白术10克，陈皮10克，桃仁10克，赤芍10克，木香10克、枳实15克，火麻仁30克，大黄（后下）15克。

【制法】水煎浓缩为1000毫升。

【用法】50~70毫升胃管注入,4~6小时一次，观察治疗24小时。

【功效】温通腑实。

【主治】单纯性机械性肠梗阻（气血亏虚证）。

【来源】《脾胃新论》

大黄牡丹汤加减

【组成】蒲公英30克，大黄后下15克，红藤15克，冬瓜仁15克，丹皮9克，莱菔子30克，枳实15克，厚朴9克。

【制法】水煎。

【用法】每日2剂，分4次口服或胃管注入。

【功效】清热解毒，通里攻下。

【主治】单纯性机械性肠梗阻，阑尾术后肠梗阻。

【来源】《脾胃新论》

己椒苈黄丸加味

【组成】汉防己7克，川椒目9克，葶苈子15克，桃仁泥9克，延胡9克，大黄（后下）10克，芒硝（冲）9克，枳实9克，代赭石30克，甘草6克。

【制法】水煎。

【用法】每日1剂，分3次服。待梗阻缓解后，可用少腹逐瘀汤善后。

【功效】化饮利湿，导滞通腑。

【主治】脾切除术后肠梗阻。

【来源】《脾胃新论》

厚朴七物汤

【组成】厚朴9克，甘草9克，桂枝9克，大黄9克，大枣5枚，枳实15克，生姜9克。

【制法】水煎。

【用法】每日2剂，分4次服，每隔5小时服一次。

【功效】表里同治。

【主治】单纯性机械性肠梗阻（表证未罢，又有里实）。

【来源】《脾胃新论》

甘遂通结汤

【组成】甘遂末（冲）0.6~0.9克，桃仁9克，赤芍15克，牛膝9克，厚朴15~30克，生大黄（后下）9~18克，木香9克。

【制法】水煎。

【用法】每日2剂，分4次口服或胃管注入。

【功效】通里攻下，活血化瘀。

【主治】早期绞窄性肠梗阻或轻度血运障碍的其他肠梗阻（瘀热互结证）。

【来源】《脾胃新论》

甘遂末

【组成】甘遂末0.6克。

【用法】口服或抽空胃内容物后，从胃管内注入每4小时一次，3次为1个疗程。

【功效】通里攻下。

【主治】粘连性肠梗阻。

【来源】《实用中医外科学》

潘智敏经验方

【组成】生大黄（后下）12~30克，芒硝15~30克，川朴12~30克，枳壳12~30克，蒲公英30克，败酱草15克，桃仁9克，虎杖根30克，杏仁9克，郁金12克，瓜蒌仁30克，炒莱菔子30克，大腹皮12克。

【加减】闭积明显，在使用上方基础上辨证施治，生大黄用量可酌情逐渐增至90克，或加芦荟1~3克加强攻下；热势重则加黄芩30克、黄连6~10克、红藤30克等；因肝胆系统病变导致的肠梗阻，可加金钱草30克、郁金12克等；老年性肠梗阻，多为气虚推动无力或津亏肠燥所致，气虚者初用黄芪，以其虚实夹杂，且早期以实证为主，故剂量宜小，后逐渐增加剂量，常用黄芪6~30克、党参6~15克，津伤者可合用增液汤（生地30克，玄参30克，麦冬30克）。

【制法】水煎。

【用法】口服，每日1剂。

【功效】理气攻下，清热解毒，活血化瘀。

【主治】肠梗阻。

【来源】中华中医药学刊，2010，28（08）

张圣德经验方1（复元活血汤加减）

【组成】柴胡，瓜蒌，当归，红花，甘草，穿山甲，酒大黄，桃仁。

【加减】食滞明显加莱菔子、山楂、鸡内金消食化积；气滞痞满加紫苏梗、苏叶、枳壳、大腹皮、厚朴、藿香、砂仁理气化湿消胀；呕吐、不排矢气加玄明粉3~10克冲服或者大剂量20~30克配伍大黄20~30克保留灌肠，以求软坚散结通腑。

【用法】口服，每日1剂。

【功效】活血破瘀，通络止痛。

【主治】肠梗阻（气滞血瘀证），腹痛为主。

【来源】中医临床研究，2018，10（30）

张圣德经验方2（木香槟榔丸加减）

【组成】木香，槟榔，炒枳壳，陈皮，青皮，香附，三棱，莪术，黄连，黄柏，大黄，炒牵牛子，芒硝。

【加减】食滞明显加莱菔子、山楂、鸡内金消食化积；气滞痞满加紫苏梗、苏叶、枳壳、大腹皮、厚朴、藿香、砂仁理气化湿消胀；呕吐、不排矢气加玄明粉（冲服）3~10克，或者大剂量20~30克配伍大黄20~30克保留灌肠，以求软坚散结通腑。

【加减】胃肠道湿热蕴结为主用木香、槟榔、青皮、陈皮、枳实、莪术、香附等行气药配伍大黄、牵牛子、黄连、黄柏。

【用法】口服。

【功效】通腑泄热清湿，每日1剂。

【主治】肠梗阻（饮食积滞证），呕吐、停止排气排便为主。

【来源】中医临床研究，2018，10（30）

张圣德经验方3（枳实导滞丸加减）

【组成】大黄，神曲，枳实，黄芩，黄连，白术，茯苓，泽泻。

【加减】食滞明显加莱菔子、山楂、鸡内金消食化积；气滞痞满加紫苏梗、苏叶、枳壳、大腹皮、厚朴、藿香、砂仁，理气化湿消胀；呕吐、不排矢气加玄明粉3~10克冲服，或者大剂量20~30克配伍大黄20~30克保留灌肠，以求软坚散结通腑。

【用法】口服。

【功效】理气健脾消积，兼清胃肠道湿热。

【主治】肠梗阻（饮食积滞证），腹胀为主。

【来源】中医临床研究，2018，10（30）

经验方1

【组成】广木香20克，槟榔20克，青皮、陈皮各15克，厚朴20克，大黄（后下）12克，玄明粉（冲）12克，三棱15克，莪术15克，沉香曲9克，炒莱菔子15克，枳实30克，肉苁蓉20克。

【制法】水煎2次，共400毫升。

【用法】口服加保留灌肠。将药汁分2份，喝一份，另一份口服中药2小时后保留灌肠，至大便排出、腹痛腹胀等症状消失、肠梗阻状态解除时停止治疗。

【功效】攻下通便，理气止痛，活血化瘀。

【主治】粘连性肠梗阻。

【来源】光明中医，2017，32（03）

经验方2

【组成】紫苏梗6克，麻仁6克，杏仁6克，炒厚朴6克，当归

6克，陈皮3克，炒枳壳4克，肉苁蓉8克。

【制法】水煎煮2次，各30分钟，煎至120毫升。

【用法】口服，每天3次，每次40毫升。

【功效】理气消积，润肠通便。

【主治】小儿便秘性肠梗阻。

【来源】湖北中医杂志，2001（06）

经验方3

【组成】大黄20克，厚朴10克，枳实10克，炒莱菔子20克，芒硝（冲服）7克，桃仁15克，赤芍15克，白术9克，大腹皮12克，炙甘草6克。

【制法】水煎浓缩成200毫升。

【用法】每次100毫升口服或由胃管注入，注入后持续夹管2小时，日2次，两次间隔6~8小时。

【功效】活血化瘀，理气通腑。

【主治】贲门癌术后肠粘连。

【来源】吉林中医药，2006（09）

第二节　外用方

加味大承气汤

【组成】胃管方：大黄（后下）15克，厚朴12克，枳实12克，炒莱菔子25克，桃仁10克，丹参12克，赤芍10克，芒硝（冲）20克；灌肠方：生大黄（后下）30克，厚朴30克，枳实30克，芒硝（包煎）40克。

【加减】胃管方：肠积液多者，加甘遂1.5克冲服；偏寒者，加附子、干姜；食积者，去赤芍，重用大黄、芒硝。灌肠方：气虚者加黄芪30克；腹痛较甚者加木香10克；热重者加生石膏30克。

【制法】胃管方：每剂煎至200毫升。灌肠方：加水1000毫升，煎成600毫升，冷却至37℃。

【用法】在常规治疗（禁食水，持续胃肠减压，补液，维持酸碱平衡，纠正水电解质紊乱和应用抗生素）的基础上，加用加味大承气汤胃管注入，夹管2小时，1日1剂。同时以大承气汤为主方灌肠，取300毫升，保留20分钟，每日2次。

【功效】通里攻下。

【主治】术后早期炎性肠梗阻。

【来源】北方药学，2006，3（01）

通肠散结汤

【组成】**大黄10克，厚朴15克，枳实15克，芒硝15克，丹参15克，半枝莲15克，乌药12克。**

【加减】脾虚气弱者合四君子汤；脾阳不振者合理中汤。

【制法】每日1~2剂，每剂水煎取药液600毫升备用。

【用法】在予禁食水，持续胃肠减压，静脉支持补充电解质，维持酸碱平衡，抗生素应用等一般常规治疗基础上，给予通肠散结汤200毫升，加热至38℃，低压保留灌肠，每4小时1次，另取通肠散结汤100毫升由胃管注入，注入后夹闭胃管2小时。每次间隔4小时。

【功效】通腑泻下，化瘀散结，解毒消肿。

【主治】粘连性肠梗阻。

【来源】山西中医，2005（03）

通肠汤

【组成】大黄15克，枳实15克，厚朴15克，莱菔子15克，芒硝（冲服）15克

【制法】加水600毫升，煎至400毫升备用。

【用法】置胃管吸尽胃内容物，持续胃肠减压。将通肠汤1剂400毫升，分2次由胃管注入，并夹管2小时，每次间隔4小时；另1剂400毫升，亦分2次低压保留灌肠，间隔4小时。同时注意纠正水电解质及酸碱平衡，预防感染，严密观察腹部体征变化。

【功效】通下行滞。

【主治】粘连性肠梗阻。

【来源】湖北中医杂志，2000（09）

肠粘连松解汤

【组成】槟榔12克，木香15克，乌药12克，枳实9克，厚朴9克，延胡索9克，当归12克，赤芍9克，炒莱菔子30克，大黄（后下）15克，芒硝6克。

【制法】每日1剂，分2次共煮汁500毫升。

【用法】取汁100毫升加蜂蜜50毫升（糖尿病患者慎用）、生理盐水100毫升行保留灌肠；另取汁150毫升在充分吸尽胃内容物后从胃管饲入然后夹管3小时；同时取双侧足三里穴、公孙穴电针刺激，每次20分钟，每日1次；神灯治疗仪腹部理疗，每次30分钟，每日2次。

【功效】通里攻下，行气止痛，活血化瘀。

【主治】粘连性肠梗阻。

【来源】中医临床研究，2018，10（30）

大承气汤灌肠方

【组成】大黄（后下）30克，芒硝（后下）20克，枳实15克，厚朴20克。

【制法】水煎。

【用法】灌肠100毫升，每日2次。

【功效】峻下热结。

【主治】粘连性肠梗阻。

【来源】光明中医，2020，35（01）

大承气汤加味直肠滴入方

【组成】大黄15克，芒硝6克，枳实12克，厚朴12克，桃仁9克，莱菔子12克。

【制法】水浓煎过滤取200毫升。

【用法】一次性灌肠管插入肛管深约20~30厘米，控制滴速30~40滴/分，一日2次。

【功效】泻下攻积，理气通腹。

【主治】不完全性肠梗阻。

【来源】世界最新医学信息文摘，2019，19（20）

行气消痞汤合莱菔子散

【组成】行气消痞汤：大黄10克，炒麦芽30克，木香9克，延胡索10克，厚朴10克，青皮10克，枳实10克，桃仁10克，生地12克，半夏9克。莱菔子散：莱菔子50克，麦麸皮100克，葱白捣烂适量，白酒50~100毫升。

【加减】气虚者加太子参、黄芪；痛甚者加川楝子、徐长卿；

呕吐甚者加竹茹、橘皮；腹胀甚者加大腹皮、香橼、砂仁；阴津不足者加天冬、玉竹、黄精。

【制法】行气消痞汤：水煎2次，混匀浓缩至150~200毫升。莱菔子散：将莱菔子、麦麸皮置锅内微火炒热，再放葱白。

【用法】行气消痞汤：分2次胃管注入。莱菔子散：白酒拌匀，布包后放脐周热熨，可反复多次进行。

【功效】行气消痞，通腹泻浊，祛瘀生新，下气宽中。

【主治】功能性肠梗阻。

【来源】内蒙古中医药，2010，29（13）

理气汤灌肠方

【组成】番泻叶10克，芒硝15克，大黄10克，桃仁15克，赤芍10克，川朴10克，木香10克，乌药10克，炒莱菔子20克。

【制法】上药加水煎取药液约200毫升，兑入芒硝。

【用法】待药温至40℃左右时，患者侧卧位，取药液做保留灌肠，完毕后使药液在肠内保留至少30分钟，时间越长，效果越好。

【功效】泻热导滞，行气活血。

【主治】肠梗阻。

【来源】云南中医中药杂志，2006（02）

麻子仁汤加减灌肠方

【组成】党参20克，生白术15克，麻子仁15克，生大黄（后下）20克，枳实10克，厚朴30克，赤芍12克，桃仁15克，杏仁10克。

【制法】上药浓煎成200毫升。

【用法】每日上午用100毫升保留灌肠1次，下午再口服100毫升，因病情需要通过鼻饲管送入药液的则通过鼻饲送服药液，每日1剂。灌肠操作：药液温度控制在38℃左右。灌肠前叮嘱患者先排尿排便，有利于保留。嘱患者取左侧卧位，屈膝，臀部靠近床沿，用枕头将臀部垫高10厘米。灌肠前以医用凡士林润滑肛管前端减少患者痛苦，并防止直肠损伤。后经肛门将肛管插入直肠内约15~20厘米，将药液缓慢滴入，并密切关注患者反应，拔管后嘱患者平卧，保留不要解出。

【功效】行气活血，消肿止痛，润肠通便。

【主治】恶性肠梗阻。

【来源】中医学报，2016，31（10）

芒硝湿热敷方

【组成】芒硝500克。

【制法】碾碎装入棉袋中（大小依据患者腹部大小所定）。

【用法】芒硝湿热外敷联合常规治疗。外敷方法：平铺外敷于腹壁，反复用50℃左右的湿热毛巾敷于棉袋上，每天3次，每次1~1.5小时。如芒硝结块，需要更换等量的芒硝继续使用，症状缓解后，停止使用。

【功效】消炎消肿，泻下利尿。

【主治】肿瘤所致麻痹性肠梗阻。

【来源】中医学报，2017，32（05）

湖北省应城市中医医院院内方

【组成】大黄15克，厚朴30克，枳实15克，芒硝10克，炒莱菔子20克，沉香6克，杏仁10克，当归15克，延胡索15克。

【制法】水煎2次，取汁500毫升。

【用法】先取100毫升，待温后分次从胃管注入，每日3次；

再取100毫升，待温后分次从肛门滴入，每日2次。痛、胀、吐、闭等症全部消除，嘱服气滞胃痛冲剂以善其后。

【功效】通利攻下，理气消痞。

【主治】术后粘连性肠梗阻。

【来源】中国中医急症，2005（08）

通肠汤灌肠方

【组成】大黄、芒硝、厚朴、枳实、莱菔子等。

【加减】燥结不甚、湿热偏重、大便不爽者去芒硝，加栀子、黄芩、黄柏；伴两胁胀痛者去芒硝，加柴胡、黄芩、赤芍、桃仁。

【制法】水煎。

【用法】保留灌肠方法：病人取左侧卧位或膝胸卧位，常规清洁肛周后，将肛管涂上石蜡油经肛门缓缓插入10厘米，达直肠与乙状结肠交界处，然后灌入通肠汤药液100毫升，保留30分钟~3小时以上，嘱病人排便。无效者，间隔2~4小时重复灌肠1次。小儿用量酌减。

【功效】理气降逆，攻下导滞，润肠通便。

【主治】不完全性肠梗阻。

【来源】湖北中医杂志，2003（06）

通腑活血方腹部塌渍方

【组成】大黄，莪术，干姜，熟地黄，乳香，没药，制乌头，丁香，冰片，艾叶。

【制法】打粉，按一定比例混匀与凡士林拌匀制成。

【用法】在西医治疗基础上配合通腑活血方腹部塌渍，敷药2小时/次，2次/天，TDP照射1小时/次，连续治疗7天。

【功效】活血化瘀，行气止痛，通里攻下，消肿止痛。

【主治】粘连性肠梗阻。

【来源】临床医学研究与实践，2019，4（35）

通腑泻下汤灌肠方

【组成】大黄（后下）20克，厚朴15克，芒硝（冲）20克，黄芩10克，枳实15克，木香9克，白芍10克，槟榔10克，甘草6克。

【制法】将大黄、芒硝以外的药材加水过药面浸泡30分钟，煎煮2次，依次是60分钟、30分钟，首次煎煮40分钟后下入大黄，煎液过滤，两次煎液混合，冲入芒硝，浓缩，拌匀，装袋，每袋100毫升，高压灭菌。

【用法】于每日肥皂水灌肠（08：00、18：00）后，给予通腑泻下汤保留灌肠，每日2次。灌肠方法：患者取左侧卧位，臀部垫高30度，将灌肠袋连接管前端用石蜡油润滑后插入肛门约15~20厘米，中药汤液温度以37~40℃为宜，过高则易出现肠道黏膜烫伤的风险，过低温度对黏膜刺激大。体型瘦小者，保留灌肠时间约为60分钟；体型高大者，保留药液约为90分钟。

【功效】通腑泄热，行气导滞止痛。

【主治】不完全性肠梗阻（实热内结证）。

【来源】福建中医药大学（硕士学位论文），2019

通里散结汤

【组成】生大黄15克，川厚朴10克，知母12克，枳实12克。

【制法】加水1200毫升，煎至300毫升。

【用法】肛管滴入，每日2次。

【功效】软坚润燥，破结除满。

【主治】非绞窄性肠梗阻。

【来源】中医学报，2017，32（10）

自拟承气汤方

【组成】党参12克，白术12克，大黄（后下）12克，枳实12克，厚朴24克，芒硝（冲服）9克。

【制法】水煎，一剂约100毫升，将药液分为2等份。

【用法】每12小时向小肠减压管内注入1次，闭管2~3小时，每日1剂。

【功效】峻下热结，补中益气。

【主治】小肠梗阻（阳明腑实证）。

【来源】辽宁中医药大学（硕士学位论文），2016

健胃清肠合剂灌肠方

【组成】大黄、芒硝、槟榔、木香等。

【制法】水煎。

【用法】健胃清肠合剂保留灌肠。同时予西医学营养支持及维持水电解质、酸碱平衡等治疗，早期配合针灸介入治疗。

【功效】健胃清肠。

【主治】肠梗阻。

【来源】中医临床研究，2019，11（10）

增液承气汤灌肠方

【组成】玄参30克，麦冬24克，生地黄30克，生大黄（后下）15克，芒硝（冲服）15克，枳实20克，厚朴20克，当归30克，黑芝麻30克，桃仁10克，川芎10克，甘草6克。

【制法】每日1剂，水煎500毫升。

【用法】共10剂。前3天，每日200毫升灌肠1次，余汤液白天每间隔4小时口服100毫升。后7天，白天每间隔4小时口服150毫升，日泻3次则止服，不效继服。

【功效】益气养阴、泻下通便。

【主治】老年性肠梗阻。

【来源】中医学报，2017，32（02）

温阳行气通腑方穴位贴敷

【组成】肉桂10克，干姜10克，桂枝15克，丁香10克，木香6克，厚朴10克，枳壳10克，延胡索10克，砂仁6克，全蝎3克，穿山甲6克。

【制法】统一制备成配方颗粒。将药物与蜂蜜5毫升、生姜汁5毫升、香油2毫升调和均匀，制成直径为5厘米、厚度为0.5厘米的膏药备用。

【用法】暴露贴敷部位神阙穴，将药物粘于神阙穴（如果贴敷部位因手术切口影响，则至切口处外移3~5厘米）；每次贴敷时长为4小时，每日9点、16点贴敷，每日2次。治疗期间可采用西医常规治疗。

【功效】湿中散寒，行气通腑，通经活络。

【主治】恶性肿瘤术后局部“寒证”型粘连性肠梗阻。

【来源】北京中医药大学（硕士学位论文），2016

复方大承气汤肛滴方

【组成】生大黄（后下）30克，小葱15克，厚朴15克，炒莱菔子30克。

【制法】水煎成200毫升。

【用法】病人右侧卧位，以细钢管插入乙状结肠，每分钟约60滴，6小时后无效可再滴一次。

【功效】通里攻下，行气活血。

【主治】肠梗阻。

【来源】《脾胃新论》

中药坐浴方

【组成】大皂角500克，葛根500克。

【制法】用水一担，熬1小时，倒入大缸中，再加冷水若干，使温度适宜，搅匀。

【用法】患者坐浴2~3小时，大便即通。

【主治】单纯性机械性肠梗阻。

【来源】《常见病验方研究参考资料》

甘黄散

【组成】甘遂1份，大黄3份，木香1份。

【制法】共研细粉备用。

【用法】每次冲服3克，即可达到泻下目的，如一次不成功，间隔1~2小时，可重复给药直到腹泻为止。

【功效】泻下行气。

【主治】有腹部手术史的肠梗阻。

【来源】《脾胃新论》

第十四章 消化系统肿瘤

概述 消化系统肿瘤即发生于消化系统中的肿瘤，主要包括食管癌、胃癌、结直肠癌、原发性肝癌、胆道系统肿瘤和胰腺癌。

食管癌：是原发于食管黏膜上皮的恶性肿瘤，主要为鳞癌和腺癌。其发生与亚硝胺类毒素和真菌毒素、慢性理化刺激和炎症、营养因素、遗传因素有关。早期可见胸骨后烧灼、针刺感或牵拉样疼痛。中晚期可见进行性吞咽困难、食物反流、咽下疼痛等。

胃癌：是发生于胃黏膜上皮的恶性肿瘤，绝大多数是腺癌。幽门螺杆菌（HP）感染、慢性萎缩性胃炎、肠上皮化生、异型增生、腺瘤、残胃、吸烟、遗传因素、林奇综合征、P-J综合征、Juvenile息肉等是其高风险因素。早期胃癌多无症状，或有消化不良症状。进展期胃癌可见体重减轻、上腹痛、贫血、食欲缺乏、厌食、乏力等症状，后期可因转移出现其他症状。

结直肠癌：即大肠癌，通常指结直肠的腺癌。高脂肪和多红肉饮食、结直肠腺瘤、炎症性肠病、长期吸烟、过量饮酒、遗传因素等可能引发结直肠癌。早期可仅见粪便隐血阳性，随后可发生排便习惯与粪便性状改变、腹痛、直肠及腹部肿块、贫血、低热等症状。

原发性肝癌：指起源于肝细胞或肝内胆管上皮细胞的恶性肿瘤，包括肝细胞癌、肝内胆管癌和肝细胞-肝内胆管混合型癌。日常所称“肝癌”指肝细胞癌。病毒性肝癌、黄曲霉毒素、肝纤维化、亚硝胺、苯酚、有机氯农药、氯乙烯、血吸虫及华支睾吸虫感染、长期饮用污染水或藻类异常繁殖的河沟水、吸烟等可能与原发性肝癌发病有关。早期缺乏典型症状，进入中晚期可出现肝区疼痛、肝大、黄疸、肝硬化征象、进行性消瘦、发热、食欲缺乏、乏力、营养不良和恶病质等，常见并发症有肝性脑病、上消化道出血、肝癌结节破裂出血、继发感染等。

胆道系统肿瘤：胆道系统的良性肿瘤主要见于胆囊，恶性肿瘤包括胆囊癌和胆管癌。慢性胆囊炎、胆石症、胆囊息肉、胰胆管汇合异常可能与胆囊癌发病有关。胆道结石、原发性硬化性胆道炎、先天性胆管囊性扩张行胆管–空肠吻合术后、慢肝吸虫感染、慢性伤寒带菌者、溃疡性结肠炎等与胆管癌发病有关。患者可出现上腹痛、右上腹或上腹包块、黄疸、食欲缺乏、体重减轻、贫血、肝大等症状。

胰腺癌：是起源于胰腺导管上皮及腺泡细胞的恶性肿瘤，是预后最差的恶性肿瘤之一。长期大量吸烟、肥胖、慢性胰腺炎、十年以上糖尿病病史、遗传因素等可与胰腺癌发病有关。早期多无明显症状，出现明显症状时多已进入晚期，见持续、进行性加重的中上腹痛或腰背痛、消化不良、黄疸、焦虑抑郁、消瘦、症状性糖尿病、腹胀、呕吐、持续性或间歇性低热、上消化道出血、游走性血栓性静脉炎或动脉血栓形成。

第一节　内服方

紫硇砂

【组成】紫硇汁、醋等量。

【制法】紫硇（避金属）研末，加水煮沸，滤取汁，按1：1加醋，先武火，后文火，再煎至干燥，成灰黄色结晶粉末。

【用法】每日3次，每服0.6~1.5克，不超过2.4克。

【功效】活血解毒。

【主治】食管癌（血瘀毒聚证）。

【来源】《中草药单方验方新疗法选编》

逐瘀培气汤

【组成】桃仁9克，红花（研面）3克，赭石24克，法半夏9克，天冬9克，当归18克，天花粉9克，麻仁9克，杏仁9克，芦根9克，山药12克，牡丹皮9克，党参15克，三七（研面）1.5克。

【制法】三七和红花研面冲服，余药水煎服。

【用法】口服，每日1剂。

【功效】益气祛瘀。

【主治】食管癌（气虚血瘀证）。

【来源】《中草药验方选编》

急灵仙方

【组成】急性子10克，木鳖子10克，威灵仙30克，半夏10克，瓜蒌30克，郁金10克，老刀豆15克，山豆根10克。

【制法】水煎。

【用法】口服，每日1剂。

【功效】化痰祛瘀。

【主治】食管癌（痰瘀交阻证）。

【来源】《中医肿瘤学》

消癌3号

【组成】威灵仙60克，板蓝根、猫眼草各30克，人工牛黄6克，硇砂3克，制南星9克。

【制法】制成浸膏粉。

【用法】口服，每次1.5克，每日4次。

【功效】活血利湿，清热解毒。

【主治】食管癌（湿热内阻、瘀血停滞证）。

【来源】《中药新用》

抗癌丸（糖丸）

【组成】山豆根90克，斑蝥15克，红娘子15克，乌梅90克，蜈蚣6克，红枣肉1000克，白糖2500克。

【制法】诸药捣为细粉，用糖制成6克丸。

【用法】每次1丸，每日3次，含化。忌饮酒，辛辣，猪肉。

【功效】活血通络。

【主治】食管癌（瘀血阻络证）。

【来源】《抗癌中草药制剂》

抗癌丸（蜜丸）

【组成】山豆根100克，斑蝥100克，木香100克，乌梅100克，蜈蚣15克，全蝎50克，黄连50克，红娘子20克，轻粉20克，红枣仁400克，蜂蜜适量。

【制法】诸药捣为细粉，用蜂蜜制成3克丸。

【用法】每次半丸，每日2次，温开水送下。忌饮酒，辛辣，猪肉。

【功效】活血通络。

【主治】食管癌（瘀血阻络证）。

【来源】《抗癌中草药制剂》

加味参赭培气汤

【组成】潞党参15克，生赭石30克，天冬15克，当归12克，肉苁蓉9克，清半夏12克，生白芍12克，炒紫苏子7.5克，竹茹6克。

【制法】水煎200毫升。

【用法】一日2服，一服100毫升。

【功效】益气降气。

【主治】食管癌（气虚气逆证）。

【来源】《中草药验方选编》

枳朴六君子汤加味

【组成】枳实12克，厚朴12克，党参30克，白术12克，陈皮9克，半夏12克，茯苓9克，乌梢蛇12克，全蝎9克，生薏苡仁30克，甘草3克。

【制法】水煎。

【用法】口服，每日1剂。

【功效】温胃健脾。

【主治】食管癌（脾胃虚寒证）。

【来源】《中草药验方选编》

龙虎白蛇汤

【组成】龙葵30克，万毒虎30克，白英30克，白花蛇舌草30克，半枝莲15克，绿豆30克，黄药子15克，乌梅9克，乌药9克，田三七3克，无根藤15克。

【制法】水煎。

【用法】口服，每日1剂。

【功效】清热解毒。

【主治】食管癌（热毒壅聚证）。

【来源】《抗癌中草药制剂》

双仁散

【组成】鸦胆子仁60克，桃仁120克，水蛭60克，生赭石250克。

【制法】水蛭、桃仁、生赭石共为细末，加入鸦胆子仁捣烂，混合。

【用法】口服，一日3~4次。

【功效】活血降气解毒。

【主治】食管癌（气滞血瘀证）。

【来源】《抗癌中草药制剂》

枝子汤

【组成】急性子30克，半枝莲60克，陈皮12克，半夏12克，茯苓9克，苍术9克，党参15克，黄芪15克，桂枝15克，炙甘草9克，红枣10个。

【制法】水煎。

【用法】口服，每日1剂，并可配合针刺。

【功效】温阳化痰。

【主治】食管癌（寒痰内阻证）。

【来源】《抗癌中草药制剂》

开道散

【组成】硼砂60克，火硝30克，硇砂6克，沉香10克，礞石15克，冰片10克。

【制法】共为细末。

【用法】每次1.5克分，噙化缓下，至黏沫吐尽。连服2天即停药。

【功效】清热降气。

【主治】食管癌（热壅气滞证）。

【来源】《肿瘤病》

龙虎三胆散

【组成】地龙5条，壁虎2个，猪胆，羊胆，狗胆各1个。

【制法】上剪碎焙干，研成细末，取约10克，分为2包。

【用法】第一天早上空腹服大黄10克，白开水送下；第二天早晨空腹服龙虎三胆散一包，黄酒100毫升为引；第三天早晨如前法再服一包；此为1个疗程。休息3天再服。

【功效】清热活血。

【主治】食管癌（热壅血瘀证）。

【来源】《肿瘤病》

逍遥散加减

【组成】醋炒柴胡6克，白术9克，茯苓9克，全瓜蒌20克，清半夏10克，郁金10克，杭白芍12克，当归15克，急性子10克，半枝莲30克。

【制法】水煎。

【用法】口服，每日1剂。

【功效】疏肝理气。

【主治】食管癌（肝郁气滞证）。

【来源】《中西医结合治疗癌症》

再生丹

【组成】急性子15克，知母15克，硼砂15克，枯矾9克，五灵脂9克，雄黄6克，硇砂9克，郁金7.5克，青盐3克，麝香3克，陈石灰（炒黄）15克，牛胆1个。

【制法】共研末，与牛胆汁搅拌至不干不湿，再装入牛胆内阴干备用。

【用法】成人每服0.36克，烧酒送下，痰火者则用蜜水调服，每日2~3次。

【功效】活血解毒。

【主治】食管癌、胃癌（血瘀毒聚证）。

【来源】《中草药验方选编》

鲜桔汤

【组成】天雄片30克，炙川乌0.9克，制草乌0.9克，木香0.6克，香附0.9克，大血藤0.9克，木通0.9克，当归1.5克，赤芍0.9克，桃仁0.6克，红花0.6克，威灵仙0.9克，夏枯草30克，细辛0.3克。

【制法】水煎成300毫升。

【用法】每服100毫升，每日2次。

【功效】行气活血利湿。

【主治】食管癌、胃癌、肝癌（气滞血瘀、湿浊内阻证）。

【来源】《中草药验方选编》

降香通膈汤

【组成】降香24克，佩兰12克，防己12克，半夏12克，乌梅15克，陈皮10克，炮穿山甲4.5克。

【制法】水煎。

【用法】口服，每日1剂。

【功效】降气化痰。

【主治】食管癌、贲门癌（气滞痰阻证）。

【来源】《抗癌中草药制剂》

抗癌乙丸

【组成】黄药子60克，草河车60克，山豆根120克，败酱草120克，白鲜皮120克，夏枯草120克。

【制法】共研细末，炼蜜为丸，每丸约6克。

【用法】每次1~2丸，每日2~3次，温开水送下。

【功效】清热化痰。

【主治】食管癌、贲门癌、胃癌、肠癌（痰热内阻证）。

【来源】《抗癌中草药制剂》

抗癌汤

【组成】藤梨根60克，野葡萄根60克，干蟾皮12克，急性子12克，半枝莲60克，紫草30克，天龙6克，姜半夏6克，甘草6克，丹参30克，白花蛇舌草30克，马钱子3克。

【制法】水煎。

【用法】口服，每日1剂。

【功效】益气活血。

【主治】食管癌（气虚血瘀证）。

【来源】《千家妙方》

甘遂甘草散

【组成】甘遂，甘草。

【制法】取甘遂适量，用面粉包裹烤黄，在铜药钵中捣粉，过筛备用。另外取甘草切碎，铜药钵中捣碎过筛取粉备用。

【用法】取甘遂0.3克、甘草0.15克，温开水冲服，每日3次。

【功效】攻逐水饮。

【主治】晚期食管癌（水饮壅盛证）。

【来源】《千家妙方》

加味开噎散

【组成】雄黄1克，朱砂6克，山豆根12克，五灵脂12克，硼砂6克，芒硝30~60克，射干12克，青黛9克，鲜狗胆1个。

【制法】共为末。

【用法】鲜狗胆调水送服，分3天服用。

【功效】软坚开膈。

【主治】食管癌之饮食不进。

【来源】《千家妙方》

开管散

【组成】全蝎30克，麝香0.6克，乌梅30克，蜈蚣30克，冰片3克。

【制法】共为细末。

【用法】每次3克，含化。

【功效】行气活血。

【主治】食管癌之吞咽困难。

【来源】《中草药验方选编》

参术蕲蛇汤

【组成】党参15克，白术9克，木香9克，蕲蛇9克，麦冬9克，黄药子9克，山豆根9克，蜈蚣3条，白茅藤30克，浙贝母6克，急性子6克，金银花6克，鸡内金6克，生半夏6克。

【制法】水煎。

【用法】口服，每日1剂。

【功效】健脾益气活血。

【主治】贲门癌（脾气不足、内有瘀血证）。

【来源】《抗癌中草药制剂》

蟾皮莪术汤

【组成】干蟾皮9克，莪术9克，生马钱子3克，八月札12克，枸橘30克，瓜蒌30克，白花蛇舌草30克，白茅藤30克，煅瓦楞30克，生薏苡仁30克，槟榔15克，赤芍15克，夏枯草15克，广木香9克，加天龙片或蛇药片15片。

【制法】水煎。

【用法】口服，每日1剂。

【功效】活血解毒。

【主治】胃癌（血瘀毒聚证）。

【来源】《抗癌中草药制剂》

三根汤

【组成】藤梨根90克，水杨梅根90克，虎杖根60克，焦山楂6克，鸡内金6克。

【制法】水煎。

【用法】口服每日1剂。

【功效】活血燥湿。

【主治】胃癌（瘀滞湿阻证）。

【来源】《抗癌中草药制剂》

藤龙汤

【组成】藤梨根90克，龙葵60克，石打穿30克，乌不宿30克，鬼箭羽30克，菝葜60克，无花果30克，九香虫9克。

【加减】便秘加全瓜蒌30克，呕吐加姜半夏15克，疼痛加娑罗子15克。

【制法】水煎。

【用法】口服，每日1剂。

【功效】清热解毒。

【主治】胃癌（热毒壅盛证）。

【来源】《抗癌中草药制剂》

两参汤

【组成】两头尖30克，生半夏30克，沙参15克，丹参9克，炒苍术9克，石斛9克，贝母9克，草豆蔻6克，姜厚朴6克，云茯苓9克，甘草6克，木香6克，陈皮6克，瓦楞子12克，香附9克，延胡索9克，鸡内金9克，谷芽12克。

【制法】水煎。

【用法】口服，每日1剂。

【功效】益气滋阴。

【主治】胃癌、贲门癌（气阴不足证）。

【来源】《抗癌中草药制剂》

乌虎汤

【组成】乌骨藤60克，虎杖45克，陈皮15克，枳壳15克，海藻15克，昆布15克。

【制法】水煎。

【用法】口服，每日1剂。

【功效】活血行气化痰。

【主治】胃癌、肝癌（痰瘀交阻证）。

【来源】《抗癌中草药制剂》

胃癌粉

【组成】乌梢蛇60克，螃蟹6克，鹿角霜60克。

【制法】晒干，研成细末。

【用法】口服，每次5克，每日3次。

【功效】凉血活血。

【主治】胃癌（血瘀血热证）。

【来源】《肿瘤病》

加减旋覆代赭汤

【组成】生赭石30克，旋覆花6克，清半夏12克，生水蛭6克，蜈蚣8条，生牡蛎30克，海浮石15克，党参24克，鸡内金9克，生麦芽9克，紫苏子9克，竹茹15克，苇根30克。

【制法】水煎。

【用法】每日1剂，分3次，间隔1小时服一次。连服5~6剂。

【功效】理气活血健脾。

【主治】胃癌（血瘀气滞证）。

【来源】《中草药验方选编》

行气消癌汤

【组成】丹参25克，茯苓20克，郁金20克，砂仁15克，麦冬20克，瓜蒌25克，半枝莲50克，干蟾蜍3只，生水蛭15克，荷叶15克。

【制法】水煎取100毫升。

【用法】每日2次，配合50毫升牛奶冲服。

【功效】益气养阴。

【主治】胃癌（气结阴伤证）。

【来源】《千家妙方》

逍遥散、疏肝丸及旋覆代赭汤加减

【组成】醋炒柴胡6克，制香附6克，广木香5克，炒枳壳9克，川厚朴10克，青皮、陈皮各10克，缩砂仁5克，降香6克，杭白芍12克，旋覆花（包）9克，赭石15克，清半夏10克，木瓜10克，沉香曲9克。

【制法】水煎。

【用法】口服，每日1剂。

【功效】疏肝和胃。

【主治】胃癌（肝胃不和证）。

【来源】《中西医结合治疗癌症》

理中汤、六君子汤加减

【组成】人参6克，白术10克，干姜3克，红蔻10克，吴茱萸6克，丁香6克，柿蒂12克，檀香6克，肉桂15克，附片6克，半夏9克，诃子10克。

【制法】水煎。

【用法】每日1剂。

【功效】温胃健脾。

【主治】胃癌（脾胃虚寒证）。

【来源】《中西医结合治疗癌症》

全蝎散

【组成】全蝎、蜈蚣、水蛭、僵蚕、蜣螂、守宫、五灵脂各等份。

【制法】研成粉。

【用法】口服，每次3克，每日2次。

【功效】活血通络。

【主治】肝癌（瘀血阻络证）。

【来源】《肿瘤病》

消癌散结方和消肝癌散

【组成】消癌散结方：重楼15克，半枝莲30克，白花蛇舌草60克，金银花15克，紫丹参15克，广郁金12克，白术、莪术各9克，山楂、神曲各12克，赤芍、白芍各9克，全当归9克，川芎6克，西党参12克。

消肝癌散：重楼120克，金银花60克，野菊花60克，紫草根60克，广郁金60克，粉牡丹皮36克，人工牛黄24克，紫金锭12克，昆布45克。

【制法】消癌散结方分2次煎服，消肝癌散共研为极细末。

【用法】消癌散结方每日1剂。消肝癌散日服3次，每次4.5克，温开水冲服。

【功效】解毒散结。

【主治】肝癌（瘀滞毒聚证）。

【来源】《安徽单验方选编》

复方丹参汤

【组成】丹参30克，石见穿30克，夏枯草30克，香附15克，党参15克，马鞭草15克，重楼15克，活血龙15克，鹅不食草9克，守宫5条，鲜蟾皮1~2张。

【加减】腹水加车前子60克；发热加金银花50克、黄芩15克；疼痛加延胡索15克、威灵仙30克。

【制法】水煎。

【用法】口服，每日1剂；蟾蜍皮鲜剥贴敷在肿块处皮肤上。

【功效】行气活血。

【主治】肝癌（气滞血瘀证）。

【来源】《抗癌中草药制剂》

肝癌一号散

【组成】生莪术18克，生三棱18克，生水蛭18克，瓦楞子18克，苏木10克，红花15克，延胡索15克，香附15克，木香15克，砂仁15克，陈皮15克，半夏15克，厚朴15克，枳实15克，木通15克，大黄9克。

【制法】共研细末，制成内服散剂。

【用法】口服，每次3克，每日3次，3~6个月为1个疗程。

【功效】活血解毒行气。

【主治】肝癌（血瘀气滞证）。

【来源】《抗癌中草药制剂》

当归利肝汤

【组成】①当归15克，赤芍9克，黑栀子15克，广木香3克，郁金9克，姜黄3克，土茯苓9克，金银花30克，龙葵15克，十大功劳叶15克，甘草9克。②龙胆15克，马鞭草15克，茵陈15克，当归9克，黑栀子15克，牡丹皮15克，广木香6克，郁金3克，姜黄9克，土茯苓9克，柴胡3克，爬地卷柏9克，龙葵15克，挂金灯9克，甘草9克。③当归15克，赤芍9克，黑栀15克，云茯苓12

克，车前子9克，猪苓9克，大黄（后下）3克，芥子3克，玉米须9克，蝼蛄9克，半枝莲30克，甘草9克。

【制法】水煎。

【用法】口服，每日1剂。

【主治】原发性肝癌（方①适用于普通型，方②适用于黄疸型，方③适用于腹水型）。

【来源】《抗癌中草药制剂》

逍遥散及温胆汤加减

【组成】醋炒柴胡6克，全当归15克，杭白芍15克，焦白术10克，茯苓10克，炒陈皮10克，淡黄芩10克，黄连6克，焦六曲30克，板蓝根15克，夏枯草15克，白花蛇舌草30克。

【制法】水煎。

【用法】口服，每日1剂。

【功效】疏肝理气。

【主治】肝癌（肝郁气滞证）。

【来源】《中西医结合治疗癌症》

八月三红汤

【组成】丹参15~30克，赤芍15克，红花10克，八月札30克，延胡索10克，香附15克，炮穿山甲10克，浙贝母30克，菝葜30克，藤梨根30克。

【制法】水煎。

【用法】每日1剂，分次饮服。

【功效】活血化瘀，理气止痛，软坚散结。

【主治】胰腺癌（气滞血瘀证）。

【来源】《中西医结合常见肿瘤临床手册》

八月二白汤

【组成】八月札30克，香附15克，延胡索15克，柴胡9克，枳壳10克，白茅藤30克，白花蛇舌草30克，菝葜30克，垂盆草30克，虎杖30克，生薏苡仁30克，浙贝母30克。

【制法】水煎。

【用法】每日1剂，分次饮服。

【功效】疏肝解郁，清热解毒。

【主治】胰腺癌（肝郁蕴热证）。

【来源】《中西医结合常见肿瘤临床手册》

八月参归汤

【组成】八月札30克，党参10克，黄芪10克，白术10克，当归15克，鸡血藤30克，枸杞子15~30克，熟地黄15克，延胡索15克，浙贝母30克，炮穿山甲30克，制鳖甲30克，土鳖虫30克。

【制法】水煎。

【用法】每日1剂，分次饮服。

【功效】益气养血，化瘀散结。

【主治】胰腺癌（气血两虚证）。

【来源】《中西医结合常见肿瘤临床手册》

茵陈羊泉汤

【组成】茵陈30克，栀子15克，生大黄10克，龙胆10克，金钱草20克，蜀羊泉30克，龙葵30克，赭石20克，半枝莲30克，丹参30克，车前子30克，黛蛤散（包）30克，六一散（包）30克。

【制法】水煎。

【用法】每日1剂，分次饮服。

【功效】清热利湿，和胃解毒。

【主治】胰头癌（脾胃湿热证）。

【来源】《肿瘤临证备要》

逐瘀解毒汤

【组成】丹参30克，牡丹皮30克，桃仁10克，红花10克，莪术15克，三棱10克，炒五灵脂（包）10克，蒲黄（包）10克，胡黄连10克，黄柏10克，乌药10克，延胡索10克，白屈菜30克，鸡内金10克，当归10克，穿山甲10克，白花蛇舌草20克。

【制法】水煎。

【用法】每日1剂，分次饮服。

【功效】破瘀散结，疏肝清热。

【主治】胰体癌见肝腺瘀结者。

【来源】《肿瘤临证备要》

栀子连翘汤

【组成】栀子10克，连翘10克，黄连10克，莲子心10克，乳香、没药各5克，木通15克，生地黄20克，莪术15克，仙鹤草30克，藤梨根30克，白花蛇舌草30克，虎杖20克，生黄芪20克，夏枯草20克，山慈菇20克，焦三仙30克。

【制法】水煎。

【用法】每日1剂，分次饮服。

【功效】降心火，清脾热。

【主治】晚期胰尾癌（心脾实热证）。

【来源】《肿瘤临证备要》

柴胡败酱草汤

【组成】柴胡12克，白芍12克，枳实12克，泡参30克，白术15克，茯苓24克，陈皮12克，法半夏12克，败酱草30克，白花蛇舌草30克。

【制法】水煎。

【用法】每日1剂，分次饮服。

【功效】疏肝和胃，益气健脾。

【主治】胰腺癌（肝胃不和、脾胃虚弱证）。

【来源】《中医药防治肿瘤》

薏苡白毛汤

【组成】薏苡仁30克，白茅藤30克，郁金12克，茵陈12克，麦芽15克，建曲10克，太子参15克，茯苓15克，猪苓15克，干瓜蒌20克，木香9克，白术12克，甘草3克，黄芩9克，大黄6~10克。

【制法】水煎。

【用法】每日1剂，分次饮服。

【功效】清热祛湿，利胆抑癌。

【主治】胰头癌、壶腹周围癌，胆总管受阻出现黄疸者。

【来源】《癌的扶正培本治疗》

丹参赤芍汤

【组成】丹参18克，赤芍12克，延胡索12克，没药15克，浙贝母10克，炮穿山甲12克，茯苓12克，白术10克，甘草3克，麦

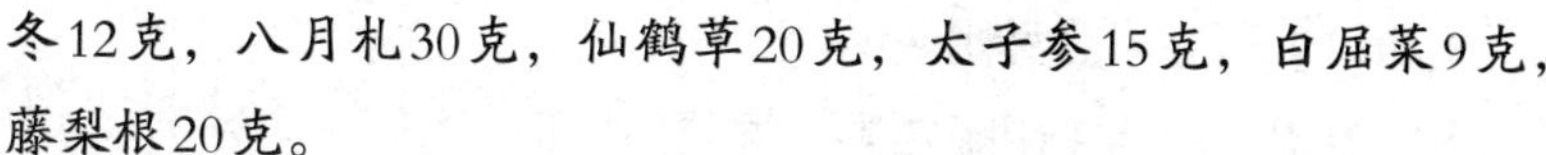

冬12克，八月札30克，仙鹤草20克，太子参15克，白屈菜9克，藤梨根20克。

【制法】水煎。

【用法】每日1剂，分次饮服。

【功效】活血化瘀，理气止痛，软坚散结。

【主治】胰腺癌，癌瘤侵犯胰体及其周围组织，压迫腹腔神经节，属于气滞血瘀者。

【来源】《癌的扶正培本治疗》

党参河车汤

【组成】党参15克，白术15克，茯苓15克，甘草3克，鸡血藤20克，生黄芪18克，猪苓15克，泽泻10克，熟地黄15克，女贞子15克，紫河车15克，人参6克，芡实15克，白茅藤20克。

【制法】水煎。

【用法】每日1剂，分次饮服。

【功效】益气补血，健脾扶正。

【主治】胰腺癌病至后期（气虚疲困证），见贫血、血浆蛋白低下、消化功能障碍。

【来源】《癌的扶正培本治疗》

冬凌肿节汤

【组成】冬凌草20克，肿节风20克，白花蛇舌草20克，白茅藤20克，茵陈15克，茯苓15克，白术12克，甘草3克。

【制法】水煎。

【用法】分次代茶饮。

【功效】利湿清热滋阴。

【主治】胰腺癌（阴虚热毒、湿热内郁证）。

【来源】《癌的扶正培本治疗》

莪术水蛭汤

【组成】莪术15克，水蛭3克，炮穿山甲15克，白芍12克，枳壳12克，半枝莲30克，白术24克，黄药子15克。

【制法】水煎。

【用法】每日1剂，分次饮服。

【功效】疏肝理脾，活血逐瘀。

【主治】胰腺癌（气滞血瘀证）。

【来源】《百病良方》

茵陈虎杖汤

【组成】茵陈30克，栀子12克，大黄6克，柴胡12克，败酱草30克，半枝莲30克，白花蛇舌草30克，虎杖30克，莪术15克，炮穿山甲15克。

【制法】水煎。

【用法】每日1剂，分次饮服。

【功效】疏肝理脾，利湿退黄，活血化瘀。

【主治】胰腺癌（肝胆湿热证）。

【来源】《百病良方》

藻蛭散

【组成】海藻30克，水蛭6克。

【制法】上药微火焙干，研细，混合。

【用法】口服，每次3克，每日2次，黄酒冲服。

【功效】活血化瘀，软坚散结。

【主治】直肠癌（痰瘀交阻证）。

【来源】《抗癌中草药制剂》

当归补血汤合半夏泻心汤加减

【组成】生黄芪60克，当归15克，白芷30克，白及15克，黄连10克，黄芩15克，仙鹤草30克，清半夏30克，蒲公英45克，败酱草30克，生地榆30克，天龙30克，莪术30克，生甘草30克，金钱草15克，煅瓦楞30克，生姜6片，大枣3枚。

【制法】水煎。

【用法】每日3次。

【功效】清热凉血，降胃止逆，托毒生肌。

【主治】食管癌（胃失和降、热伤血络证）。

【来源】《临证传奇二·留香阁医话集》

旋覆代赭汤合消瘰丸与吴茱萸汤加减

【组成】旋覆花（包）30克，代赭石20克，玄参30克，清半夏30克，太子参30克，威灵仙15克，天龙30克，莪术45克，干姜15克，枳实15克，生甘草15克，陈皮10克，海藻15克，牡蛎15克，浙贝母30克，吴茱萸3克，生姜6片，大枣6枚。

【制法】水煎。

【用法】共20剂，每日1剂，2~3次服完。

【功效】扶正祛邪，降逆化结。

【主治】食管癌（痰阻气逆证）。

【来源】《临证传奇二·留香阁医话集》

茵陈蒿汤合血府逐瘀汤加减

【组成】茵陈90克，栀子15克，生大黄6克，虎杖25克，桃仁12克，红花12克，当归15克，川芎12克，赤芍30克，生地黄30克，桔梗10克，怀牛膝12克，柴胡12克，枳壳18克，郁金18克，生黄芪45克，蒲公英30克，丹参30克，青、陈皮各15克，太子参30克，生甘草15克。

【制法】水煎。

【用法】口服，每日3次。

【主治】胆管癌黄疸（湿热郁阻、血瘀脉络证）。

【来源】《临证传奇二·留香阁医话集》

茵陈蒿汤合大柴胡汤加减

【组成】茵陈120克，栀子10克，大黄15克，柴胡45克，黄芩15克，枳实15克，白芍30克，生半夏（先煎）30克，白晒参30克，砂仁6克。

【制法】水煎。

【用法】口服，每日3次。

【主治】胰腺癌（阳明、少阳合病，温热蕴结证）。

【来源】《临证传奇二·留香阁医话集》

白花蛇舌草方

【组成】半枝莲50克，白花蛇舌草100克。

【加减】每天吃10个大红枣，5个生，5个熟；上午吃生，下午吃熟，第二天上午吃熟，下午吃生。

【制法】加水5千克，文火煎2个小时，药渣用布包好，温敷胃痛处，煎水代茶饮，不能喝开水，以防冲淡药效。

【用法】每日1剂，连用3~4个月。

【主治】胃癌。

【来源】《老偏方》

二仙参芪汤

【组成】仙鹤草30克，仙桃草30克，黄芪30克，党参30克，麦冬10克，北沙参20克，天花粉20克，白花蛇舌草30克，薏苡仁30克。

【制法】水煎。

【加减】恶心呕吐加姜半夏10克，砂仁6克；食欲减退加焦山楂30克，炒麦芽30克；呃逆者加沉香6克，韭菜籽15克；脱发者加制何首乌30克，枸杞子20克；咯血者加诃子15克，海浮石30克；大便出血者加大黄5克，参三七5克；伴有红细胞减少者加鹿角胶、当归各20克；血小板减少者加紫河车20克，阿胶10克。

【用法】口服，每日1剂。

【主治】肠癌化疗后骨髓抑制。

【来源】吉林中医药，2002，22（5）

经验方1

【组成】①白花蛇舌草30克，半枝莲30克，紫苏梗15克，白芍12克，竹茹12克，陈皮9克。②旋覆花15克，枳实15克，半夏12克，党参12克，枳壳9克，黄连9克。③龙葵30克，金刚刺30克，白英15克，蜀羊泉15克。

【加减】腹胀加莱菔子15克、鸡内金15克、降香9克、丁香3克；便结加郁李仁15克。

【制法】水煎。

【用法】每日1剂，呕吐不能进食先用方①、方②，症状消失后改用方③。

【功效】清热解毒化痰。

【主治】胃癌。

【来源】《抗癌中草药制剂》

经验方2

【组成】白花蛇舌草30克，菝葜30克，木馒头15克，炮穿山甲12克，夏枯草15克，海藻30克，广木香9克，煅瓦楞12克，干蟾皮适量。

【制法】水煎。

【用法】每日1剂，分3次服用。

【功效】清热解毒化痰。

【主治】胃癌（痰热内盛证）。

【来源】《肿瘤的辨证施治》

经验方3

【组成】白花蛇舌草30克，党参15克，藤梨根15克，柞木根12克，生薏苡仁30克，土贝母9克，枸橘12克，蒲公英30克，重楼12克，当归9克，陈皮9克，茯苓12克。

【制法】水煎。

【用法】每日1剂，分3次服。

【功效】益气化痰，利湿解毒。

【主治】胃癌（痰湿内阻证）。

【来源】《肿瘤的辨证施治》

经验方4

【组成】黄药子300克，虻虫30克，全蝎30克，蜈蚣30克，白酒（60度）1000毫升。

【制法】上药用白酒浸泡，埋在地下7天。

【用法】每次服用10~30毫升，每日3次。

【功效】活血止痛。

【主治】胃癌（瘀血内阻证）。

【来源】《肿瘤病》

经验方5

【组成】白花蛇舌草60克，芦根30克，黑姜3克，半枝莲15克，栀子9克。

【制法】水煎。

【用法】每日1剂，后以芦根煎水代茶。

【功效】清热解毒。

【主治】胃癌（毒热内盛证）。

【来源】《湖南中草药单方验方选编》

经验方6

【组成】脐带60克，白术30克，法半夏30克，广木香60克，瓦楞子60克，雄黄1.5克，血竭9克。

【制法】共研细末。

【用法】每日3次，每次6克。

【功效】化痰行气活血。

【主治】胃癌（痰瘀交阻证）。

【来源】《安徽单验方选集》

经验方7

【组成】柿蒂12克，陈皮9克，砂仁9克，半夏9克，白术9克，白茯苓9克，厚朴9克，毛慈菇9克，旋覆花12克，木香6克，引用生姜、大枣。

【制法】水煎。

【加减】气虚加人参6克；有潜血加海螵蛸15克、大贝母12克；大便干加蜂蜜12克、海藻12克；小便不利加泽泻9克、桂枝6克；疼痛加延胡索9克，乳香、没药各15克；呕吐酸臭打饱嗝加炒三仙27克。

【用法】口服，每日1剂。

【功效】健脾行气。

【主治】胃癌（脾气不足证）。

【来源】《中草药验方选编》

经验方8

【组成】砒霜2.4克，青黛120克，冰片15克，枣肉500克。

【制法】前三味研细，以枣泥为丸，如绿豆大。

【用法】每日3次，每次5粒。

【功效】清热解毒。

【主治】胃癌、直肠癌（热毒内炽证）。

【来源】《中草药验方选编》

经验方9

【组成】北沙参24克，麦冬15克，知母12克，生石膏12克，天花粉12克，生大黄6克，芦荟10克，重楼24克，败酱草30克，半枝莲30克，白花蛇舌草30克。

【制法】水煎。

【用法】口服，每日1剂。

【功效】滋阴清热。

【主治】胃癌（胃热阴伤证）。

【来源】《百病良方（第二集）》

经验方10

【组成】蒲黄10克，五灵脂10克，桃仁9克，红花9克，当归尾15克，赤芍15克，丹参15克，延胡索12克，川楝子15克，乌药9克，三七3克，莪术10克，仙鹤草30克，海螵蛸10克，侧柏炭12克，露蜂房6克，血余炭12克，净蛇蜕6克，干蟾皮6克。

【制法】水煎。

【用法】口服，每日1剂。

【功效】化瘀解毒。

【主治】胃癌（瘀毒内阻证）。

【来源】《中西医结合治疗癌症》

经验方11

【组成】干姜9克，茯苓20克，陈皮10克，法半夏10克，生南星（先熬）24克，黄药子15克，肿节风30克，海藻30克，夏枯草30克，吴茱萸3克，广木香12克。

【制法】水煎。

【用法】口服，每日1剂。

【功效】化湿利痰。

【主治】胃癌（痰湿凝结证）。

【来源】《百病良方（第二集）》

经验方12

【组成】白茅根180克，枸杞根生粗皮120克，紫苏根30克，瓜子金15克。

【制法】水煎2次，去渣，用猪肝120克炖吃。

【用法】口服，每日1剂。

【功效】利湿解毒。

【主治】肝癌（湿毒内阻证）。

【来源】《湖南中草药单方验方选编》

经验方13

【组成】接骨木30克，半边莲15克，金丝钱15克，三棱9克，莪术9克，青皮6克，陈皮6克，车前子9克。

【加减】疼痛加三七0.6克。

【制法】水煎。

【用法】每日1剂，分2次服。

【功效】行气解毒。

【主治】肝癌（气滞毒聚证）。

【来源】《湖南中草药单方验方选编》

经验方14

【组成】陈皮10克，高良姜10克，桂枝15克，柴胡15克，川楝子15克，青皮10克，肉桂15克，炮姜15克，附子15克，熟地黄30克，白术15克，茯苓15克，砂仁6克，斑蝥10个，滑石15克，炒急性子20枚，延胡索10克，牵牛子10克，槟榔10克。

【制法】水煎。

【用法】每日1剂，水煎2次，分2次服。

【功效】温阳行气，活血解毒。

【主治】肝癌（气滞血瘀证）。

【来源】《癌症的治疗与预防》

经验方15

【组成】当归10克，白芍15克，三棱15克，桃仁15克，红花10克，柴胡10克，鳖甲30克，牡蛎30克，斑蝥5个，滑石15克，肉桂30克，干姜20克，附子30克，生地黄、熟地黄各15克，党参15克，牵牛子30克，槟榔30克。

【制法】水煎。

【用法】每日1剂，分2次服。

【功效】活血滋阴益气。

【主治】肝癌（瘀血内阻、气阴两虚证）。

【来源】《癌症的治疗与预防》

经验方16

【组成】鳖甲30克，猪苓30克，莪术15克，败酱草30克，肿节风30克，龙葵15克，山豆根15克。

【制法】水煎。

【用法】口服，每日1剂。

【功效】益阴利水。

【主治】水饮内停、阴虚证原发性肝癌。

【来源】《百病良方》

经验方17

【组成】黄药子30克，川续断15克，沙苑子15克，海藻15

克，牡蛎15克，莪术15克，桃仁15克，柴胡15克，川楝子20~30克，青皮15克，蜈蚣3个，斑蝥3个，滑石15克，独角莲15克，砂仁6~10克，鸡内金6~10克，党参15克，黄芪30克，熟地黄30克，牵牛子30克，槟榔片30克，或加大黄10克，芒硝10克，干蟾蜍10克，急性子15克，竹茹、赭石各30克。

【加减】面身黄染加茵陈30~60克，栀子10~15克；腹水加赤小豆30克，葶苈子30克，猪苓30克，车前子（包）30克，水红花子30克，商陆10~15克，冬葵子10~30克；胁痛加丹参15克，乳香、没药各6克，延胡索10~15克，穿山甲6克，薏苡仁15克；眠差，加合欢花15克，白芍15克，琥珀（冲服）2克。

【制法】水煎2次。

【用法】早晚各服1次。

【功效】破血破气。

【主治】肝癌、胰头癌（瘀血内结证）。

【来源】《癌症的治疗与预防》

经验方18

【组成】柴胡12克，当归12克，杭白芍15克，白术10克，云茯苓10克，郁金10克，香附10克，八月札30克，甘草4克，沙苑子15克，青皮10克。

【制法】水煎。

【用法】口服，每日1剂。

【功效】疏肝理气。

【主治】肝癌（肝气郁结证）。

【来源】《中医肿瘤学（上）》

经验方19

【组成】柴胡15克，白芍15克，枳实12克，当归12克，香附12克，陈皮12克，莪术15克，丹参15克，铁树叶30克，半枝莲30克，白花蛇舌草30克。

【制法】口服，水煎。

【用法】每日1剂。

【功效】疏肝和胃。

【主治】(早期)原发性肝癌(肝胃不和证)。

【来源】《百病良方》

经验方20

【组成】当归12克，白芍12克，水蛭3克，莪术15克，丹参15克，铁树叶30克，白术24克，茯苓24克，白英30克，败酱草30克，虎杖15克，龙葵15克，八月札15克，鳖甲15克，九香虫6克。

【制法】水煎。

【用法】口服，每日1剂。

【功效】活血行气。

【主治】(中、晚期)原发性肝癌(气滞血瘀证)。

【来源】《百病良方》

经验方21

【组成】莪术15克，当归12克，水蛭3克，猪殃殃30克，败酱草30克，人参(嚼服)1克，半枝莲30克，白花蛇舌草30克，虎杖30克，鳖甲15克。

【制法】水煎。

【用法】口服，每日1剂。

【主治】晚期肝胆湿热瘀毒型原发性肝癌。

【来源】《百病良方》

经验方22

【组成】木馒头30克，紫参12克，广木香6克，天龙二条，山慈菇12克，黄柏9克，浙贝母9克，生薏苡仁、熟薏苡仁各24克，制大黄9克，夏枯草24克，沉香曲9克。

【制法】水煎。

【用法】口服，每日1剂。

【功效】化瘀通络。

【主治】结肠癌、直肠癌（瘀浊阻络证）。

【来源】《肿瘤的辨证施治》

经验方23

【组成】当归9克，地榆12克，槐花6克，生黄芪12克，茯苓12克，紫草根12克，天龙2条，三七粉2克。

【制法】水煎。

【用法】口服，每日1剂，三七粉分2次吞服。

【功效】益气活血。

【主治】结肠癌、直肠癌（气虚血瘀证）。

【来源】《肿瘤的辨证施治》

经验方24

【组成】苍术10克，白术10克，生薏苡仁30克，云茯苓10克，厚朴10克，黄柏10克，白英30克，龙葵30克，藤梨根30克，败酱草30克，白头翁20克，延胡索10克，川楝子10克，川黄连面（冲）3克。

【制法】水煎。

【用法】口服，每日1剂。

【功效】健脾利湿清热。

【主治】大肠癌（脾虚湿热证）。

【来源】《中医肿瘤学》

经验方25

【组成】三棱10克，莪术10克，川楝子10克，木香10克，厚朴10克，马尾连20克，败酱草30克，红藤20克，半枝莲30克，土茯苓30克，藤梨根30克，马齿苋30克，白英30克，儿茶10克。

【制法】水煎。

【用法】口服，每日1剂。

【功效】利湿清热化湿。

【主治】大肠癌（湿热瘀毒证）。

【来源】《中医肿瘤学》

经验方26

【组成】黄连9克，黄柏12克，白头翁30克，地榆12克，槐花12克，苦参12克，石见穿30克，露蜂房15克，蛇蜕6克，肿节风30克，龙葵15克，败酱草30克，白花蛇舌草30克。

【制法】水煎。

【用法】口服，每日1剂。

【功效】利湿清热。

【主治】直肠癌（湿热下注证）。

【来源】《百病良方》

经验方27

【组成】党参20克，苍术10克，白术10克，云茯苓10克，补骨脂10克，吴茱萸10克，肉豆蔻10克，五味子10克，干姜6克，黄芪20克，老鹳草10克，石榴皮10克。

【制法】水煎。

【用法】口服，每日1剂。

【功效】温肾健脾化湿。

【主治】大肠癌（脾肾寒湿证）。

【来源】《中医肿瘤学》

经验方28

【组成】莪术15克，石见穿30克，夏枯草30克，败酱草30克，当归12克，半边莲30克，白花蛇舌草30克，炮穿山甲15克，昆布30克，海藻30克。

【制法】水煎。

【用法】口服，每日1剂。

【功效】活血化瘀，软坚散结。

【主治】结肠癌（气血瘀阻证）。

【来源】《百病良方》

经验方29

【组成】北沙参24克，麦冬12克，五味子15克，龟甲30克，石斛15克，鳖甲24克，炮穿山甲15克，莪术15克，石见穿30克，半枝莲30克，白花蛇舌草30克。

【制法】水煎。

【用法】口服，每日1剂。

【功效】益气养阴。

【主治】直肠癌（气阴两虚证）。

【来源】《百病良方》

经验方30

【组成】南沙参15克，北沙参15克，黄芪30克，白术15克，茯苓24克，陈皮12克，半枝莲30克，白花蛇舌草30克，败酱草30克，重楼24克。

【加减】食欲不振加砂仁、白豆蔻、山楂、神曲；肛门红肿加地榆、槐花、银花藤、蒲公英；肢冷不温，畏寒加淫羊藿、仙茅、枸杞子、附片（先煎）。

【制法】水煎。

【用法】口服，每日1剂。

【功效】健脾益肺。

【主治】直肠癌（脾肺气虚证）。

【来源】《百病良方》

经验方31

【组成】柴胡15克，白芍12克，枳实12克，白术15克，茯苓24克，香附12克，半枝莲30克，败酱草30克，白花蛇舌草30克。

【加减】腹泻时加黄连10克，苦参15克；便秘时加芦荟10克，大黄10克。

【制法】水煎。

【用法】口服，每日1剂。

【功效】疏肝健脾。

【主治】结肠癌（肝郁脾虚证）。

【来源】《百病良方》

经验方32

【组成】人参（嚼服）10克，干姜10克，制附片（先煎）30克，白芍24克，茯苓15克，白术15克，莪术15克，败酱草30克，石见穿30克，半枝莲30克，白花蛇舌草30克。

【制法】水煎。

【用法】口服，每日1剂。

【功效】温肾健脾。

【主治】结肠癌（脾肾阳虚证）。

【来源】《百病良方》

经验方33

【组成】知母10克，黄柏10克，生地黄12克，熟地黄12克，枸杞子15克，女贞子15克，茯苓10克，泽泻10克。

【制法】水煎。

【用法】口服，每日1剂。

【功效】补益肝肾。

【主治】肠癌（肝肾阴虚证）。

【来源】《中西医结合治疗癌症》

经验方34

【组成】柴胡10克，黄芩10克，太子参30克，清半夏30克，制鳖甲20克，郁金12克，蚤休30克，红景天30克，红参片30克，青皮10克，蛇舌草30克，生甘草15克，焦山楂、焦麦芽、焦神曲各30克，代赭石10克，丹参30克，醋延胡索30克，川楝子10克，全蝎10克，生姜10片，大枣3枚。

【制法】水煎。

【用法】口服，每日3次。

【功效】疏肝解郁，散结消肿，和胃降逆。

【主治】肝癌晚期（肝气犯胃证）。

【来源】《临证传奇二·留香阁医话集》

经验方35

【组成】①旋覆花（包）10克，赭石（先煎）30克，法半夏10克，制南星10克，陈皮6克，紫苏梗10克，枳壳10克，南沙参15克，天花粉15克，威灵仙30克，急性子10克，山豆根10克，石见穿30克，半枝莲30克，炙甘草3克，丁香（后下）3克。②天龙粉60克，参三七粉60克，莪术分60克，生鸡内金粉60克。

【制法】方①先用冷水浸泡30分钟，头煎及二煎药汁滤除混匀，再煎浓缩至400毫升。方②各取0.5克，少许温开水调服。

【用法】方①分上午下午2次温服。方②温开水调服，每日2次。

【功效】理气除痰。

【主治】食管癌（痰气交阻证）。

【来源】《李文庆中医临床经典医案实录》

第二节　外用方

木鳖子外敷方

【组成】木鳖子（去壳）3克，独头蒜、雄黄各1.5克。

【制法】杵为膏。

【用法】入醋少许，蜡纸贴患处。

【功效】散血清热，除痈消痞。

【主治】肝癌疼痛。

【来源】《老偏方》

灌肠方1

【组成】槐花15克，鸦胆子克，败酱草、土茯苓、白花蛇舌草各30克，花蕊石60克，血竭、皂角刺各10克。

【制法】浓煎后灌肠。

【用法】浓煎后保留灌肠，每日1剂。

【功效】清热除湿，理气化滞。

【主治】大肠癌（湿热内蕴证）。

【来源】《实用民间秘方》

灌肠方2

【组成】白花蛇舌草、半支莲、生薏苡仁、瓜蒌仁、延胡索、五倍子各30克，木香、土鳖虫、乌梅肉各9克，红藤、苦参、丹参、白及各15克，八月札5克，壁虎4.5克，甘遂1克。

【制法】水煎。

【用法】水煎200~300毫升，分为2份，每日2次，保留灌肠。

【功效】清肠解毒，化瘀消瘤。

【主治】大肠癌。

【来源】《实用民间秘方》

涂敷方

【组成】生大黄、大腹皮、延胡索、丹参、制附子、肉苁蓉各50克，当归、生甘草、赤芍药各30克，蜈蚣3条。

【制法】水煎制膏。

【用法】涂纱布上，撒肉桂末3克于药膏上，敷于神阙穴为中心的腹部，胶布固定。每次50~60分钟，每日3次，每剂用2日。

【功效】通腑泻浊。

【主治】结肠癌术后肠梗阻。

【来源】《实用民间秘方》

化瘀破瘤散

【组成】赤芍13克，桃仁12克，生香附12克，乳香6克，红花6克，阿魏4.5克。

【制法】诸药共研末。

【用法】用醋调成糊状，敷患处或与内脏肿瘤相对应之皮肤处。用纱布固定，每日换1次，外敷时皮肤涂上少许凡士林，如皮肤起疱，可暂停数日再敷。

【功效】化瘀破瘤。

【主治】肠癌、肝癌等实体肿瘤。

【来源】《实用民间秘方》

敷脐方1

【组成】大黄、苏木、当归、赤芍、桃仁、红花、五灵脂各10克。

【制法】加水连煮3次，去渣过滤，混合，浓缩成流浸膏。

【用法】贴神阙穴，上置塑料薄膜，纱布覆盖，胶布固定，4~5日换1次。

【功效】调胃和血。

【主治】胃癌。

【来源】《中医外治方全书（珍藏本）》

敷脐方2

【组成】云南白药，白酒。

【制法】取云南白药粉剂或胶囊适量，用白酒调为稀糊状。

【用法】填于肚脐处，外用胶布固定，同时用热水袋敷肚脐处。每日2~3次，每次10~15分钟，每日1换，连续3~5日。

【主治】胃癌。

【来源】《中医外治方全书（珍藏本）》

敷脐方3

【组成】吴茱萸粉10克，姜汁适量。

【制法】将吴茱萸粉用姜汁调匀。

【用法】贴敷于肚脐处，外用胶布固定。每日1换，连续用3日。

【主治】胃癌。

【来源】《中医外治方全书（珍藏本）》

敷脐方4

【组成】大黄、冰片各适量。

【制法】按5∶1比例研末，混合均匀，装瓶备用。

【用法】取药末适量，置伤湿止痛膏中央，外敷肚脐处，固定，每日1换，连续3~5日。

【主治】胃癌。

【来源】《中医外治方全书（珍藏本）》

敷脐方5

【组成】芒硝10克，胡椒40克，朱砂5克

【制法】共研细末。

【用法】拌匀，敷肚脐。并以搓热的手掌从左到右、从右到左各按摩81下，至小腹处发热。

【主治】胃癌所致的呃逆。

【来源】《中医外治方全书（珍藏本）》

敷脐方6

【组成】山楂、神曲、吴茱萸、丁香各3克。

【制法】用黄酒将药调成糊。

【用法】敷肚脐，2~4小时后揭下。每日1次，连续3日。

【主治】胃癌引起的恶心呕吐。

【来源】《中医外治方全书（珍藏本）》

敷脐方7

【组成】甘遂、牵牛子、防己、槟榔、沉香、桂枝各等份。

【制法】研末。

【用法】敷脐，每日1换，10日为1个疗程，以4个疗程为限。

【主治】肝癌。

【来源】《中医外治方全书（珍藏本）》

穴位贴敷方1

【组成】吴茱萸、干姜、公丁香各50克，小茴香15克，肉桂、硫黄各30克，胡椒5克，栀子20克，荜茇25克。

【制法】烘干，共研细末，装瓶备用。

【用法】药粉适量，加面粉少许，开水调成膏，纱布包裹，贴于神阙穴，胶布固定，外用热水袋敷之。

【主治】胃癌。

【来源】《中医外治方全书（珍藏本）》

穴位贴敷方2

【组成】前药：大蒜、蓖麻子、香附、川乌、草乌、白芷、厚朴、木鳖子、使君子仁、当归、莪术、山甲珠、大黄、蜣螂各60克，胡黄连45克。后药：乳香、没药、血竭、芦荟各10克，樟脑、雄黄各45克，肉桂、阿魏各60克。

【制法】油浸成膏。

【用法】胡黄连以前药浸油内数日，炸枯去渣，过滤沉淀，熬至滴水成珠时，下黄丹收膏，候温，后面药研细末，下入油膏，摊于布褙上，贴神阙、中脘穴。

【主治】胃癌。

【来源】《中医外治方全书（珍藏本）》

贴敷方

【组成】当归、赤芍、丹参、白芷各25克，红花、郁金、穿山甲、紫草、胆南星、生姜、川断各20克。

【制法】共浸入油数日，到入锅中熬枯，呈深黄色，去渣，沉淀，当搅至不冒烟时，离火加入乳香、没药、血竭、三七末各20克，搅均匀。在药油近凝固时，加入冰片25克，搅均匀即成。倒入清水中浸一宿，出火毒。

【用法】将去火毒的膏药烘热，摊于牛皮纸或布上（能摊15张），贴在肝区（右前胸和右后背）。7日换药一次，贴药后3~4日，将膏药取下微火烤1次再贴。

【主治】肝癌。

【来源】《中医外治方全书（珍藏本）》